Medical Tourism Marketing

의료관광 마케팅

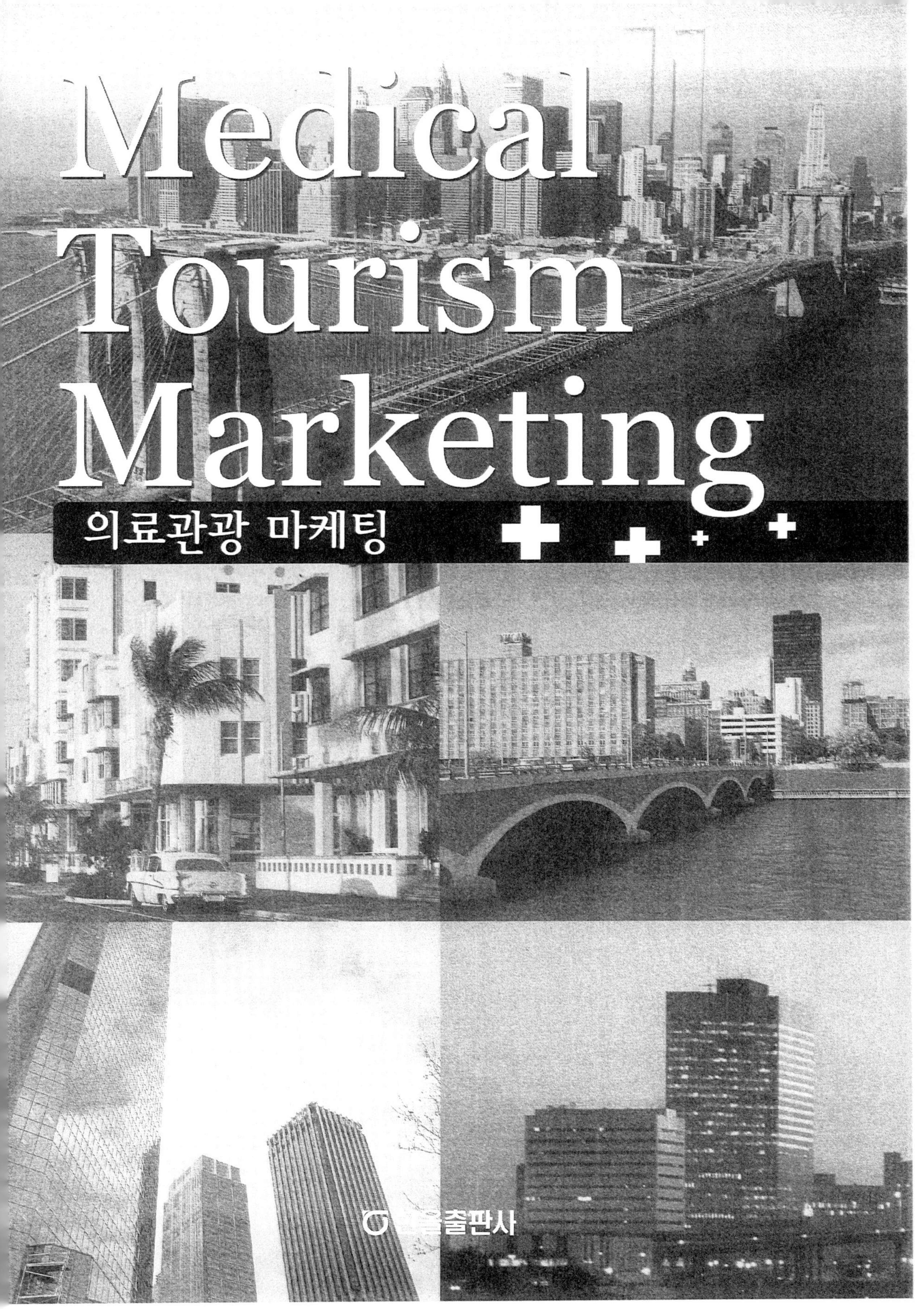

[illegible]출판사

머리말

현대사회가 고도로 전문화·분업화·조직화됨에 따라 현대인은 인간성과 자아의 상실이라는 사회 환경 속에서 인간다운 삶을 추구하기 위한 여러 가지 노력을 경주하고 있다. 관광은 현대인의 정신적·신체적 활동으로 등장하여 그 중요성이 새로이 인식되고 있으며, 관광산업은 자국의 고유 관광자원을 활용하여 국가경제 발전에 크게 기여할 수 있기 때문에 오늘날 세계 대부분의 국가가 관광산업을 국가전략산업으로 집중육성하고 있다.

이 중에서 의료관광은 미래 성장동력산업으로 각국에서 많은 관심을 갖고 육성하고 있고, 최근에 한국을 비롯한 많은 국가에서 부가가치가 높은 관광산업과 연계하여 발전시키고 있다. 의료관광은 관광과 연계된 의료서비스라는 의미로 환자가 치료를 위해 자국의 의료시스템 대신에 국경을 넘어 해외에 가서 의료서비스를 받는 모든 행위를 의미한다. 의료관광객들은 관광 및 휴식과 연계된 의료서비스를 원하건, 중증난치병 치료를 원하건, 아니면 저렴한 치료를 원하건 다양한 이유로 국경을 넘어 여행을 한다. 즉 가격, 품질 등의 다양한 이유 때문에 해외에서 치료서비스를 받는 것이다.

의료관광이 발전하게 된 배경은 국가간 이동의 용이, 적극적인 소비자 의식 및 주권 행사, 정보유통의 발전, 인증 및 품질확보, 국제적 네트워크 형성, 의료기관들의 상업적 노력, 의료관광 알선회사 설립 등이다. 한국은 선진국 수준의 높은 의료기술과 비용면에서 경쟁력은 갖추고 있다는 평가 속에 근래 들어 한국의 병원을 찾는 해외관광객도 빠른 속도로 늘고 있어, '의료관광대국'으로의 성장 가능성은 크다고 할 수 있다. 그러나 동유럽, 남미, 동남아의 국가들에 비해 이제 시작에 불과하다. 전문인력의 부족, JCI 인증병원의 부족 등 아직 해결할 문제들이 많다.

따라서 의료관광마케팅의 개념을 정립하고, 그 마케팅의 방향성을 잡는데 있어서도 의료관광 및 의료관광상품의 특성을 정확히 분석하여 명확한 목표시장을 선정해야만 급변하는 의료관광 기업환경 및 국제경쟁에서 생존하고 발전할 수 있다. 의료관광마케팅은 잠재되어 있는 관광욕구를 일으키는 활동에서부터 관광객에 대하여 관광 욕구를 충족시켜 주는 것을 목적으로 하는 의료관광사업 활동이므로 단순한 시장조사, 계획, 홍보, 광고 등에 불과한 것이 아니고 이의 모든 것들을 포함하여 전략을 구사하는 광범위한 이른바 마케팅 믹스(Marketing Mix)의 개념을 갖는다. 의료관광마케팅을 통해 한국은 미래에 의료관광대국을 실현하고 의료관광을 주도하는 국가로 성장해야 할 것이다.

이 책은 의료관광마케팅과 관련되어 이해하기 쉽고 학습하기 쉽게 내용을 구성하려고 노력하였는데, 내용에 큰 오류가 없는지 걱정이 앞선다. 다만, 이 책을 계속적으로 수정·보완하겠다는 다짐을 한다.

이 책은 총 3부 13장으로 구성되어 있는데, 제1부는 의료관광이라는 대주제 아래 제1장은 관광의 이해를 주제로 하여 관광의 개념, 발생 및 발달, 범위 및 구조, 효과에 대한 내용으로 구성하였고, 제2장은 의료서비스의 특성 및 흐름을 주제로 하여 의료서비스의 개념 및 특성, 의료서비스산업의 특징 및 흐름, 의료서비스의 마케팅 배경 및 접근에 대한 내용으로 구성하였다. 또한 제3장은 의료관광의 기초이론을 주제로 의료관광의 필요성 및 발전배경, 의료관광의 개념 및 범위 그리고 유형 및 구조로 구성되어졌다. 제4장은 의료관광의 현황을 주제로 하여 OUTBOUND시장과 INBOUND시장 그리고 한국의료관광의 현황 및 특성으로 구성하였다. 제5장은 의료관광상품을 주제로 의료의 관광상품화, 의료관광상품의 구성요소, 특성과 위험성, 분류, 한국의 의료관광상품, 의료관광전문가의 역할로 구성되었다.

제2부는 의료관광마케팅의 이해를 대주제로 하여 제6장은 의료관광마케팅의 이해를 주제로 하여 마케팅의 개념 및 기능, 의료관광마케팅 개념 및 과정에 대해 설명하였고, 제7장은 환경분석 및 시장조사 과정에 대해 다루었다. 제8장은 STP 전략으로 시장세분화, 표적시장, 포지셔닝에 대한 내용으로 구성되었으며, 제9장은 의료관광마케팅믹스를 주제로 하여 상품 및 서비스, 가격, 유통, 촉진, 사람, 서비스과정, 물리적 환경, 패키징과 프로그래밍, 파트너십에 대한 내용으로 구성하였다. 제10장은 마케팅 통제 및 평가에 대한 내용을 주제로 마케팅 통제의 의의와 과정, 마케팅 평가 밀 으로 구성되었고, 제11장은 고객만족을 주제로 하여 고객만족 경영의 구성요소와 전략, 고객유지를 위한 마케팅에 대한 내용으로 구성하였다.

제3부는 한국의 의료관광마케팅 전략 및 향후과제를 대주제로 하여 제12장은 한국의 의료관광마케팅 전략에 대해 설명하였고, 제13장은 의료관광발전을 위한 향후과제에 대해 기술하였다.

끝으로 바쁘심에도 불구하고 늘 용기와 격려로서 이 책이 나올 수 있게 도움을 주신 신재기 교수님께 진심으로 감사드리고, 교정 및 보완을 해준 Jinny에게도 고맙다는 말을 전한다. 그리고 출판을 기꺼이 맡아주시고 신경 써주신 한올출판사 사장님과 편집부께 감사드린다.

2009년 11월

저자 씀

CONTENTS

PART 1 의료관광 / 13

CONTENTS

Chapter 03 의료관광의 기초이론_ 65

Chapter 04 의료관광의 현황_ 94

CONTENTS

Chapter 05 의료관광상품_144

PART 2 의료관광마케팅 / 165

Chapter 06 의료관광마케팅의 이해_167

CONTENTS

CONTENTS

Chapter 09 의료관광마케팅믹스_207

CONTENTS

CONTENTS

PART 3

한국의 의료관광마케팅 전략 및 향후과제 / 301

PART 1

의료관광

01 Chapter

관광의 이해

Ⅰ. 관광의 개념
1. 관광의 정의
2. 관광의 인접 개념

Ⅱ. 관광의 발생 및 발달
1. 관광의 발생
2. 관광의 발달

Ⅲ. 관광의 범위 및 구조
1. 관광의 범위
2. 관광의 구조

Ⅳ. 관광의 효과
1. 관광대상지역(국가)에 관한 효과
2. 관광객에 대한 효과
3. 기업에 대한 효과
4. 관광자원에 대한 효과

Chapter 01 관광의 이해

Ⅰ. 관광의 개념

1. 관광의 정의

현대사회가 고도로 전문화·분업화되고 인간이 마치 하나의 기계부품처럼 조직화됨에 따라 현대인은 물질만능의 풍조아래 소외되고 단조로운 생활을 영위하게 되어 인간성과 자아의 상실이라는 사회병리적인 현상에 봉착할 위기에 처해 있다. 그러므로 현대인은 고도 산업사회에 건전하게 적응하기 위해 경제발전에 의한 물질적 부의 증대를 위해 노력하는 한편, 인간다운 삶을 추구하기 위한 여러 가지 노력을 경주하기에 이르렀다.

이와 같은 사회 환경 속에서 관광은 현대인의 정신적·신체적 활동으로 등장하게 되었으며, 오늘날 관광의 중요성이 새로이 인식되는 이유가 여기에 있다고 하겠다. 또한 관광산업은 자국의 고유 관광자원을 활용하여 국가경제 발전에 크게 기여할 수 있기 때문에 오늘날 세계 대부분의 국가가 관광산업을 국가전략산업으로 집중 육성하고 있다.

현대의 관광은 3차 산업의 꽃으로 '보이지 않는 무역', '굴뚝 없는 공장' 등으로 비유된다. 이는 타 산업에 비해 부가가치가 높고 자원소모율이 낮은 무공해 산업으로, 외국과의 문화교류 및 국제친선에 유용할 뿐만 아니라 자연과 문화재의 보호·보존과 균형 있는 국토개발에도 기여하고 있다.

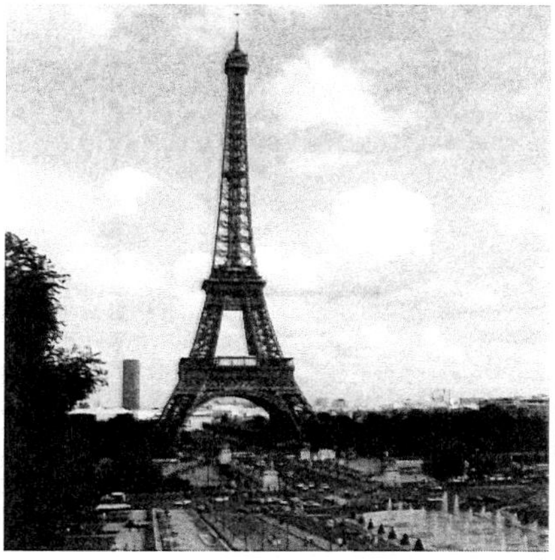

프랑스 파리 - 에펠탑

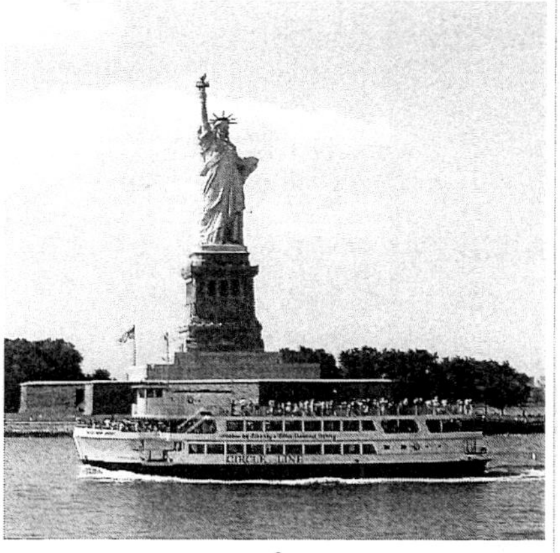

미국 뉴욕 - 자유의 여신상

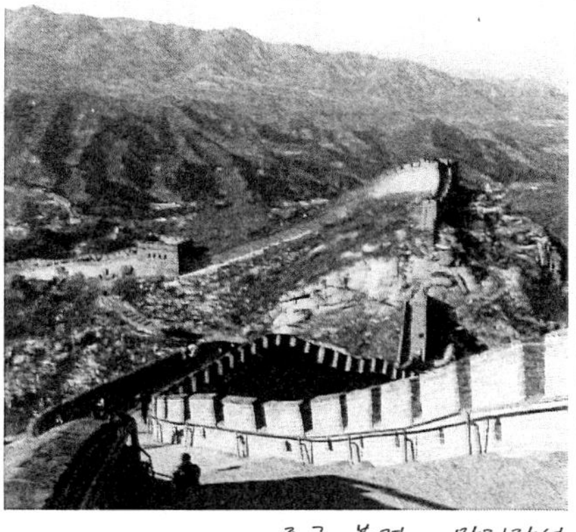

중국 북경 - 만리장성

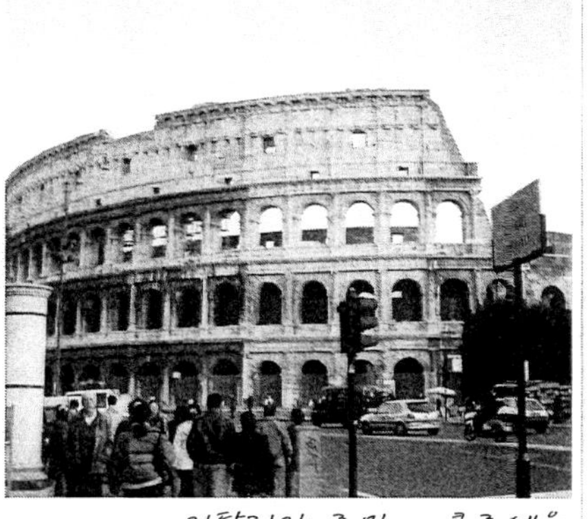

이탈리아 로마 - 콜로세움

관광의 어원은 "관국지광 이용빈우왕"(觀國之光 利用賓于王 : 나라의 빛을 보러가는 것은 왕에게 귀한 손님으로 접대받기에 좋다.)이라는 주나라 〈주역〉의 한 구절에서 유래한 것으로 보이며, 한 나라의 훌륭한 문물(文物)을 관찰하거나 동시에 보여준다는 뜻을 담고 있다.

표 1-1 관광의 어원

	내 용	의 미
동양에서의 어원	• 周易(易經) : 觀國之光 利用賓于王 (관국지광 이용빈우왕) • 象傳(상전) : 觀國之光 尙賓也 (관국지광 상빈야)	- 타국의 광화를 보기 위해 여러 나라를 순회·여행하는 이동의 개념 - 타국을 순방하여 그 나라의 토지, 풍속, 제도, 문물의 관찰이라는 견문의 확대 의미 - 治國大道의 설계라는 행정목적
서양에서의 어원	Tourism : 짧은 기간동안의 여행을 뜻하는 Tour의 파생어인 Tornus(돌다)에서 기원	- 다른 지역의 제도·풍습·자연 등을 느끼고 배우며 견문하는 견문확대의 개념 - 피로회복을 위한 休養·靜養행위를 수반

영어의 tourism은 tour에 ism이 붙어 완성된 용어이다. tour의 어원은 라틴어의 'tornus'(돌다, 순회하다)로, 여러 나라를 유람한다는 의미를 내포하고 있다. Touring 대신에 Tourism을 사용한 것은 현대사회에서 관광이란 현상이 모든 사람들에게 중요하게 인식되고, 관광사업 및 시설이 체계화되면서 자연스럽게 발생된 용어라고 할 수 있다.

관광의 정의에 대해서는 현재에 이르기까지 학자에 따라 의견을 달리하고 있다. 그러나 일반적인 의미로서 "관광이란 인간이 일상생활권을 떠나, 다시 돌아올 예정으로 타국이나 타 지역의 문물 및 제도 등을 시찰하거나 풍물 등을 관상 또는 유람할 목적으로 여행하는 것이다"고 정의할 수 있다. 관광은 여러 가지 인간의 욕구 중 변화를 추구하려는 일탈(벗어나고픔)의 욕구가 이동이라는 행위를 토대로 자기의 생활범주를 벗어나 새로운 환경 속에 놓임으로써 심신의 변화를 추구하고 그런 변화를 즐기는 인간 활동의 일체라고 할 수 있다.

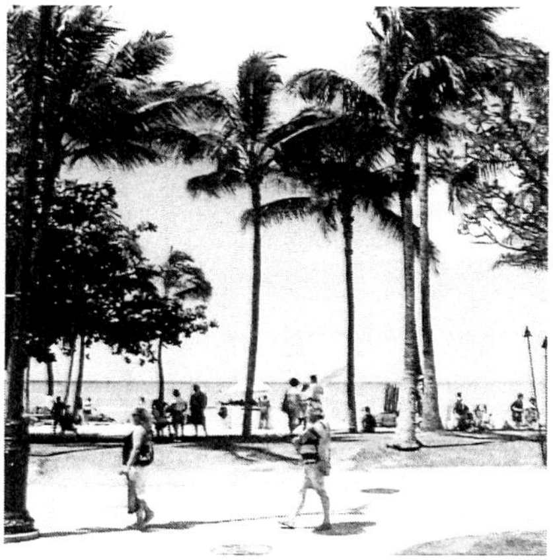

미국 하와이의 와이키키비치

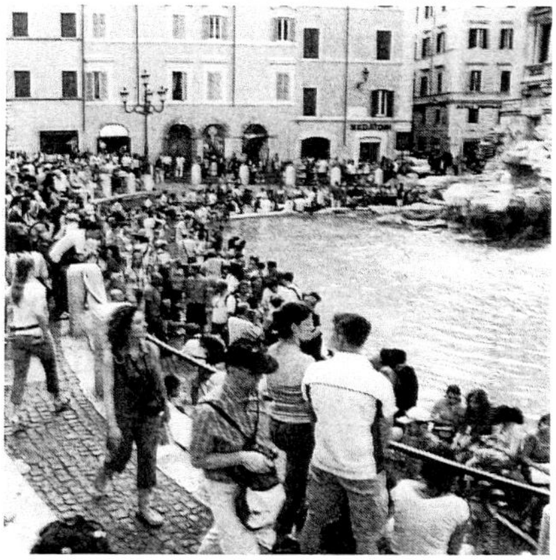

이탈리아 로마의 관광지

관광은 인간이 다시 돌아올 예정으로 자기의 일상생활권을 떠나는 행위이다. 다시 말하면 관광은 인간이 일시적으로 자기가 거주하는 일상생활권을 떠나는 행위를 말한다. 일시적으로 일상생활권을 떠난다는 것은 타국 또는 타 지역에 '일정기간 체재할 목적'으로 떠나는 경우와 체재하는 일 없이 '당일로 돌아올 목적'으로 떠나는 경우로 구분할 수 있는데, 이 두 가지를 포함해서 관광이라 할 수 있다. 그리고 관광은 반드시 자신의 일상생활권으로 다시 돌아와야 한다는 조건이 있다. 따라서 이민과 이사와 같이 자신의 일상생활권을 영구히 떠나는 이주(migration)는 '생활권의 이동'을 뜻하기 때문에 관광이라 할 수 없다. 그러나 여기서 주의할 것은 직업상 교통기관 종사자가 승무원으로서 일시적으로 일상생활권을 떠나는 행위나 직장에 정기적으로 통근하는 행위는 관광행위라 보지 않는 것이 일반적이다.

관광은 타국이나 타 지역의 문물 및 제도 등을 관찰하거나 풍물 등을 관상·유람할 목적으로 여행하는 것을 말한다. 따라서 취업이나 이주를 목적으로 한다든가, 군인이나 외교관과 같이 군복무나 국가임무의 수행을 목적으로 하는 여행은 관광이라 할 수 없다.

표 1-2 학자 및 기관별 관광의 정의

학자	관광의 정의
쯔다노보루 (津田昇) (1969)	관광이란 사람이 일상생활권을 떠나서 다시 돌아올 예정으로 타국·타지의 문물 및 제도 등을 시찰하고 또는 경치를 감상·유람하는 목적으로 여행하는 것
이노우에 만주소 (井上万壽藏)	관광의 정신적 위안(recreation)을 중시, 관광을 동태적으로 파악, "사람이 다시 돌아올 예정으로 일상생활을 떠나, Recreation을 얻기 위해 이동하는 것"
WTO (1982)	즐거움, 위락, 휴가, 스포츠, 사업·친구·친척 방문, 업무, 회의 및 회합, 건강, 연구, 종교 등을 목적으로 하여 방문국을 적어도 24시간 이상 1년 이내 체재하는 행위 Tourism is travel away from a person's usual place of residence for a period longer than 24 hours, primarily for a pleasure or recreation and frequently to multiple destinations. Tourism statistics, however, usually include people traveling for business or health, to visit friends and relatives.
Jafari (1989)	관광이란 일상거주지를 떠나있는 인간에 관한, 그리고 인간의 욕구에 대응하는 산업에 관한, 인간과 산업이 관광대상지의 사회적·문화적·경제적·물리적 환경에 미치는 영향의 총체
F. W. Oglivie (1933)	관광의 일상생활 복귀시간을 1년으로 한정, 관광의 조건으로 소비를 강조 〈귀환예정소비설〉 "관광지란 1년을 넘기지 않는 동안 집을 떠나서 그 기간 동안 여행 중에 돈을 소비하되, 그 돈을 여행하면서 벌어들인 것이 아닐 것"
W. Hunziker (1942)	"관광이란 사람이 통상적인 거주지에서 딴 곳에 이동하며 머무른다는 일과 영리활동을 실행할 목적이 아닌 외래 관광객들의 체재로 인하여 발생하는 모든 관계 또는 현상의 총체적 개념"

따라서 관광이란 인간이 일시적으로 일상생활을 탈피해서 다시 일상 생활권으로 복귀할 것을 전제로 견문확대, 문화교류, 즐거움, 위락, 휴가, 스포츠, 친구 · 친척 방문, 업무 및 사업, 회의 및 회합, 건강, 연구, 종교 등을 목적으로 이뤄지는 여행의 형태라고 정의할 수 있다.

관광의 의의 및 목적

의의

① 공간적인 범위인 일상생활의 범주를 벗어남
② 견문확대 도모
③ 위락적 관광행위를 즐김
④ 경제적 소비행위임
⑤ 내일의 건전한 생활을 도모
⑥ 국민교양의 향상, 사회복지 추구

목적

- 새로운 문물과 친숙해지고 유흥과 감상으로
- 새로운 지식의 습득 및 육체적 단련과 정신적 위락충족을 기하여
- 새로운 삶에 대한 준비로서의 정신적 투자를 위한 창조적 행위

관광의 근본이념

① 인간으로서의 존엄성과 가치성 추구
인간다운 생활, 인간다운 생존 - 관광과 관련
② 행복성 추구
관광을 통해 인간이 추구하는 새로운 세계를 발견함으로써 행복 추구
③ 자유성
행동자유권, 거주이전의 자유
이동뿐만 아니라 자유롭게 휴식할 수 있는 여가의 자유 포함
④ 평등성
관광의 기회 균등(누구나 관광해야 한다는 의미는 아님)
⑤ 인류의 평화 도모
관광은 지역간의 평화에 이바지할 수 있는 역할을 하는 행위
⑥ 교육적 성격과 교양적 성격을 기초
견문을 넓힘(새로운 지식을 직접 체험, 습득)으로써 자아실현의 목표 달성
관광은 인간 삶에 긍정적인 의미에서 보탬이 되는 건전효과를 기대하기 위해 움직이는 과정(즉흥적인 만족이 아님)
⑦ 인간성 회복
현대사회의 인간은 변화욕구와 다양화와 풍부한 여가생활을 원함
여가시간 내에 행해지는 관광은 상실되어 가는 인간성과 에너지를 회복시키는 중요한 수단

2. 관광의 인접 개념

1) 관광관련용어

Tourism은 Tour에 학설, 주의, 사상 등을 의미하는 접미사 'ism'이 붙어 완성된 용어이다. 관광현상이 사회발전과 경제발전에 따라 급속도로 현대사회의 한 현상으로 자리 잡게 되어 가는 과정에서 개별적인 의미의 Tour나 Tourist를 대신하여 Tourism으로 발전하게 되었다.

Touring 대신에 Tourism을 사용한 것은 현대사회에서 관광이란 현상이 모든 사람들에게 중요하게 인식되고, 관광사업 및 시설이 체계화되면서 자연스럽게 발생된 용어라고 할 수 있다.

관광과 관련된 용어들을 살펴보면 다음과 같다.

- Tourism : 관광의 체계화 의미(관광사업, 기반시설 등), 사회적 현상으로의 관광개념
- Tour(순회여행) : 이곳에서 저곳으로 돌아다니다, 떠난 곳으로 다시 돌아오는 여행으로 탐승·시찰을 목적으로 하는 경우에 흔히 쓰며 안내원을 동반하는 목적여행을 말함
- Travel : Travail에서 파생된 용어로 원래는 고통스럽고 심한 노고를 의미, 현재는 대체로 즐거운 일로 장거리 여행 의미
- Trip : 짧은 단거리 여행
- Voyage : 공중 또는 해상의 장거리 여행
- Journey : 상당한 장거리의 육로여행
- Excursion : 하루이하 걸리는 즐기기 위한 짧은 여행, 할인왕복으로 하는 여행이나 인접도시의 나들이 및 쇼핑 등
- Cruise : 유람선 항해의 수일 또는 수주일의 해상여행
- Expedition : 탐험여행, 단체가 일정한 목적 성취를 위해 하는 여행

- Pilgrimage : 순례여행, 사원 등 역사 및 종교지역 여행
- Jaunt : 용무에서 벗어난 잠깐의 휴양, 놀이여행, 소풍, 들놀이 등
- Flight : 비행여행

2) 관광, 여행, 위락, 여가, 놀이의 관계

관광과 유사개념들의 상관성과 핵심에 대한 범위를 보면, 놀이(Play)가 가장 본능적 개념이고, 이 개념에서부터 출발하여 규범적·제도적·공간적·활동적 범위에 따라 여가(Leisure)와 위락(Recreation)이 있다. 여행(Traveol)은 이동과 활동을 포함하고 있고, 관광(Tourism)은 즐거움, 교육적 의미, 상징적 상호주의 관점의 개념을 포함하고 있다고 할 수 있다.

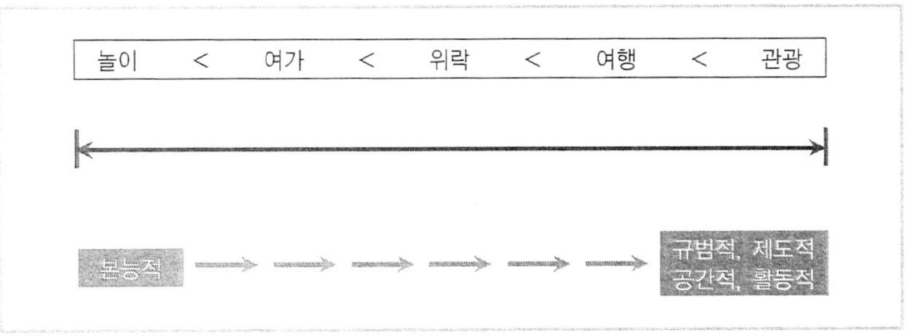

그림 1-1 관광과 인접개념의 계층적 범위

3) Leisure(餘暇)

Leisure(여가)는 라틴어 licere가 어원이며, 자유롭게 되다(to be free:의무가 없는 상태), 허락되다(to be permitted : 자발적 선택), 평화, 조용함, 강제성 배제 등의 심리상태를 의미하며 '무료한 시간'은 이에 해당되지 않는다.

여가는 노동의 영역 밖에 있으면서 사회적 의무도 아닌 현상이

지만 노동환경은 물론 사회체계에 변혁을 가져다 줄 기회를 내포하고 있다.

여가는 1일 24시간 중에서 노동, 수면, 기타 필수적인 활동에 바쳐진 시간을 제외한 잉여시간의 개념으로 자유롭게 쓸 수 있는 시간을 의미하며, 개인이 노동, 가족, 그리고 사회의 의무로부터 벗어나 휴식, 기분전환, 혹은 지식의 확대, 자발적 사회참여, 그리고 자유로운 창조력의 발휘를 위하여 이용되는 임의적 활동의 총체라고 할 수 있다.

여가는 경제적으로 자유시간의 영역에 속하며 참여자에 의하여 회상되고 잠재적으로는 모든 영역의 의무나 노력을 포함하여 자기계발을 하게 되고, 또한 타인에 대한 기여를 하게 되는 자율적 활동경험으로, 기본요건은 자발성과 임의성이며, 기능과 목적은 휴식, 기분전환, 자기실현이다.

4) Recreation(慰樂)

위락(Recreation)은 라틴어의 'Recreatio'가 어원으로, 새롭게 하다(Refresh), 재생(Restore), 기분전환, 재건의 의미를 가진다.

위락이 이루어지는 영역은 시간적으로 여가시간에 행해지며, 정서적 조건이나 사회적 역할은 일을 위한 재창조 및 회복의 수단이며, 자발적으로 선택하는 활동지향적인 특성을 갖는다고 할 수 있다.

위락활동은 인간의 재생산 능력과 생활의 활력을 회복시켜 노동과 연결시키는 사회 기능적이고 교육적인 측면이 강하다. 즉, "위락은 노동으로부터 휴식을 취하고 기분전환하며 노동 재생산을 위한 활동"이라 정의할 수 있으며, 자발적 참여를 통한 만족과 즐거움을 경험하는 여가의 한 부분이라고 할 수 있다.

위락의 특징을 나열하면 다음과 같다.

① 육체, 정신 및 감정의 활동을 포함한다. – 휴식과 구별

② 개인적 향락과 만족의 추구이므로 노동의 동기와 구별된다.
③ 여가시간에 행해지는 활동이다.
④ 여가시간에 영위되는 자발적인 활동의 총체로서 여가의 하위 개념이다.
⑤ 자발적 의사에 의해 참여한다.
⑥ 시간, 공간, 인원 등의 제한이 없고 실행과 탐구라는 보편성을 지닌다.
⑦ 진지함과 목적의식 가진다.
⑧ 선택의 범위가 다양하다. – 운동, 게임, 음악, 무용, 일반적인 놀이, 무대예술, 창조적인 예술여행, 사냥, 캠핑과 같은 야외활동, 취미활동, 사회적인 활동과 봉사를 포함하는 광범위한 활동
⑨ 어떤 형태로든지 활동에 따르는 보상을 목적으로 하지 않으며, 활동을 통한 만족에 근본목적을 갖는다.

표 1-3 Recreation과 Leisure의 차이점

Leisure	Recreation
포괄적 활동범주	한정적 활동범주
비조직적	조직적
개인적 목적 우세	사회적 목적 우세
자유시간	자유시간 내의 활동
자유·내적 만족 강조	재생·사회편익 강조

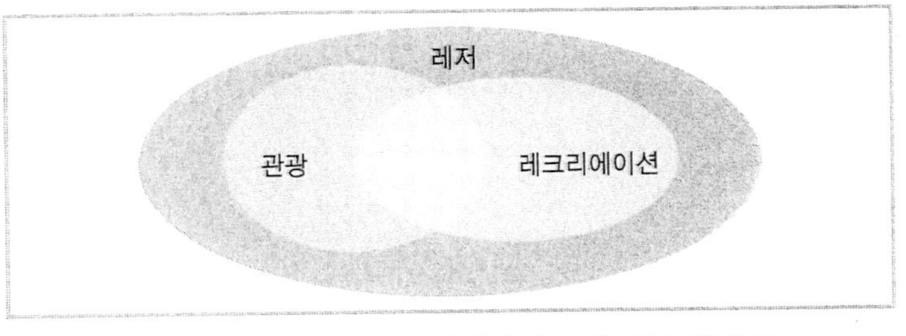

그림 1-2 관광 · 레크리에이션 · 레저의 상관도
출처 : 신도길 외(2009) 참고

5) Play

놀이는 인간의 본능적이고 무조건적인 욕구를 반영하는 행동을 의미하며. 라틴어로는 'Plaga(갈증)'이고, 독일어로는 'Spiel'이다. 놀이는 문화의 한 요소가 아닌 문화 이전의 것이며, 문화는 놀이의 성격을 갖고, 그 기원에 놀이의 요소가 존재하며, 인간의 생활양식 자체가 놀이형식을 취하므로 놀이는 인간과 밀접한 상관관계가 존재한다.

놀이의 특징은 일상생활권에서 격리된 활동으로, 자유롭고 자발적인 활동이며 시·공간의 한계가 없다. 또한 창조적이고 질서와 규율이 있으며 사회성과 상징성, 자기목적성을 가지고 있으나 불확실하고 비생산적 활동이다.

Ⅱ. 관광의 발생 및 발달

1. 관광의 발생

인간의 관광행동을 유발시키는 데는 여러 가지 요인이 작용한다. 그러나 관광행동을 발생하게 하는 가장 근본적인 요인은 인간이 갖고 있는 욕구이다. 이 욕구 또한 여러 가지 요인에 의해 작용되지만, 이 욕구는 관광을 통해서 충족되기도 한다. 여기에서 관광욕구가 성립된다. 관광욕구를 관광행동으로 나타나게 하는 데는 크게 내적 요인과 외적 요인으로 구분할 수 있다.

1) 내적 요인

(1) 욕구

인간이 갖고 있는 욕구 중에는 여러 가지 형태가 있으나, 그 중에서 관광욕구는 인간이 태어날 때부터 갖고 있는 본능적인 것이다. 따라서 관광욕구는 인간이 갖고 있는 가장 기본적인 욕구 중 하나이다.

(2) 가치관

인간은 욕구를 충족시키려 할 때 가치관의 판단에 따라 그 수단을 결정한다. 그런데 가치관은 개개인의 성격, 연령, 성별, 도시인과 지방인 등에 따라 다를 수 있다. 또한 개개인의 가치관은 문명의 발달, 자연의 변화, 주거환경의 악화 등으로 시대변천에 따라 변화하기도 한다. 이와 같이 가치관의 차이 내지는 변화에도 불구하고 관광행동은 인간의 욕구를 만족시켜 주는 기본적 수단이 되고 있다.

2) 외적 요인

(1) 시간

우리가 일상적으로 생활하는 시간(1일 24시간)을 대분하면 생활필수시간(수면, 식사 등으로 생활에 없어서는 안 되는 시간), 구속시간(노동, 통근·통학 등 구속된 시간), 자유재량시간(생활필수시간과 구속시간 외의 개인이 자유로이 활동할 수 있는 시간) 세 가지로 분류할 수 있다. 그 중 개인이 자유로이 활동할 수 있는 자유재량시간은 인간 개개인의 관광 의욕의 실현을 좌우하는 기본적인 요인이 된다. 또한 자유재량시간의 장·단기에 따라 관광형태가 결정된다. 즉, 자유재량시간이 짧은 주말은 자연적으로 당일관광에 치중할 수밖에 없는 반면, 자유재량시간이 비교적 긴 하계휴가나 장기유급휴가기간의 관광형태는 장거리 숙박관광을 택하게 된다.

이상과 같이 관광의욕의 현실은 시간개념과 밀접한 관계가 있음을 알 수 있다. 그런데 경제발전에 따라 개개인의 소득이 증가하게 되면 필연적으로 고통스러운 노동시간을 단축하게 마련이고, 또한 각종 휴가제도가 발전하게 되어 결과적으로 관광을 발생하게 하는 자유재량시간이 확대되게 된다. 따라서 관광은 노동시간의 단축과 각종 장기휴가의 제도적 마련에 따라 더욱 발전하게 될 것으로 전망된다.

(2) 소득

시간적 요인 다음으로 금전적인 문제가 관광욕구를 실현하는 요인이 된다. 여기서 말하는 금전적인 문제는 단순히 수입의 많고 적음을 말하는 것이 아니라 일상생활에 필요한 금전 외의 금전을 말한다. 즉, 소득 중에서 일상 생활비를 뺀 잔여소득이 관광욕구의 실현을 좌우하는 것이다. 생활비는 인간이 생계를 유지하는데 필요한 필수경비로서 관광비용에 지출할 수 없기 때문이다.

(3) 생활환경

생활환경은 관광욕구를 유발하는 또 하나의 요인이 된다. 특히 도시인의 경우 각종 공해, 소음, 불결 등 생활환경의 악화로 인해 발생하는 일시적인 현장 도피욕구가 관광행위를 현실화시키는 경우가 많다.

이상과 같이 내적 요인에 외적 요인이 합해져서 관광이란 형태의 욕구가 발생한다. 그리고 관광현상이 발생하려면 관광욕구와 관광욕구를 받아들이는 대상(관광대상), 그리고 관광대상으로 유도하는 매체가 필요하게 된다.

이와 같은 요인들이 구비되어야 비로소 관광(관광행위)이 발생하게 된다. 여기서 관광대상이란 관광자원, 시설 등을 말하며 관광

대상으로 유도하는 매체란 교통, 서비스, 정보 등의 관련 사업을 말한다.

3) 관광동기

내적 요인인 관광욕구와 가치관은 외적 요인인 비용, 시간, 정보와 같은 기본 조건에 부합하여 비로소 동기화 되고 그 동기가 관광행동을 자극하여 관광활동으로 나타나게 되는 것이다.

동기(motive)는 내면의 욕구에 자극을 가해 관광행동으로 나타나게 하는 자극, 즉 행동하게 하는 힘을 의미한다. 행동에 대한 원인이나 이유가 바로 동기이며, 행동을 유발하고 방향성을 부여하며, 행동의 강도와 지속성을 설명한다.

관광동기는 관광욕구를 자극하여 움직임을 유도하고 결핍된 무엇인가를 충족시키는 기능을 수행한다. 관광동기를 분류하던 〈표 1-4〉와 같다.

표 1-4 관광동기의 분류

동기	내용
교육 · 문화적 동기	타 지역 문화유산과 일상생활 모습 탐구, 진기하고 아름다운 특수경관풍경 감상, 사회변화상 경험, 특별한 관광용품 전시회나 박람회, 교육 및 문화행사 참가 등과 관련된다.
휴양 · 오락적 동기	일상생활 탈피의 해방욕구 충족, 즐거운 시간으로 정신적 위안 도모, 신기한 오락 체험, 관광시설 이용에 의한 즐거움 경험, 여행에 대한 쾌락 목적 등이다.
망향적 동기	과거 자신과 가족의 추억이나 고향, 친척과 친구가 살고 있는 곳의 방문 등이다.
기타 동기	기호, 건강유지, 운동, 경제, 모험, 종교, 자기실현, 역사, 사회 등이 관광활동을 하게 하는 동기로 분류된다.

관광동기는 본질적으로 생리적인 것과 심리적인 것으로 구분되며, 생리적 차원에서 심리적 차원으로 진행된다. 지속적인 일상성이 권태로워지면 또 다른 심리적 긴장감이 발생하여 탈출하도록 유도하거나 일상의 긴장감에서 해방감을 선택하도록 한다.

2. 관광의 발달

관광의 일반적 발달단계를 관광활동이나 내용 등 관광 특성에 따라 투어시대, 투어리즘시대, 대중관광시대, 신관광시대 등으로 구분할 수 있다.

표 1-5 관광의 발달

시대	시기	관광객	관광동기	조직자	조직동기
투어시대	~1830년대 산업혁명	특권층과 부유평민	종교, 신앙심	성당, 교회	종교심
투어리즘 시대	~2차 세계대전	특권 · 부유층과 중산층	지식, 탐구욕	기업, 정부	이윤추구
대중관광 시대	~1990년대	일반대중, 노약자, 소외계층	교양, 오락, 복지 측면 강조	기업, 공공단체, 정부	이윤추구, 국민복지
신관광 시대	2000년대~	모든 계층 중 특별함 추구하는 자유여행객	관광일반화와 개성 추구	개인, 가족	교육적, 개성추구, 특별한 경험

1) 투어(Tour)시대

고대부터 1830년대 산업혁명까지의 시대까지를 투어시대라 할 수 있으며, 크게 고대 그리스와 로마시대, 중세시대, 르네상스시대 이후 산업혁명까지의 3개의 시대로 구분할 수 있다.

고대 그리스 시대의 관광은 체육, 요양, 종교의 세 가지 동기로 이루어졌으며, 여행자들은 민가에 숙박하는 것이 보통이었다. 그 시대의 여행자는 제우스신의 보호를 받는 신성한 사람으로 인정하여 환대하는 관습이 있었으며, 이 환대정신을 '호스피탈리타스'(Hospitalitas)라 하여 최고의 미덕으로 생각하였다. 이 시기에는 관광사업이 존재하지는 않았으나 당시 민박에서 제공하는 환대정신이 두드러진 현상이라고 볼 수 있다.

로마시대로 들어서면서 관광현상이 근대와 유사한 형태로 이루어지게 된다. 로마시대에는 관광활동이 번성했으며 관광동기나 관광목적은 종교, 요양, 예술, 식도락, 등산 등 다양하였다. 특권층에 한정되기는 하였지만 관광이 가능했던 이유는 군사용 도로의 정비, 치안 유지, 화폐경제 발전, 학문과 지식수준 발달에 따른 탐구욕 확대, 관광사업자(교통수단, 도로, 숙박시설)의 등장 등을 들 수 있다. 또한 로마시대의 미식관광을 즐기는 사람들을 카스트로노미아(식도락가)로 불렀으며, 미식에 따른 비만으로 인해 온천요양이 필요한 환자가 많아 요양관광이 중요한 관광형태의 하나로 자리 잡았다.

중세시대는 신과 교회의 권위를 중시하게 되면서 인간의 삶과 문화는 대혼란의 시기를 겪고 관광활동의 존재가치가 사라지게 된다. 그러나 십자가 전쟁 이후 동서 교류의 계기를 마련하여 관광의 재도약이 가능하게 하는 기틀을 마련하였다. 동양에 대한 신비감과 함께 예루살렘은 종교관광의 최고 목적지가 되었다.

15~16세기 근대유럽은 르네상스 운동의 일환으로 견문확대를 위한 여행이 활성화되었고, 신대륙에 대한 탐험의 시대가 도래하게 되었다. 17~18세기 그랜드 투어(Grand Tour : 교양관광)시대로 접어들면서 유럽의 귀족, 시인, 문호들은 지식과 견문욕구를 충족시키기 위한 유럽순방에 참여하게 되었다. 또한 특권층의 유학이 일반화된 후 유학생들이 귀국하면서 유럽의 전역을 경유하는 여

행이 활발해졌다.

2) 투어리즘(Tourism)시대

1830년 이후에는 산업혁명의 진전으로 유럽철도의 조기 완성에 따른 교통수단의 발달, 경제활동의 활성화, 소득 증대, 인적 교류 증대는 상용여행을 급증시켰으며, 봉건제도의 붕괴는 일반인의 관광 참여를 가능하게 하였다. 19세기 들어와 숙박시설은 스타틀러(Statler), 힐튼(Hilton) 등으로 인해 호텔 체인의 대형화 및 고급화가 이루어졌고, 여행업은 1841년 근대여행업의 아버지라고 일컫는 토마스 쿡이 영리를 목적으로 여행사를 설립하여 단체여행을 조직하였다.

또한 산업혁명의 성공으로 공업발달과 함께 대자본가가 양산되어 상용여행자와 단체관광객 급속도로 증가되었고, 대서양의 호화여객선 등장 등은 미국과 유럽 각국 간의 왕래를 활발하게 하였다.

근대관광의 특색은 다음과 같다.

(1) Tourism 이념의 확립

1840년 초부터 제2차 세계대전 이전까지는 근대관광의 시대로, 고대, 중세와는 달리 종교적 동기보다는 지식욕이나 호기심이 주된 동기가 되었다. 산업혁명 이후, 관광은 귀족과 부유한 평민의 지식욕을 충족시키기 위한 형태로 발전하였는데, 이 시기는 이윤추구를 목적으로 하는 기업이 등장하게 되어 중간매체적인 서비스 사업이 태동하게 되었다.

영국의 Thomas Cook은 여행알선업을 시작하여 영리를 목적으로 하는 단체여행을 추진하였다. 보통 토마스 쿡 이전의 관광시대를

Tour시대, 이후의 시대를 Tourism시대라 부르고 있는데, Tourism이라는 용어는 1840년대 초기에 일어난 교통수단과 통신망의 경이적인 발달로 인하여 관광사업이 대규모화 되고 관광이 역사적이고 집단적인 사회현상으로 변하면서 사용하게 된 용어이다.

(2) 관광의 광역화

토마스 쿡은 단순히 예약 업무에 머무르지 않고, 여행 그 자체를 알선하고 기획하고 손님을 모집하는 여행알선업을 비즈니스로 행했던 최초의 인물이었다.

쿡의 가장 큰 공적은 "쿡의 법칙"이라 칭해지는 단체할인요금을 도입함으로써, 관광대중화의 계기를 만들었다는 점이다. 쿡은 단체할인요금을 도입하였는데, 이는 관광이 가격에 대한 수요의 탄성력이 높으므로, 요금을 낮추면 수요가 증가한다는 점에 착안한 것이다. 교통기관이나 숙박시설은 고정가가 높기 때문에 이용자를 늘리면 일인당 가격이 낮아져도 수익이 증가함에 따라 단체할인을 이용하면 이용자뿐 만 아니라 교통업이나 숙박업도 만족할 수 있는 결과를 얻기 쉬울 것이라는 생각했다.

또한 쿡은 많은 사람에게 여행을 권유할 목적으로 월간 여행 안내지를 발행하기도 하고, 호텔의 쿠폰제를 도입하기도 하여, 단체할인 제도를 점점 유효한 것으로 만들어갔다.

더 나아가 교통기관과 숙박을 세트로 한 여행을 판매하고, 투어컨덕터의 배치, 팜플렛 제작, 수속 절차의 대행 등 현재의 여행업에서 하고 있는 많은 업무를 실시하였다.

(3) 관광시설의 완비

19C중엽 「Inn」과 「Tavern」이 호텔로 변화되었고, 호화스런 「호

텔」은 파리, 런던, 루쩨른, 바덴바덴, 니스 등에서 호화스러운 숙박과 음식 제공 장소, 사교장소로 이용되었다.

미국의 관광산업은 호텔이 그 중심역할을 하였는데, 버틀러 스타틀러 호텔이 "저렴한 가격, 최고의 서비스 제공"을 경영이념을 실현하였고, 힐튼호텔은 호텔의 대형화, 근대화, 체인화에 공헌함으로써 관광산업 발전의 근본적 역할을 하였다.

(4) 교통의 비약적 진보

19세기에 들어와 산업 혁명의 소산물인 증기기관차가 등장해서, 육로에서 여행자의 대량 고속이동을 가능하게 한 것이 쿡에 의한 여행업 탄생의 출발점이 되었고, 또한 해로에서 기선이 등장함으로 여행자의 고속이동을 보다 용이하게 하였다. 또한 버스회사의 등장도 육상교통의 획기적인 발전을 이루게 하였다.

(5) 관광조직의 확립

대중이 즐기기 위한 여행에 참가할 수 있게 됨에 따라 관광의 이용이 크게 확대되었는데, 유럽에 있어서 철도망의 급속한 확대는 사람들의 여행을 용이하게 만들었고 산업화는 즐기기 위한 여행을 가능케 하는 시간적·경제적인 여유를 가진 사람들을 등장하게 했다.

이와 같은 상황에서 토마스 쿡(Thomas Cook)은 대중이 즐기기 위한 여행을 새로운 형태로 전개시켰는데, 금주동맹 대회(1841)에 참가한 사람들 570명을 모아, 단체 할인된 전세 열차를 운행 시켜 싼 요금으로 여행을 할 수 있게 하였다. 그 후 많은 사람들의 여행수배 의뢰로 1845년에는 단체여행을 조직화하여 교통기관과 숙박시설 알선을 전업으로 하는 「여행알선업」을 경영하였다.

(6) 관광의 대중화

토마스 쿡이 시작한 여행알선업은 점차 비즈니스로서의 지위를 확립하게 되었고, 그 업무내용도 여행자의 욕구를 더욱 충족시켜 줄 수 있게 되었다. 그 외에 여행알선업 최대 회사인 아메리칸 익스프레스(미국)가 설립되어 현재 사용되어지고 있는 것과 같은 구조의 「여행자수표」를 1891년에 발매해 안전한 여행의 보급에 크게 공헌했다.

쿡의 제일의 공적은 "즐기기를 목적으로 하는 여행"에 참가할 수 있는 사람들을 증대시켰다. 이와 같은 점에서 쿡을 "근대관광사업의 아버지"라 부르기도 하며, 쿡의 등장 이후를 흔히 「근대관광시대」라고 하고 있다.

3) 대중(Mass)관광시대: 국민(Social)관광시대

관광의 대중화는 2차 세계대전 이후 도시화, 공업화, 정보화 등으로 사회가 진화하고, 교통수단의 대형화와 정보의 공유로 한꺼번에 많은 관광객이 이동하는 시대가 되었다. 이러한 관광수요의 변화로 인해 관광공급부문에서도 지속적인 변화를 추진하여 관광수용태세를 완비하게 되었다.

관광동기 또한 과거의 지식욕의 충족 보다는 심신의 피로와 질병의 개선을 위한 보양과 즐거움을 찾는 경향이 더욱 강해졌다. 따라서 다양한 관광수요의 발생에 대응하기 위한 관광기업, 공공부문, 국가 등의 사업주체의 움직임은 보다 적극적으로 바뀌고 있다.

현대의 관광수요의 배경요인은 가처분소득의 증가, 여가의 확대, 자동차의 보급, 관광인식의 변화, 정보매체의 발달 등 사회 전반의 질적 · 양적 발전 등이며 이러한 배경으로 인해 사람들의 가치관을 변화시키며 재화나 시간의 사용방법, 이동방법 등을 개선시켜 소비행동에 지대한 영향을 미치게 하였다.

4) 신(New)관광시대 : 대안(Alternative)관광시대

신관광인 SIT는 전 국민이 관광에 참여하는 관광의 생활화라는 점에서 대중관광의 의미와 비슷하지만, 관광 참여자의 개성추구와 특별 주제를 지향한다는 점에서 더 발전된 개념이다.

관람 중심의 획일적 대중관광에서 생태관광, 역사 · 문화관광, 모험관광, 휴양관광 등과 같이 참여와 체험 중심의 다양한 대안관광으로 관광형태가 전환되고 있다.

이러한 현상은 두 가지 관점에서 논의되고 있는데, 하나는 관광객 자체의 트렌드 변화이고, 다른 하나는 관광유형의 변화이다.

먼저 관광객 트랜드 변화를 분석해 보면 급격한 경제성장, 삶의 질에 관한 관심, 교육수준의 증대 등으로 보다 나은 삶을 위한 다양한 트렌드가 나타나고 있다. 그것은 웰빙, LOHAS(Lifestyle Of Health And Sustainability), 다운시프트(Downshift: 치열한 경쟁에서 벗어나 느긋하고 여유 있는 삶을 추구하자는 일종의 '저속기어 삶')와 같은 신조어를 만들어내면서 물질적으로는 덜 풍족하나 자신과 가족의 정신적 · 육체적 건강 및 환경을 중시하는 경향이 점차 일반화됨에 따라 그러한 삶의 형태를 추구하는 계층들이 나타나고 있다.

둘째는 21세기 관광유형 변화인데, 세계관광기구인 WTO에서는 21세기 관광유형을 Free-Plan, SIT(Special Interest Tourism), 재방문 관광객(Repeater)의 증가로 구분하고 정보수집 방법과 경로의 다양화와 접목되어 새로운 관광행태 변화가 지속될 것으로 전망하였다. 더불어 세계적으로 중산층의 비중이 확대됨에 따라 그들이 지향하는 여가활용패턴도 창조적인 여행계획을 세우는 테마(Entertainment, Excitement, Education) · 체험형 관광, 체류 · 교류형 관광(고유한 문화와 테마가 있는 장소에 장기간 머물거나 반복 방문), 보양관광(에코테라피형 관광: 치료와 요양, 관광산업의 복합형태)의 확대 등으로 변화될 것으로 전망하고 있다.

따라서 21세기 관광의 역할은 관광을 통한 건강, 안정, 행복 등의 풍요로운 삶의 질을 추구하게 하는 것이다.

Ⅲ. 관광의 범위 및 구조

1. 관광의 범위

현대인의 인간다운 삶을 추구하기 위해 등장한 관광은 그 범위를 다음과 같이 세 가지로 구분할 수 있다.

첫째는 일상 생활권을 일시적으로 떠나 타 지역의 경관, 풍속, 관습 등을 보고, 듣고, 배우는, 다시 말하면 sightseeing을 주목적으로 하는 일련의 행동을 말한다. 이것을 우리는 관광에 대한 협의의 의미로서 관광여행이라 한다.

둘째는 일상 생활권을 일시적으로 떠나 행하는 recreation활동이다. 이 활동은 신체활동이 중심이 되는, 다시 말하면 스포츠를 주목적으로 한 활동을 말한다.

셋째는 상기의 행동을 행할 때 발생하는 일련의 사회적 현상이다. 다시 말하면 상기의 sightseeing과 recreation활동을 행함에 있어 부수적으로 발생하는 경제적 현상을 위시한 각종 사회적 현상을 모두 포함한 것이라 하겠다.

2. 관광의 구조

현대사회에서 관광은 주목받는 사회현상으로 자리매김하였고 이 현상을 유지하고 존재시키는 구성요인은 크게 관광주체(관광객

:Tourist), 관광객체(관광대상 : 관광자원과 시설, 관광지 : Tourism Attractions or Resource, Region), 관광매체(관광사업자 : Tourism Media) 등 세 부문으로 구분된다. 특히 현대의 관광현상이 다양화됨에 따라 공공부문의 역할과 기능에 대한 중요성이 더해가고 있으며 새로운 관광구조로 성장하고 있다.

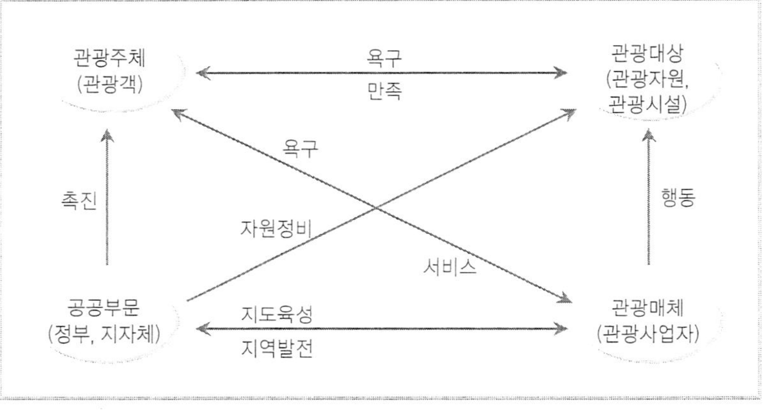

그림 1-3 관광의 기본구조

출처 : 윤병국 · 이승곤(2007)

1) 관광주체(관광객)

관광을 행하는 주체, 즉 관광객으로 관광욕구에 따라 관광행동을 유발하는 관광의 수요자나 소비자인 동시에 관광수요시장을 형성하는 주체적 요소이다. 관광객의 변화를 추구하는 욕구, 즉 관광욕구는 심리적인 발생이며 본능적인 것이다. 관광행동을 일으키는 심리적 원동력인 관광욕구와 관광행동의 심리적 에너지인 관광동기는 관광선택의 필수인 것이다. 이러한 관광욕구와 관광동기는 대다수 사람들의 심리에 자리 잡고 있으며 이를 근거로 관광수요시장을 형성하게 된다.

관광행위의 범주를 보면 위안·가정 사정·건강상 이유의 여행행위, 회의출석, 과학·행정·외교·종교·스포츠 등에 참가하는 행위, 상용목적의 여행행위, 선박순회 중 입국행위, 교육기관 견학, 시찰 목적의 입국행위 등이다.

2) 관광객체(관광대상 : 관광자원과 시설, 관광지)

관광주체인 관광객이 관광행위를 하기 위해 관광목적지를 결정하는 일은 관광에 있어서 가장 기본적인 선행조건이다. 관광대상은 관광지나 관광자원과 관광시설 그리고 인적 서비스로 구성되는 복합체를 의미하며, 관광욕구를 충족시키는 관광행동의 대상물 전체를 의미한다.

그런데 관광목적지가 충분한 흡인력과 매력을 갖지 못하고 있다면 훌륭한 관광대상이라고 할 수 없다. 관광대상이 흡인력과 매력을 충분히 갖고 있더라도 관광객의 정보에 포착되지 못했을 경우, 이 또한 관광객의 의사결정 영역에 속하지 못하여 관광을 못하게 되는 결과를 초래한다.

또한 관광대상 목적지는 관광자원을 경험하게 하는 것 뿐 아니라 숙박 음식, 위락, 오락, 문화활동 등 다양한 관광시설과 인적 서비스를 통해 관광객의 욕구를 만족시키게 된다. 관광목적지는 일상생활권과 다른 심리적 차이와 특별한 해방감을 느끼게 하면서도 일상생활권과 같은 공간기능을 수행할 수 있는 충분한 지원시설과 인적 서비스가 존재해야 한다.

관광자원은 기본적으로 자연관광자원, 인문관광자원으로 구분할 수 있으며, 여기에 관광욕구를 충족시키기 위한 관광시설이 포함되어야 관광지로서의 역할을 할 수 있다. 그 위에 인간이 하는 서비스가 있어야 비로소 시설로서의 기능도 발휘할 수 있다는 점에서 관광대상에는 직간접으로 인적요소가 포함되어 있다고 볼 수 있다.

한국관광공사는 1983년에 관광자원의 유형을 크게 유형관광자원과 무형관광자원으로 구분하였다. 유형관광자원은 다시 자연적 관광자원, 문화적 관광자원, 사회적 관광자원, 산업적 관광자원, 관광레크레이션 자원으로 세분하고, 무형관광자원은 인적 관광자원과 비인적 관광자원으로 세분하고 있다. 그런데 이 분류는 관광자원을 유형관광자원과 무형관광자원으로 나누어 무형관광자원을 상대적으로 강조하려는 시도라고 볼 수 있으나, 무형관광자원은 대부분이 사회적 관광자원과 문화적 관광자원의 범주에 속하는 한계성을 지니고 있다.

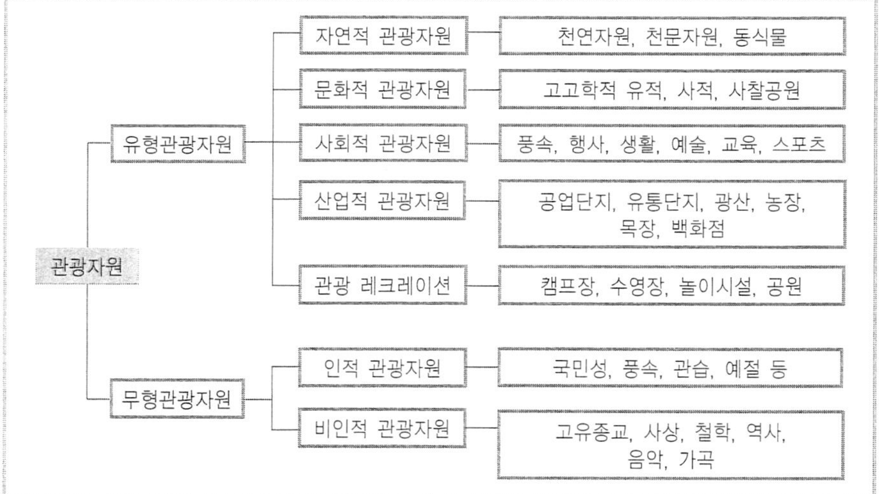

그림 1-4 관광자원의 유형(한국관광공사 분류)

관광자원은 범위의 무한정성과 관광행위의 다양성으로 인해 그 범위가 지속적으로 확대되어가고 있다. 관광자원으로서 갖추어야 할 조건은 첫째, 관광객의 욕구나 동기를 일으키는 매력성을 지니고 있어야 하고 둘째, 관광객을 끌어들일 수 있는 흡인력이 있어야 하며 셋째, 관광객의 접근이 가능하고 관광개발을 통해서 브다 나은 관광자원으로 발전될 수 있어야 한다.

이러한 특성을 지닌 관광자원은 자연과 인간의 상호작용 결과에 의해 형성되며 사회구조나 시대의 변화에 따라서 그 가치가 달라지며, 그 자원의 가치나 추구하는 목표에 따라 보전·보존·보호를 필요로 하는 대상물이다.

표 1-6 관광자원의 분류

분 류	내 용
자연적 관광자원	산악관광자원, 내수면관광자원, 온천관광자원, 동굴관광자원, 해안관광자원
문화적 관광자원	유형문화재, 무형문화재, 기념물, 중요민속자료, 박물관소장품
사회적 관광자원	도시관광, 교육·문화·사회시설, 문화행사, 축제 향토특산물과 향토음식, 민속마을, 생활양식, 풍속
산업적 관광자원	공업관광(공장시설 및 기술 등), 상업관광(전시회, 백화점 등), 농업관광(농장, 목장 등)
위락적 관광자원	테마파크, 카지노, 리조트, 스포츠 시설 등

3) 관광매체(관광사업)

관광주체와 관광객체에 직접적으로 접근하던 자연발생적 관광시대를 지나면서 관광매체의 기능이 발생하기 시작했다.

관광매체인 관광사업은 관광의 주체와 객체 사이에 존재하여 사업을 경영하는 인간 활동의 총체로서 관광주체의 관광행위 발생을 촉진시켜 관광현상을 지속적으로 창조하게 하였다. 또한 각종 구성요소의 적절한 조화와 발전을 도모하는 동시에 이용증대를 통하여 경제적·사회적 효과를 목표로 행하는 조직적 인간 활동이라고 할 수 있다.

표 1-7 관광사업의 분류

분 류	구 분	기 능
여행업	• 일반여행업 • 국외여행업 • 국내여행업	• 알선기능 • 대리기능 • 여행편의제공 기능 • 여행상품 생산·판매기능
관광숙박업	• 호텔업 (관광호텔, 수상관광호텔, 한국전통호텔, 가족호텔) • 휴양콘도미니엄업	• 숙박 및 음식제공 기능 • 사교기능 • 공연기능 • 비즈니스활동 기능 • 운동·레저·오락·휴양 등의 레크리에이션기능
관광객이용 시설업	• 전문휴양업 • 종합휴양업 • 자동차야영장업 • 관광유람선업 • 관광공연장업 • 외국인전용 관광기념품판매업	
국제회의업	• 국제회의시설업 (전문회의시설, 준회의시설, 전시 및 부대시설) • 국제회의기획업	
카지노업		
유원시설업	• 종합유원시설업 • 일반유원시설업 • 기타유원시설업	
관광편의 시설업	• 관광유흥음식점업 • 외국인전용유흥음식점업 • 관광식당업 • 시내순환관광업 • 관광사진업 • 관광펜션업 • 여객자동차터미널시설업 • 관광토속주판매업	

즉, 관광사업은 관광객을 위하여 운송, 숙박, 음식, 운동, 오락, 휴양 또는 용역을 제공하거나 기타 관광에 부수되는 시설을 갖추어 이를 이용하게 하는 업으로서 복합성과 입지의존성의 특성을 지니고 있으며, 공익성과 기업성을 동시에 가지고 있다. 관광사업은 각종 관련사업 및 공공기관, 공적관광사업과 복합적으로 연계되어 있고, 관광자원이 있는 곳으로 이동해서 이루어지며, 기업목

표인 이윤추구와 국민복지적 차원에서의 공익성을 동시에 고려해야 한다.

관광주체와 관광객체를 연결해 주는 매개역할을 하는 관광매체는 크게 시간적 매체, 공간적 매체, 기능적 매체로 구분할 수 있는데, 이들의 관광사업 생성의 기초요소는 다음과 같다.

표 1-8 관광매체의 분류

분류	요소
시간적 매체	숙박시설, 휴식시설, 오락시설
공간적 매체	교통기관, 도로·항만, 운송시설
기능적 매체	여행업, 관광선전업, 관광알선업, 기념품판매업, 관광안내업 등

또한 관광사업은 공적사업(관광정책, 관광행정 등)과 사적사업(영리추구를 위한 사업적 활동)으로 분류할 수 있다.

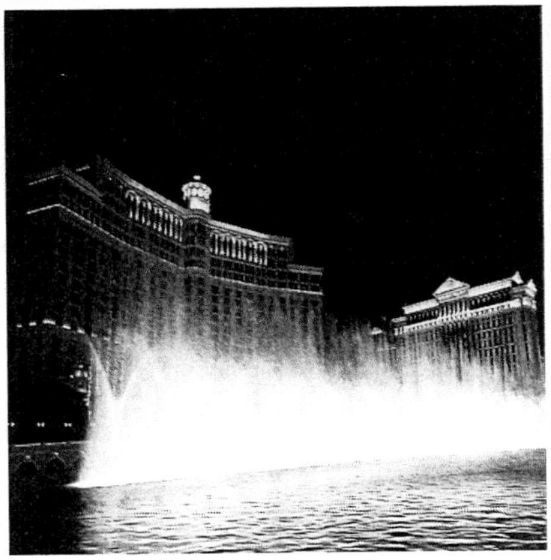
미국 라스베가스의 벨라지오 호텔

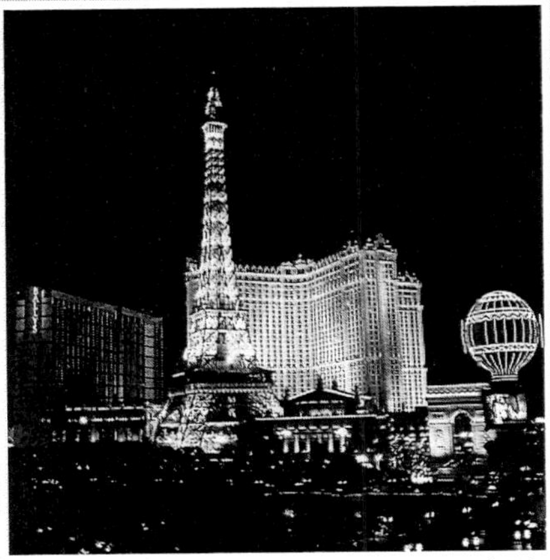
미국 라스베가스의 파리호텔

현대관광의 다양성으로 인해 또 다른 관광매체의 운영주체로 공공부문의 역할이 증대되고 있는데, 정부나 지방자치단체가 수행하는 관광행정 역시 관광매체의 역할을 수행하는 것으로 볼 수 있다. 영리목적의 민간기업이 담당할 수 없는 관광사업은 비영리부문인 공공부문이 직접 관광사업에 참여하거나 정책, 행정, 재정, 세제 등의 지원을 통해 관광사업의 목적을 달성하는 기능을 수행하고 있다.

Ⅳ. 관광의 효과

관광의 효과는 관광대상지역(국가), 관광객, 기업, 관광자원 등으로 구분하여 경제적, 사회·문화적, 환경적 측면에서 설명할 수 있다.

표 1-9 관광의 효과

분 류	관광의 효과
경제적 측면	국제수지의 개선, 고용의 증대, 소득의 증가, 세수의 증가, 지역산업의 발달, 관련산업의 도입
사회적 측면	교육적 효과, 지역문화 이해와 국민의 의식수준 제고, 국민총화와 협조, 국위를 선양하는 효과
문화적 측면	국제친선과 문화교류의 향상, 문화 이해와 수준에 관한 인식 개선 역사적 유물과 유적의 보존, 지역문화 발전,
환경적 측면	자연보호 및 생태계 보전, 사적과 기념물 등의 보존 관광자원의 이용가치 증대(환경요소와 자연적 특성 이해)

1. 관광대상지역(국가)에 관한 효과

관광대상지역 또는 국가에 대한 관광효과는 경제적 효과와 사회적 효과로 구분할 수 있다.

먼저 경제적 측면에서 본다면 관광은 인간의 이동으로 이루어지므로 관광의 주체인 관광객이 찾아드는 지역과 국가에서는 반드시 그 지역주민 또는 국민과 여러 가지 형태의 교류 및 접촉이 이루어지게 된다. 그리고 이와 같은 과정을 통해서 관광객은 관광비용을 지출하게 되고, 이 비용은 곧 관광대상지역 또는 국가의 경제발전에 기여하게 된다. 다시 말해서 경제적 효과는 관광객이 관광지에서 지출하는 숙박비, 음식비, 토산품비, 오락비, 교통비 등에 의해 직접적으로 관광지에 파급된다. 이 경제적 효과는 국제수지의 개선, 고용의 증대, 소득의 증가, 세수의 증가, 지역산업의 발달, 관련산업의 도입 등과 같은 형태로 나타난다.

관광산업은 서비스 산업의 특성 때문에 외화획득률이 다른 어느 산업보다 월등히 높아 국제수지 개선에 크게 기여하고 있다. 관광산업은 또한 복합 산업으로서 관광객이 필요로 하는 서비스와 상품의 생산, 교통기관, 숙박시설, 여행알선을 비롯하여 식사비, 오락, 운동 등을 위한 각종 관련 산업을 유발하게 되고, 이들로부터의 막대한 세수는 국가재정에 크게 기여하게 된다. 관광산업은 또한 서비스 산업으로서 타 산업에 비해 고용효과가 높은 산업이다. 고용증대 효과는 소득 증대효과를 발생하게 하고, 소득의 상당부분이 가계소비지출을 통해 지역산업에 파급되어 최종적으로는 지역발전의 효과를 가져 오게 된다.

다음으로 사회·문화적 측면에서의 효과는 관광객이 관광지역 주민과의 인간관계 형성을 통해 상호 문화교류를 활성화함으로써 나타나는 제반효과를 말한다. 인간은 관광을 통해 관광지 주민과의 이해를 증진하여 상호 친밀해짐으로써 국민총화와 협조를 이룩할 수 있는데, 이는 국제간에서도 마찬가지로 관광객의 상호 왕래에 의해 국제친선과 문화교류의 향상에 크게 기여하고 있다.

또한 외국인 관광객에게 우리의 역사와 전통문화를 소개함은 물론 비약적으로 발전하고 있는 우리의 참모습을 보여줌으로써 국위를 선양하는 효과도 아울러 나타내고 있다.

2. 관광객에 대한 효과

인간은 관광을 통해 견문을 넓히며 문화를 교류하고 교양을 향상시킴은 물론 건강을 증진하는 등 인간의 기본적인 욕구를 만족시켜줌으로써 삶의 질을 향상시키는 사회·문화적 효과가 있다.

다시 말하면 관광을 통해 미지의 세계에 대한 전통, 풍속, 관습 등을 이해함으로써 새로운 지식을 습득하고 자기를 개발하는 효과를 거둘 뿐 만 아니라 심신의 단련과 피로회복 등을 통한 건강증진 및 노동재생산의 recreation효과를 기대할 수 있다.

3. 기업에 대한 효과

관광객의 소비는 앞서 기술한 바와 같이 지역주민에게 여러 가지 효과를 줄 뿐만 아니라 그 지역에 있는 관광관련 산업에도 큰 영향을 준다. 관광객의 소비는 지역주민의 증대를 가져오고 이 소득의 일부가 상품구매력을 촉진하여 기업의 이익을 가져오게 된다. 그리고 이익은 기업의 경영활동에 필요한 원자재 및 서비스의 구입과 이윤을 발생하게 한다. 따라서 사업활동을 위한 원자재 및 서비스의 구입은 이를 공급하는 관련산업을 발달시킨다. 그리고 기업이윤은 관련산업을 번영시키고 경영의 규모를 확대하는데 기여하게 된다.

4. 관광자원에 대한 효과

관광자원은 그것이 자연자원이든 인문자원이든 관광에 의해 새로운 가치를 발견하게 됨으로써 이용가치의 증대효과를 가져온다.

관광의 긍정적 효과와 함께 부정적 효과도 있는데, 관광사업에의 지나친 의존에 의한 산업구조의 종속, 지역의 인플레이션, 지가앙등, 지역관습 및 문화 파괴, 문화적 예속, 교통 혼잡, 과소비, 관광지역의 과밀, 과다한 개발, 소음, 쓰레기, 생태계의 변화 등이다.

2 Chapter

의료서비스의 특성 및 흐름

Chapter 02 의료서비스의 특성 및 흐름

Ⅰ. 의료서비스의 개념 및 특성

1. 의료서비스의 개념

의료서비스는 질병의 예방, 치료, 관리와 의료진 및 보건관련 전문 인력에 의해 제공되는 서비스를 통해 신체적, 정신적 안녕상태를 보존하는 것으로 예방적 의료서비스와 치료적 의료서비스로 구분할 수 있다.

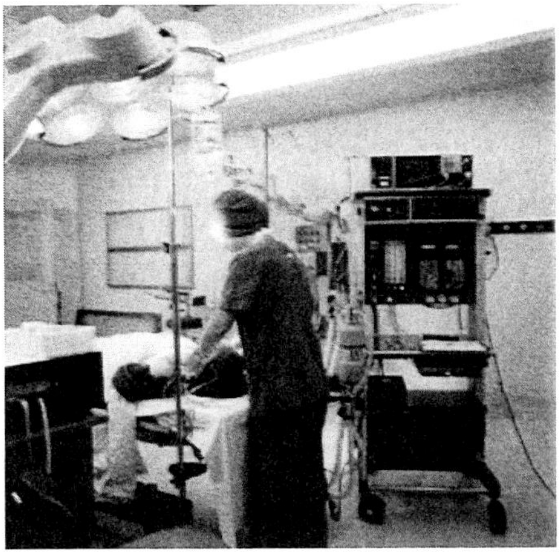

의료진의 의료서비스

의료소비자는 근본적으로 의사의 전문적 진료행위 및 병원의 전반적인 서비스를 구매하게 되는데 일반적인 상품구매와는 달리 병원의 시설, 규모, 의료장비, 의사의 전문적 서비스 등 보다 구체적이고 다양한 구매행태를 가지며 소비자는 최적의 구매결정을 위한 정보탐색에 많은 노력을 기울이게 된다.

2. 의료서비스의 특성

병원(Hospital)의 어원이 호텔(hotel)과 동일한 어원에서 비롯된 것처럼 의료서비스도 고객의 욕구를 충족시켜주기 위해 무형의 활동을 제공하는 서비스산업의 하나로서 무형성, 동시성, 이질성, 소멸성의 4가지가 있다.

이들 4가지의 특성은 〈그림 2-1〉와 같다.

무형성(intangibility) -형체가 없음	동시성(simultaneity) -생산과 소비가 동시에 발생함
■ 보거나 만질 수 없음 예) 강의, 상담, 진료	■ 생산과 동시에 소멸됨 ■ 소비자도 생산과정에 참여함 예) 통신, 상담, 진료
이질성(heterogeneity) -모든 서비스가 매번 다름	**소멸성(perishability) -판매되지 않은 서비스는 사라짐**
■ 표준화가 어려움 예) • 의사의 의료서비스는 일정치 않음 • 보험설계사에 따라 고객에 대한 서비스가 다름 • 같은 병에 대한 치료도 의사와 환자의 여건에 따라 다름	■ 재고로 보관할 수 없음 예) • 환자가 없는 시간대의 진료서비스 • 목적지행 비행기의 빈 좌석 • 사용량이 적은 시간대의 전기나 통신서비스

그림 2-1 의료서비스의 속성

출처 : 최호 외(2008)

1) 무형성(품질측정 곤란, 신뢰에 의존)

무형성은 강의나 진료처럼, 서비스의 형체가 없다는 것이다. 따라서 병원에서 제공하는 의료서비스는 그 질을 평가하기가 어렵다. 의료서비스의 질은 공급자인 의료진이 평가하는 질과 환자가 인지하는 질로 구분된다. 공급자 중심의 질이란 진단명의 정확성, 의료기술 등 주로 의학적인 기술적 질을 의미하는 반면, 환자가 인지하는 질은 제공된 의료서비스가 환자의 기대에 얼마나 부응하는지를 나타내는 기능적인 질을 의미한다. 일반적으로 환자는 기능적인 질에 대해서는 평가가 용이한 반면 공급자 중심의 질은 현실적으로 평가하는 것이 어렵기 때문에 전반적인 의료서비스의 질을 평가하기가 곤란하다.

2) 공급자(의사) 중심의 구매결정과정

의료서비스 구매에 있어 최초 의료기관 및 의사선택은 소비자인 환자의 선택에 의해서 주도적으로 결정되지만 , 의료진 결정 이후의 병리학적인 검사(예: 혈액검사, 엑스레이 검사 등)와 치료과정상의 각종 진단 및 처치, 치료일정, 수술여부, 퇴원 후 통원치료 등 대부분의 의료서비스 진행과정상의 구매결정은 의사가 주도권을 가지고 진행한다.

3) 제3자에 의한 간접지불 및 간접비용

다른 서비스와 달리 의료서비스는 일부 제한적인 비급여 서비스를 제외하고는 많은 의료서비스의 비용지불이 환자 본인 뿐 만 아니라 건강보험에서 일정부분을 지불하게 된다. 또한 의료서비스를 이용할 경우 의료서비스에 대한 직접비용 이외에 고객들이 의료서비스 이용과 관련하여 정신적, 육체적 그리고 시간비용을 부담한다.

의료서비스의 경우, 다른 서비스에 비해 상대적으로 많은 간접비용이 발생하는데, 이는 실제 진료에 소요되는 시간 대비 대기시간이 많고 서비스 자체가 정신적, 육체적 고통이 크기 때문이다.

4) 소멸성(수요예측 곤란)

소멸성은 판매되지 않은 서비스는 재고로 남아 나중에 판매할 수 있는 것이 아니라 소멸되어 버린다는 것이다. 예를 들어 오전 9

시부터 11시까지 병원에 환자가 한 명도 없었다면, 그 시간동안 생산 가능한 의료서비스는 재고로 남아있지 않고 영원히 사라져 버린다.

그리고 의료서비스는 매년 정기적으로 하는 신체검사 등 몇 가지를 제외하고는 수요 자체를 예측하기 곤란하다. 이는 의료서비스가 통상적인 진료 외에 유행성 질환 등으로 수요가 발생하는 경우가 많으며 질병발생과 관련한 개개인의 변수가 너무 많기 때문이다.

5) 이질성(기대와 실제성과와의 불일치)

이질성은 생산되고 소비되는 모든 서비스가 공장에서 생산되는 제품과 같이 똑같은 것이 아니라, 서로 다르다는 것이다. 병원에서 제공하는 진료서비스는 의사와 간호사의 컨디션에 따라 서로 다른 질의 서비스를 제공한다. 서비스 상품의 품질편차는 고객에게 적지 않은 불안감으로 나타남으로써 서비스 상품의 품질에 치명적인 영향을 미칠 수 있다.

의료서비스는 환자의 신체적 상태에 따라 의사의 정확한 판단이 요구되며 획일적인 치료보다는 개인별로 별도의 치료가 이루어져야 하기 때문에, 실제성과에 대한 지각은 의사와 환자간의 상호관계에 따라 다르게 나타난다. 또한 의료서비스의 전달과정은 의사뿐만 아니라 간호사, 의료기사 등과 같은 많은 서비스 제공자들과 관련되어 이뤄지기 때문에 표준화된 서비스의 제공이 어렵다.

6) 동시성(개인적 고관여)

동시성은 소비자가 직접 생산 활동에 참여하여야만 서비스가 생산되어 소비된다는 것을 의미한다. 의료서비스는 의사에 의하여 생산되고, 생산됨과 동시에 고객에 의해서 소비된다. 고객인 환자 없이 의사 혼자서 의료서비스를 생산하고 소비할 수는 없다. 환자와 의사가 동시에 같이 있어야 의료서비스 상품이 생산되어 소비된다.

높은 신뢰품질의 속성을 갖고 비용을 보험회사가 지불한다는 측면에서 의료서비스는 자동차 정비서비스와 유사한 것처럼 보이나, 의료서비스는 사람의 신체에 직접 시행되어 잘못될 경우 생명과 직결되거나 문제가 심각해질 수 있어 개인적 관여가 매우 높은 독특한 서비스로 분류된다.

표 2-1 의료서비스의 특성에 따른 문제점과 해결방안

	문제점	문제점을 극복하기 위한 마케팅전략
무형성 intangibility	• 저장이 불가능함 • 특허로 보호가 곤란함 • 진열이나 커뮤니케이션 활동이 곤란함 • 가격설정 기준이 불명확	▸ 실체적인 단서를 강조 : 의료시설 및 장비 그리고 병원종사자의 복장 및 태도 ▸ 인적접촉을 강화함 ▸ 구전을 효과적으로 활용 ▸ 원가회계시스템을 활용 : 의료수가에 대하여 투명하고 명확하게 설명 ▸ 구매 후 커뮤니케이션을 강화 : 진료 후 환자와의 접촉을 강화함
동시성 simultaneity	• 서비스 제공시 고객이 개입함 • 집중화된 대량생산이 곤란함	▸ 서비스 제공자의 선발과 교육에 세심한 노력을 기울일 것 ▸ 가능한 접점을 확대 : 여러 지역에 병원 네트워크를 구축함 : 시공간을 초월한 다양한 매체를 활용한 진료(원격진료)
이질성 heterogeneity	• 표준화와 품질에 대한 통제가 어려움	▸ 서비스 표준화를 위한 메뉴얼을 작성하여 활용함
소멸성 perishability	• 재고로 보관이 불가능	▸ 수요와 공급 간의 균형과 조화를 이룸 ▸ 예약시스템을 활용하고 정확한 수요를 바탕으로 하는 공급전략을 수립함

Ⅱ. 의료서비스산업의 특징 및 흐름

1. 의료서비스산업의 특징

의료서비스산업의 가장 큰 특징은 국민건강을 보호하고 증진하는 등 공공적 성격을 가지며, 각 국가별로 독자적인 체계를 구성하여 운영된다는 점 그리고 전체 보건산업의 구심점을 하고 있다는 점을 들 수 있다. 이에 대한 구체적인 내용은 다음과 같다.

1) 사회적 서비스로서 공공재 성격이 강한 분야

일반적으로 의료서비스, 교육서비스 등은 사회자본을 축적하기 위한 기본 요소이다. 무지·빈곤·질병 등의 구조적 문제를 해결하기 위해 대부분의 국가에서는 의료서비스를 전체 국민의 건강과 지속적 사회개발을 위한 기초적이며 중요한 사안으로 판단하고 국민에 대한 기본적인 의료서비스 보장을 국가의 기본적 책임으로 이해하고 있다.

따라서 국가별로 역사 및 사회적 환경, 이념 등에 기초하여 국가별로 고유한 의료체계 및 관련 법률·제도가 운영되고 있다. 그러나 개별국가의 의료제동의 고유성은 외국 의료기관 진출에 진입장벽으로 작용하고 있다. 즉, 국가별로 적용하고 있는 무역환경 및 의료체계의 상이성과 의료인력 등의 양성, 수급체계 및 면허, 인증체계 등의 제도적 차이성으로 인해 단기간에 의료서비스 산업을 수출 또는 투자하는 것이 어렵다.

국가별로 국민건강과 직결되는 사안은 쉽게 허용하거나 개방할 수 없는 공공정책 사안이므로 의료서비스는 다양한 사회환경과 상황을 고려한 접근이 필요한 산업분야이다.

2) 전체 보건의료산업은 가치사슬(value chain)의 중심점

의료서비스산업은 의료서비스를 제공하는 생산주체인 동시에 보건산업 제품 및 기술을 소비하는 주체로서 그 역할을 하고 있다. 특히 생명공학, 신약, 첨단의료기기 등 고부가가치 미래 유망기술 등이 사용되는 주체이며 임상적으로 그 결과를 확인하는 현장으로 전체 보건의료산업의 가치사슬의 중심점 역할을 수행하고 있다.

향후에도 혁신적 신약, 영상장비, 최소 침습수술, 유전자 치료, 백신, 인공혈액, 이종 장기 이식 등 치료 및 진단에 사용되는 기술 혁신이 지속적으로 이루어질 것으로 전망되고 있다.

2. 의료서비스산업의 흐름

의료서비스 산업도 세계화·개방화의 물결에 많은 영향을 받고 있으며, 국가별로 의료서비스 산업을 차세대 육성산업으로 인식하고 있다. 이러한 가운데 싱가포르, 중국 등 일부국가에서는 국가 내적으로는 산업경쟁력을 확보하고 시설 등의 인프라를 확보하는데 최선을 다하고 있으며, 국가 외적으로는 대외 이미지 강화와 외국 환자 유치 및 해외 투자의 원활화를 위한 다양한 활동을 전개하고 있다.

현재 국제적으로 진행되고 있는 의료서비스 산업의 주요한 흐름은 다음과 같다.

① 보건의료체계의 수렴화 현상

② 의료서비스의 산업화

③ 보건의료시장의 세계화·개방화

1) 보건의료체계의 수렴화 현상

보건 의료서비스의 공급체계의 수렴화란, 보건의료분야에 있어서 국가별 정치·사회적인 체제 틀인 자본주의와 사회주의 간의 이념적 구분보다는 보건의료체계가 가져야 할 주요관심사인 공공성 및 형평성과 경쟁성 및 효율성의 조화로 수렴되고 있는 현상을 의미한다.

미국 등 자유기업형 의료체계를 가지고 있는 국가의 경우에는 과거 경쟁성과 효율성을 중시하는 관점에서 보장성 및 국가책임 강화방향에 가깝게 접근하고 있으며, 영국 등 조세로 운영하는 국가는 민간부문 확대를 추진하는 방향으로 제도 개혁하여 원칙적으로는 공공성과 형평성을 추구하되 경쟁성과 효율성 면에서도 확대 증진시켜 나가고 있다.

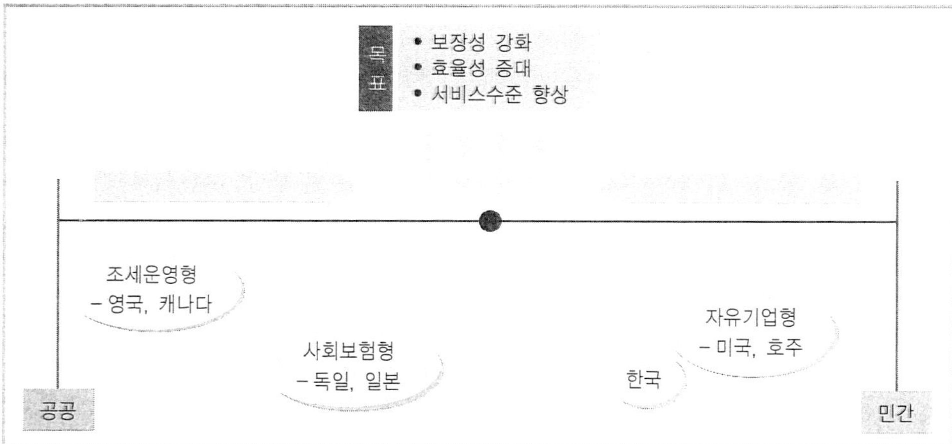

그림 2-2 보건의료서비스의 수렴화 현황

구체적인 사례를 각 국가별로 살펴보면 다음과 같다.

(1) 미국의 경우

민간위주의 서비스 제공형태를 원칙적으로 유지하고는 있지만, 저소득층 및 차상위 계층(비수급 빈곤층 및 잠재 빈곤층)을 대상으로 공공의료 부문에 점진적으로 관심을 가지고 있어 1985년 이후 계속적으로 메디케어 수혜자를 확대하고 있으며 의료보험 비수혜자에게 지원방안을 모색하고 있다.

(2) 영국의 경우

국가주도의 NHS(National Health System)의 한계인 비효율성과 서비스의 질적 향상을 위해 내부시장 등 경쟁원리를 일부 도입하여 운영하고 있다.

(3) 독일의 경우

사회보험제도와 함께 최상위 계층에 대한 민간보험을 허용하고 있으며, 환자본인 부담금을 인상하여 의료서비스에 대한 개인부담 비율을 높이고 있다.

(4) 일본의 경우

1970년 노인의료서비스를 무상으로 제공하였으나, 재정적인 부담과 의료서비스 이용의 효율성을 제고하기 위해 1990년 골드플랜 시행 이후 본인부담금을 인상하여 운영 중에 있다.

2) 의료서비스의 산업화

국제적으로 의료서비스를 산업화하여 차세대 성장동력 산업으로 육성하고자 하는 노력이 현재 진행 중에 있는데, 특히 싱가포르 중국 등은 국제적 의료허브(Hub) 구축을 표방하여 다양한 노력을 기울이고 있으며, 태국, 인도, 아랍에미리트 등은 자국 내 의료수준을 향상시키고, 주변국가에서 환자를 유치하여 국내 산업을 활성화하고자 하는 노력을 경주하고 있다.

이러한 의료서비스 산업의 현재 지향점으로 주로 치료위주 산업화를 추구하고 있다. 싱가포르의 경우에는 의료서비스 산업을 국가 성장엔진으로 선택하여, 임상분야에서 최고화 추구 및 외국환자 유치를 목표로 하여 의료서비스 산업의 활성화에 적극적인 투자와 관심을 보이고 있다. 미국의 경우에는 국가주도보다는 민간차원의 일류병원(MD 앤더슨, 존스홉킨스, Mayo 등)을 중심으로 외국인 환자를 유치하기 위해 국제의료센터를 운영하고 있으며, 이곳에 이용하는 외국인의 편의를 위해 외국어 통역서비스, 환자가족 거주 안내 등의 편의를 제공하고 있다.

또한 미국, 프랑스, 이스라엘, 태국, 쿠바 등의 국가에서는 보건관광사업에 대해 관심을 두고 관광자원(휴양)과 의료서비스를 결합하여 부가가치를 창출하고자 하는 노력을 경주하고 있다.

3) 보건의료시장의 세계화·개방화

현재 세계는 세계화(Globalization)와 지역화(Localization)에 기초한 무역시장의 개방과 변화가 급격히 이루어지고 있다. 특히, WTO DDA 협상(최혜국 대우, 내국민 대우, 시장접근)을 통한 국가간 무역진입 완화·제거하는 노력들이 이루어지고 있는데, 이에 따라 보건의료시장에 있어서도 원격진료, 외국자본투자 허용, 외국의료인력 면허인정 등에 관한 양자간(또는 다자간) 협상이 진행되는 등 Glocalization(세계화+지역화)을 적극적으로 대응하는 노력이 필요하다.

Ⅲ. 의료서비스 마케팅의 배경 및 접근

1. 의료서비스 마케팅의 배경 및 필요성

보건 의료분야에서의 마케팅 도입은 1975년 미국 Illinois주 Evanston 시 Evanston병원에서 마케팅담당 임원을 공식적으로 임명한 것이 시초이다. 이제 의료서비스 마케팅은 미국 내 대부분의 의료기관에서 당연한 것으로 생각되지만 당시 보건의료분야에서의 마케팅은 의료서비스의 공익적, 윤리적 특성상 마케팅 왕국인 미국에서조차 그 필요성 등과 관련하여 많은 논란을 일으키곤 했다.

그 후 1994년 미국 내 의료기관의 운영기준을 인증하는 병원합동 신임위원회(Joint Commission on Accreditation of Healthcare Organization, JCAHO)에서 인증기준서상에 9가지의 업무수행개선 측정지침을 내놓았는데 그 중 하나가 고객만족이었다. 이러한 고객만족을 위한 업무개선 등은 결국 의료기관의 마케팅 지향적(marketing oriented), 소비자 대응적(consumer responsive) 자세를 유지토록 인식시키는 계기를 마련하게 되었다. 바로 이러한 요인들이 보건의료분야에서의 본격적인 마케팅 도입의 배경이 되었다.

한편 우리나라 의료계에 의료서비스 마케팅에 대한 개념이 도입된 것은 1980년대 초였지만, 실제로는 1990년대에 들어서면서 건강에 대한 국민들의 관심이 높아짐에 따라 양질의 진료 및 병원환경에 대한 욕구가 증대되고 이에 따른 대기업의 의료계 진출로 대형병원이 건립되면서부터라고 볼 수 있다. 이러한 대형병원의 건립으로 의료기관 간 경쟁이 심화되고 대기업의 경영마인드가 병원경영에 영향을 미치게 되면서 전반적인 의료서비스의 향상이 이루어지게 되었다. 다른 한편으로는 의료기관간의 경쟁이 심화되어 병원들의 경영수지 악화를 초래하여 결국 병원 스스로 다양한 생존전략을 마련하게끔 만들어 진료서비스 향상을 통한 고객만족 운영이 이루어짐으로써 마케팅의 도입이 시작된 것으로도 볼 수 있다.

의료서비스와 상업적 성격의 마케팅은 서로 양립할 수 없는 것처럼 보이지만 의료기관을 둘러싼 경영환경의 변화는 의료기관에서도 기업에서 사용하고 있는 마케팅 활동을 도입하여야 할 필요성이 강하게 제기되고 있는데, 그 이유는 다음과 같다.

1) 고객의 욕구 파악 및 충족

의료이용자들의 의료에 대한 높은 기대와 고급화 성향, 그리고 의학지식의 대중화와 권리의식의 향상에 따른 의료이용자들의 능동적인 역할변화는 의료기관에서도 의료서비스에 대한 고객의 욕구를 파악하여 고객이 원하는 의료서비스를 제공하여야만 고객만족을 이룰 수 있게 되었다. 이와 같이 고객의 욕구를 파악하고 이를 충족시킬 수 있는 서비스를 개발하여 제공하는 것은 마케팅의 가장 기본적인 활동으로 이제는 의료기관에서도 이러한 활동의 필요성이 강하게 대두되고 있다.

2) 경쟁력 확보

의료기관의 수적 증가, 대형종합병원의 설립으로 인한 의료공급의 과잉현상이 환자들로 하여금 보다 양질의 의료서비스를 제공하는 의료기관을 찾아다니게 하고 있다. 의료기관의 경쟁력은 고객만족을 통하여 형성되므로 고객이 원하는 의료서비스를 제공해야만 고객만족과 경쟁적 우위를 점할 수 있게 된다. 따라서 고객만족과 경쟁력 확보를 위해서는 고객중심의 사고, 즉 마케팅 개념의 도입이 필연적으로 요구된다고 볼 수 있다.

3) 수익성 위주의 경영

의료기관의 경쟁심화에 다른 의료기관의 경쟁수지 악화도 한 요인으로 작용하고 있다. 지금까지 의료기관 관리자들은 질보다는 양을 중시하는 관리시스템에 의존하여 수익성 위주의 경영을 등한시하였다. 그러나 현대는 고객의 욕구를 충족시킬 수 있는 가치위주의 질적인 관리시스템이 요구되는 시기로 이를 위해서는 고객에 대한 철저한 분석을 바탕으로 그들이 원하는 의료서비스를 효율적으로 제공하여야 한다. 이것이 의료서비스 분야에서 마케팅적 접근이 필요한 이유이기도 하다.

4) 의료기관의 글로벌화

갈수록 글로벌화 되어가는 의료시장에서 의료기관의 수익성과 생존을 생각지 않을 수 없다는 것이다. 향후 외국인 환자 유치 및 외국시장 진출 등 글로벌 의료기관으로의 도약을 위해서는 고객만족 활동 등과 같은 기본적인 수준에서 크게 벗어나지 못하고 있는 국내 의료시장 마케팅 수준을 한 단계 격상시키기 위한 측면에서도 본격적인 마케팅활동의 도입이 요구되어진다.

2. 의료서비스 마케팅의 접근

병원과 같은 의료서비스기관은 여러 가지의 특성과 제약이 따르므로 일반기업의 마케팅 접근방법을 획일적으로 적용하기는 어렵다. 왜냐하면 의료서비스는 수요와 공급의 효율적인 수급을 위해 사회적 대응이 필요하다고 보는 공공재적 성격과 비영리적인 특성의 존재로 인해 광고의 제한과 의료수가의 통제 등과 같은 사회적인 규제가 이루어지기 때문이다. 또한 다양한 전문 인력이 종사하고 있는 가운데 이질적인 구성과 권위구조로 인하여 다른 어느 기관보다도 자율성의 욕구가 강하고 내적 갈등이 일어날 소지가 높으며 진료, 교육, 연구 등 다양한 활동에 따른 상호 상충되는 부분이 많아서 마케팅 업무를 수행하는데 제한요소로 작용한다.

전통적인 마케팅 개념은 기업이 표적시장 내 고객을 대상으로 고객의 욕구를 충족시킬 수 있는 제품의 개발, 유통, 가격 그리고 촉진에 관심을 두게 되는 4Ps 마케팅 접근방법을 취해왔었다. 그러나 이러한 4Ps 마케팅 접근방법과 달리 의료서비스 등과 같은 서비스마케팅에는 서비스과정(process), 서비스시설의 물리적 환경(physical environment), 서비스인력(people) 등 3가지 요소인 3Ps가 추가됨으로써 좀 더 다른 관점에서의 마케팅 접근을 필요로 하게 된다.

서비스마케팅에서는 서비스의 생산과 소비가 동시에 이루어지며, 내부고객인 직원들의 만족이 서비스의 질과 고객만족에 직접 영향을 미치는 관계이므로 서비스의 특성인 직원들의 중요성이 더욱 강조된다. 따라서 서비스마케팅에서는 〈그림 2-3〉과 같이 마케팅 활동을 조직과 고객, 그리고 내부고객간의 관계에 초점을 둔 상호작용마케팅(interactive marketing)의 관점에서 접근이 요구된다.

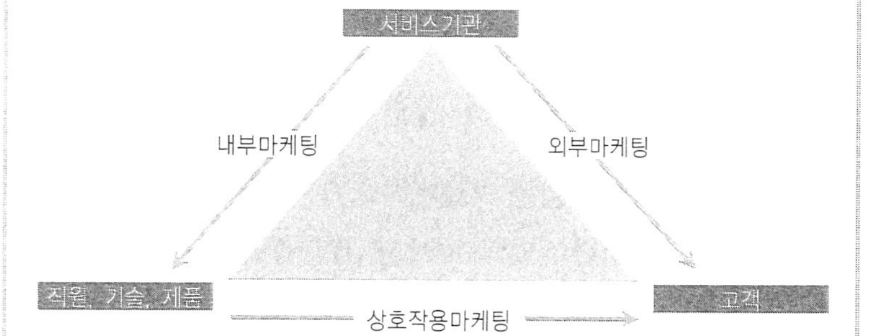

그림 2-3 서비스마케팅 삼각모형

출처 : Gronroos Christian, Service Management and Marketing 3rd ed, West Sussex: John Wiley & Sons, 2007, p62. Adapted from Gronroos C. Relationship Marketing Logic, Asia-Australia Marketing Journal, 4(1), 1996, p.10

서비스기관에서 외부고객의 만족은 직원들의 진정한 서비스정신 없이는 불가능한 것으로써 외부고객 못지않게 직원들의 만족도 중요하게 작용한다. 내부마케팅이란 이러한 직원들의 중요성을 인식하여 이들을 교육하고 동기를 부여하여 자신의 직무에 몰입할 수 있도록 하는데 초점을 맞춘 마케팅이다. 이를 위해 병원이 고객과 접촉하는 직원뿐 만 아니라, 병원의 모든 직원들이 고객에게 만족을 제공할 수 있는 하나의 통합된 팀으로서 업무를 수행하도록 하고 있다.

의료기관이 우수한 의료진을 선발하고, 이들을 위해 적절한 근무환경과 강력한 지원체계를 구축해줌으로써 이들은 보다 만족스러운 근무환경에서 조직성과를 위해 양질의 의료서비스를 제공하게 될 것이다. 이러한 노력은 고객만족과 직접적으로 연결될 수 있으며 만족한 고객은 이 의료기관을 다시 찾거나 다른 고객에게 이 의료기관의 이용을 권장하게 될 것이다. 그 결과 해당 의료기관은 이윤과 성장을 달성하게 되는데 이것이 바로 내부마케팅 활동을 통해 기대할 수 있는 효과이다.

이런 내부마케팅에 대한 개념은 1976년 프랑스의 Eiglier와 Langeard에 의해서 제기되었으며, Sasser와 Arbeit는 내부의사소통(internal communication)이라는 용어로 이 분야에 접근하였다. 한편 Gronroors는 내부마케팅의 중요성을 강조하여 이 분야에 대한 지속적인 연구를 통해 〈그림 2-3〉과 같이 서비스마케팅 삼각모형(service marketing triangle)을 제기하였다.

서비스마케팅 삼각모형에서 서비스마케팅은 외부마케팅 뿐 만 아니라 내부마케팅과 상호작용마케팅이 함께 요구된다고 하였으며, 그 중에서도 내부마케팅을 성공적인 외부 및 상호작용마케팅의 선행조건으로써 가장 중요시 되고 있다.

한편, 의료서비스마케팅에서 상호작용마케팅은 서비스가 제공되는 동안 고객들이 지각하는 서비스의 질 및 고객과 제공자의 상호작용에 의해 크게 좌우된다는 개념에 기초하고 있다. 유형제품의 경우 제품들은 거의 표준화되어 있으며, 미리 생산되고 전시된 상태에서 고객들을 기다릴 수 있다. 또한 제품의 품질도 그 제품을 제공받는 방식의 영향을 크게 받지 않는다. 그러나 의료서비스의 경우 서비스 제공자와 고객이 서비스 창출을 위해 상호작용을 하기 때문에 서비스의 질은 제공자의 특성과 전달되는 방법에 따라 좌우된다. 따라서 서비스 제공자는 서비스가 제공되는 동안 고객의 기대에 부응하는 가치를 창출할 수 있도록 고객들과 효과적으로 상호작용을 하여야 한다.

예를 들어, 환자들은 수술이 성공적으로 되었는가와 같은 기술적인 질뿐만 아니라 의사가 진료시간에도 자신에게 관심을 기울이고 신뢰감을 주는가에 대한 기능적인 질에 따라서도 의료서비스 질은 평가하게 된다. 따라서 의료서비스 제공자들은 그들이 훌륭한 기술적 서비스를 제공하는 것만으로 고객을 만족시킬 수 있다고 생각해서는 안 되며, 환자와의 지속적인 커뮤니케이션이 이루어져야 한다.

3 Chapter

의료관광의 기초이론

Ⅰ. 의료관광의 필요성 및 발전배경
   1. 의료관광의 필요성
   2. 의료관광의 발전배경

Ⅱ. 의료관광의 개념 및 범위
   1. 의료관광의 개념
   2. 의료관광의 유사용어
   3. 의료관광의 범위 및 주요분야

Ⅲ. 의료관광의 유형 및 구조
   1. 의료관광의 유형
   2. 의료관광의 구조

Chapter 03 의료관광의 기초이론

Ⅰ. 의료관광의 필요성 및 발전배경

1. 의료관광의 필요성

의료관광은 미래 성장동력산업으로 각국에서 관심을 갖고 육성하고 있다. 의료관광객 한 명을 유치하는 것이 자동차 10대 수출의 효과와 같다는 인식이 널리 퍼지면서 많은 관심을 갖기 시작한 새로운 분야이며, 태국, 싱가포르, 인도와 같은 개발도상국에서는 외화획득 수단으로 이미 국가적인 지원을 받고 급속도로 성장하고 있는 분야이다.

의료관광이 많은 관심으로 끄는 이유는 선진국의 과대한 치료비가 주된 원인이며, 무엇보다 중요한 것은 각 나라의 의료안전법이 비교적 표준화되어 의료사고나 부작용에 대한 불안감이 해소되었다는 점이다. 또한 세계여행이 편리해지고 선택이 다양해졌으며, 글로벌시대에 접어들면서 용이해진 환전과 아시아 국가들의 경제발전에 따른 고소득층의 증가도 의료관광의 수요가 증가하게 된 이유이다.

의료고객은 의료관광을 통해 성형수술과 교정·라식수술 등의 선택적인 미용시술 뿐 아니라 관절이식술, 골수이식, 심장우회수술과 같은 생사가 걸려있는 주요수술을 받기 위해서 외국으로 나가고 있는데, 이는 자국에 비해 비용 절약의 정도가 엄청나기 때문이다.

또한 고소득층의 경우는 인도 고유의 의학인 아율베다(Ayurveda)와 같은 학문에서 쓰이는 아로마 테라피나 태국의 마사지요법(massage Theraphy) 등의 전통 웰빙(well-being)의료의 체험을 통해 육체적·정신적인 여유를 찾는 관광을 하는 경우가 증가하고 있다.

싱가포르는 매년 25만 명이상의 의료관광객이 방문하고 있으며, JCIA(Joint Commission International Accreditation)의 국저인증을 받기 위한 노력도 적극적이다. 홍콩도 항공노선의 허브(HUB)라는 점을 적극 활용하려고 하며, 태국은 매년 100만 명 정도가 의료관광 목적과 병행해서 태국을 방문한다.

우리나라도 문화체육관광부 한국관광공사 등 정부조직과, 지방자치단체 그리고 대학병원 뿐만 아니라, 소규모 의료기관에 이르기까지 많은 의료기관에서 의료관광에 관심을 갖기 시작했으며, 관광사업체에서도 적극적인 관심을 보이고 있어서 우리나라 의료관광산업은 점진적으로 자리를 잡아가는 분위기이다.

의료산업은 크게 의료서비스산업인 전방산업과 제약산업·의료기기산업인 후방산업으로 구성되며 전후방산업이 상호작용하면서 혁신이 진행되는데, 의료관광과 직접적 연관성이 있는 것은 병원·의원·약국으로 구성되는 의료서비스 산업이며, 의료서비스산업은 후방산업이 생산한 의약품과 의료기기의 수요자로 임상경험과 지식을 후방산업에 제공한다.

의료서비스의 고부가가치 산업화를 추진하기 위해 의료관광사업 활성화와 신의료기술 개발 활성화가 이루어지고 있으며 현재 세계 많은 국가에서 민간주도로 의료서비스 및 건강증진 식품을 부가가치가 높은 관광산업과 연계하여 발전시키고 있다.

2. 의료관광의 발전배경

의료관광이 발전하게 된 배경은 크게 7가지로 볼 수 있는데, 첫째, 국가간 이동의 용이, 둘째, 적극적인 소비자 의식 및 주권 행사, 셋째, 정보유통의 발전, 넷째, 인증 및 품질확보, 다섯째, 국제적 네트워크, 여섯째, 의료기관들의 상업적 노력, 일곱째, 의료관광 알선회사 설립이다.

1) 국가간 이동의 용이

국제화, 소득증대, 여행비 감소 및 출입국 절차 간소화 등으로 인해 국가간의 여행이 일반적으로 증가한 것이 의료관광이 발전하게 된 첫째 요인이라고 볼 수 있다. 구체적인 예로 유럽의 경우 EU의 출현으로 유럽 내 이동은 국내간의 이동만큼 용이해졌다. 의료관광을 육성시키는 동남아 국가들은 의료비자 발급 등을 통해 해외환자의 입국을 매우 간소화하였다.

표 3-1 런던 스텐스테드 공항출발 EastJet 편도요금(2007년 5월 기준) (단위: 파운드)

도시	파리	뮌헨	암스텔담	프라하	바르셀로나	코펜하겐	제네바	리옹	나폴리	니스
항공요금	36	19	11	26	20	10	7	28	25	9

출처: www.easyjet.com

또한 2000년 이후 저가항공사의 출현은 유럽도시간의 항공비를 대폭 축소시켜 여행비가 의료관광의 장애가 되지 않고 있다. 송출(outbound)의료관광이 발달한 영국의 경우, 런던에서 유럽의 주요도시까지 항공료는 편도 3파운드 안팎이다. 동남아시아 역시 저가항공사의 설립으로 인해 의료관광은 더욱 활발해질 전망이다.

2) 적극적인 소비자 의식 및 주권 행사

의료고객 및 환자들은 자국의 규제된 의료 및 고비용의 의료시스템에 의존하기보다는 시급 또는 저렴한 치료를 받기 위해 해외로 나감으로써 소비자 주권을 행사하고 있다. 국제화가 급속히 진행되면서 여행, 교육, 무역을 위해 해외에 가는 것처럼 치료를 위해 해외에 나가고 있다.

3) 정보유통 발전

정보의 발전으로 인해 각국 간 가격과 의료서비스의 품질의 비교가 가능해져 의료고객 및 환자들은 가격에 더욱 민감해졌다. 특히 인터넷과 일반미디어의 해외의료의 정보제공 때문에 고객들은 의료관광을 더욱 잘 이해하고 있다.

최근 영국의 European Research Specialists Ltd.는 해외환자가 이용하는 전 세계 30개국 108개 병원에 대한 설문조사를 하였고 이들 병원들의 약 1/3은 영국에서 현지 마케팅을 하고 있다. 아래의 〈표 3-2〉는 영국환자가 고관절전치술(hip replacement)을 받을 경우 여행경비를 포함한 총 의료비용을 비교해 본 것이다. 벨기에, 독일 등 인접유럽국가의 비용은 영국에 비해 약 20~25% 저렴한 반면, 말레이시아, 불가리아는 약 60~70% 저렴하다.

표 3-2 고관절전치술의 국가별 비용비교 (단위: 파운드)

나 라	가격	할인율	여행비	숙박일	1일호텔비	호텔비	총비용	총할인율
벨기에	5,585	30	60	7	45	315	5,960	26
불가리아	2,000	87	160	7	45	315	2,475	69
사이프러스	4,100	49	145	7	40	280	4,525	43
프랑스	5,689	29	60	7	60	420	6,169	23
독일	5,296	34	165	7	60	420	5,881	26
헝가리	4,450	44	100	7	40	280	4,830	40
인도	3,547	56	350	7	30	210	4,107	49
라트비아	3,924	51	210	7	20	140	4,274	47
말레이시아	2,205	72	720	7	40	280	3,205	60
스페인	5,695	29	100	7	55	385	6,180	23
튀니지	3,000	63	190	7	45	315	3,505	56
터키	4,725	41	155	7	35	245	5,125	36
베네쥬엘라	5,971	25	530	7	50	350	6,851	14
영국	8,000						8,000	

출처 : www.treatmentabroad.net/about/pricewatch-survey-2006

4) 인증 및 품질확보

해외의료고객에 적극적인 동남아 병원들은 미국의 병원인증제도인 JCI(Joint Commission International)를 취득하고 병원의 시설 및 장비를 현대화하고 선진국의 경영진 및 자본을 도입하여 미국 및 영국병원과 동등한 수준이 되고자 노력하고 있다. 또한 선진국에서 학위 혹은 수련을 받은 의료진을 확보하여 해외환자 및 알선 기관의 신뢰를 얻고 있고 의료관광의 가장 중요한 요인인 언어문제를 해결하고 있다.

표 3-3 동남아 JCI 인증병원

나라	병원
중국	Beijing United Family Hospital and Clinics Clifford Hospital, Guangzhou Hong Kong Adventist Hospital Tsuen Wan Adventist Hospital, Hong Kong
싱가포르	Alexandra Hospital Changi General Hospital Institute of Mental Health/ Woodbridge Hospital Johns Hopkins Singapore International Medical Center KK Women's and Children's Hospital National Heart Center of Singapore National University Hospital Singapore General Hospital Tan Tock Seng Hospital
인도	Apollo Hospital, Chennai Indraprastha Apollo Hospital Workhardt Hospital, Mumbai
필리핀	St. Luke's Medical Center
태국	Bumrungrad International Bangkok Hospital

출처: www.jointcomissioninternational.com(2006. 4)

5) 국제적 네트워크

의료 인력과 의료기관들의 국제적 네트워크가 활발히 구축되고 있는 가운데, 개발도상국의 의사들은 교육이나 연수를 받은 선진국 병원에 자신의 환자를 소개하고 있다. 또한 선진국에서 면허를 얻고 활동했던 의료진이 본국으로 돌아가 네트워크를 활용하여 선진국의 환자를 유치하는 것이다. 이러한 예로 태국과 인도를 들 수 있는데, 인도의 많은 의대졸업생들은 미국에서 수료를 받은 후 귀국하여 근무하고 있고 특히 유명한 예로 Escorts병원의 원장 Trehan은 뉴욕대학병원의 심장외과 교수였으나 인도로 돌아와 국제적인 심장병원인 Escorts를 설립하였다. 한편 해외에서 학위 혹은 수련을 마친 대부분의 태국의사들은 국내로 돌아와 외국인 치료에 활발히 나서고 있다.

6) 의료기관들의 상업적 노력

개인병원들은 의료서비스 외에 휴식과 관광을 연계하여 선진국의 의료고객들을 유치하는 마케팅 전략을 사용한다. 특히 병원시설, 입원실 및 숙박시설을 호텔수준으로 유지하여 외국인의 편이를 극대화하기 위해 노력하고 있다.

그리고 개인병원들은 자국의료고객 뿐 아니라 해외의료고객을 유치하기 위해 해외사무소 설치, 해외마케팅 에이전시 선정, 해외광고 등에 적극적으로 나서고 있다.

7) 의료관광 알선회사 설립

선진국에서는 의사, 간호사, 전문컨설팅 그룹들이 의료관광컨설팅회사 혹은 알선회사를 설립하여 개별의료고객 및 기업들에게 의료관광정보를 제공하거나 해외치료를 주선하고 있다.

특히 목적지별로 송출국가에 근거지를 둔 의료관광 알선회사들이 있다. 예를 들면 미국회사인 Medical Tourism International과

Planet Hospital이 코스타리카 의료관광을 알선하고 있다. 또한 미국회사인 Global Choice Healthcare와 Planet Hospital이 멕시코 의료관광을 알선하고 있고, 미국의 IndoUSHealth, Planet Hospital, Med Retreat와 영국의 Taj Medical Group이 인도에 의료관광을 알선하고 있다.

표 3-4 국별 의료관광알선회사 현황

치료국가	의료관광알선회사	소재국가	치료분야, 특성
브라질	Med Net Brazil Concierge	미국	브라질아메리칸, 성형수술
	Cosmetic Vacations	미국	NBC 방송 소개, 성형수술
코스타리카	Medical Tourism of Costa Rica	코스타리카	성형수술, 임플란트
	Medical Tourism International	미국	Medical Tourism of Costa Rica 제휴
	Planet Hospital	미국	
체코	Beauty in Prague	체코	유럽국가 대상, 미국인 증가
헝가리	Dental Value	미국	독일의사 헝가리 정착
	Hungary Dental Travel	영국	
	Posh Jouneys	미국	
인도	IndoUSHealth	미국	인도, 미국인
	MedRetreat	미국	
	Planet Hospital	미국	
	Taj Medical Group	영국	인도, 미국인
	Health Tourism Bangalore	인도	Bangalore
	Medtours	캐나다	Mumbai
말레이시아	Gourgeous Gateways	호주	성형수술
	Malaysia Healthcare Network	말레이시아	
멕시코	Global Choice Healthcare	미국	멕시코에 영향력이 가장 큼
	Planet Hospital	미국	
	Plastic Surgeons Mexico	미국	
	Surgical Care International	미국	
싱가포르	Global Choice Healthcare	미국	
	Planet Hospital	미국	
남아공화국	Surgeon and Safari	남아공	
	Surgical Attractions	남아공	
태국	Cosmetic Surgery Travel	미국	
	International Medical Resources	미국	
	MedRetreat	미국	

출처: Patients Beyond Borders

Ⅱ. 의료관광의 개념 및 범위

1. 의료관광의 개념

1) 의료관광의 정의

의료관광은 관광과 연계된 의료서비스라는 의미로 의료여행(Medical Travel)이라고 정의하기도 한다. 이는 환자가 치료를 위해 자국의 의료시스템 대신에 국경을 넘어 해외에 가서 의료서비스를 받는 모든 행위를 의미한다.

환자들은 관광 및 휴식과 연계된 의료서비스를 원하건, 중증난치병 치료를 원하건, 아니면 저렴한 치료를 원하건 다양한 이유로 국경을 넘어 여행을 한다. 즉, 가격, 품질 등의 다양한 이유 때문에 교육, 비즈니스와 관련된 해외여행처럼 외국에서 치료서비스를 받는 것이다.

한편 선진국의 입장에서 의료관광을 의료 아웃소싱(Medical Outsourcing)이라고도 한다. 이는 타 국가에서 자국과 유사한 수준의 의료서비스를 저렴하게 이용한다는 것을 의미한다. 선진국 병원이 환자치료를 외국병원에 맡기는 것은 아니지만 의료서비스 공급의 한 축을 담당하고 있는 기업, 보험회사들은 종업원 혹은 보험가입자가 비응급 혹은 선택수술을 외국에서 받을 수 있도록 하여 의료비용을 절감하는 제도로서 활용하는 것이다.

의료관광(Medical Tourism)은 해외의료고객 유치방법 중 하나로서, 의료서비스와 관광이 상호 복합된 퓨전분야이다. 의료관광은 의료 서비스와 휴양, 레저, 문화활동 등 관광 활동이 결합된 새로운 관광형태로, 의료관광객은 의료와 관광이라는 두 가지 목적을 동시에 이루고자 관광을 한다고 하나, 실제로는 의료행위 자체에 비중을 둔, 치료목적의 관광형태로 해석하는 것이 적합하다. 예를 들면 수술과 사파리 관광 혹은 미용수술과 스파를 겸하는 것이다.

즉 의료관광은 의료에 관광을 접목한 것으로 환자가 진료·휴양과 관광활동을 병행하는 것 뿐 아니라 의료기술이 뛰어나고 가격경쟁력이 있는 국가에서 진료받기 위해 여행가는 것까지 포함된다고 할 수 있다.

따라서 의료관광은 인간이 일시적으로 일상생활을 일탈해서 다시 복귀할 것을 전제로 의료 서비스와 휴양, 레저, 문화활동 등 관광 활동이 결합되어 이뤄지는 SIT(Special Interest Tourism)의 일종이라고 정의할 수 있다.

본서에서는 의료관광에 건강관광, 웰니스관광, 휴양관광, 한방관광 등을 포함하는 것으로 본다.

단순한 Sight-Seeing에 그치던 과거의 관광형태에서 적극적으로 직접 참여하여 체험함으로써, 보람 있고, 심신을 풍요하게 하며, 모험성을 내포하고, 학습적 경험을 얻고자 한다. 이러한 현상의 확대로 볼 때, 의료관광은 체험관광 중 특이체험으로써 방문지역에서만의 특이한 의료 및 문화체험으로써, 미래관광을 실현하고 주도하는 한 분야로 성장할 것이다.

2) 의료관광산업의 발달

의료관광산업은 기존 관광자원과 의료자원의 공통된 부분을 추출하여 새로이 복합된 관광상품이 기존 별개의 관광산업과 의료산업의 형태에서 의료관광이라는 새로운 산업영역을 창출해낸 것이다.

의료관광은 본래부터 관광산업이 발달한 중남미, 태국, 말레이시아 등에서 관광산업의 유형을 다양화하고 의료서비스 분야의 가격경쟁력을 활용하기 위해 자연스럽게 발달하였고, 특히 동남아에서는 산업분야로서 유망하게 되자 국가들이 적극 육성하고 있다. 예를 들면 태국, 싱가포르, 인도, 말레이시아는 공통적으로 의료허브를 지향하고 있으며 의료산업을 21세기 전략산업으로 삼고 특히 외화획득 수단이 되는 의료관광에 예산과 정책을 지원하고 있다.

아시아 국가들(싱가포르, 태국, 말레이시아, 인도 등), 동유럽, 중남미 지역은 선진국과 비교하여 비용이 저렴하면서 동시에 선진국 수준의 의료서비스와 휴양시설을 갖추고 있다. 이들 국가들은 공통적으로 의료허브를 지향하고 있으며 의료산업을 21세기 국가전략산업으로 삼고 특히 외화획득의 주요 수단이 되는 '의료관광'에 대규모 예산과 정부 차원의 적극적인 지원정책을 펼치고 있다.

표 3-5 방한목적별 평균 체재시간

방한 목적	전체	건강 및 치료	친구, 친지 방문	종교 및 순례	사업 또는 전문활동	여가, 위락, 휴가	기타
체재일수	5.7	10.3	9.5	6.6	6.3	3.9	8.8

출처 : 한국관광공사(2005), 외래관광객 실태조사

의료관광 고객들은 미용이나 성형, 건강검진, 선택수술(elective surgery) 등의 의료서비스와 관광을 연계하여 머물기 때문에 체류기간이 길며 체류비용은 크다. 이에 따라 의료관광이 21세기 고부가가치 관광산업으로 성장하고 있는데, 이는 외국여행의 용이함과 대중화, 많은 나라에서의 치료의 기준과 기술이 발달했다는 점 등이 영향을 미쳤다.

의료관광의 장점 중의 하나는 선진국에서 공공의료가 시행되는 데 따른 의료 대기시간의 연장으로부터 의료대기시간이 단축된다는 점에 있다. 예를 들어, 고관절 대체수술(Hip Replacement)의 경우에 영국과 캐나다에서는 거의 1년 이상 기다려야 하지만, 싱가포르나 방콕 또는 뱅갈로르(인도)에서라면 도착한 다음날 수술을 받기도 한다.

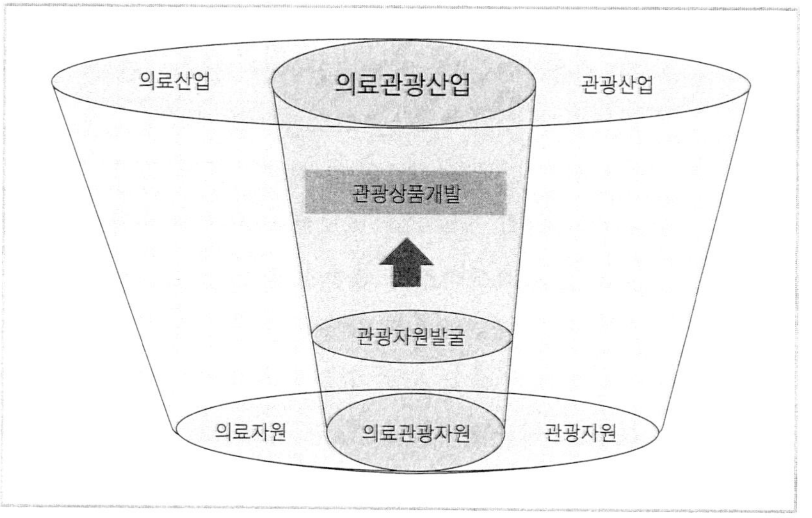

그림 3-1 의료관광산업의 개념도
출처 : 김태영, 2008

의료관광을 하는 사람들은 다양한 의료치료를 목적으로 하게 되는데, 위급을 요하지 않는 성형수술뿐만 아니라, 이식이나 암수술 같은 필수적인 치료를 추구하기도 한다.

의료관광이 성행하는 이유를 고객 측면에서 보면, 저렴한 가격에 의료선진국의 서비스체험과 현지문화체험의 기회를 동시에 가질 수 있기 때문이다.

표 3-6 저렴한 의료비용 (의료비용비교)

	미 국	인 도
코성형	$6,000	$1,500
얼굴주름제거	$15,000	$2,900
가슴확대	$8,000	$2,900
가슴축소	$9,000	$3,000
복부지방제거	$13,500	$3,200
엉덩이확대	$9,000	$3,200

2. 의료관광의 유사용어

관광산업은 무공해산업 고부가가치 산업으로 과거 견학 위주의 단순관광에서 참여형 관광으로, 자연과 환경을 중시하는 관광으로 바뀌고 있다. 생태관광, 녹색관광, 문화관광 등 관광이 유망분야로 떠오르고 있다. 또한 보건산업과 관광산업은 모두 21세기 국가의 전략산업군으로서, 보건산업과 관광산업의 접목이 이루어지고 그 산물로 보건관광산업이 새로운 틈새시장으로 부상하고 있다.

1) **웰니스 관광**(Wellness Tourism)

웰니스(Wellness)란 신체적인 건강에 국한하는 협의적 개념이 아니라 건강한 생활의 모든 영역을 포괄하는 광의적 개념의 건강으로서 웰니스의 3요소인 운동, 영양, 휴양을 통합하여 추구해 나가는 것(WHO 규정)을 말한다.

이 용어는 1961년 미국에서 출간된 던(Dunn)박사의 저서 "High Level Wellness"에서 사용된 개념으로써 건강(Health)에 비해 보다 적극적이고 창조적인 높은 수준의 건강을 획득하여 유지 발전시키고자 하는 실천적 생활 활동의 종합을 의미한다.

건강관리(Wellness)란 개개인이 최적의 건강(Optimal Well-being)을 향하여 성공적으로 도달할 수 있도록 생활양식을 변화하도록 능동적으로 노력하는 과정, 혹은 최적의 건강을 위해 바람직한 생활양식의 변화를 돕는 새로운 개념이다. 웰빙문화와 관광이 결합된 개념으로 '관광을 통해 삶의 질 향상을 추구하는' 관광의 새로운 트랜드를 의미하여 향후 중요성이 더욱 증대될 것으로 예상된다.

보양·의료·미용 등 건강증진 관광, 자연 휴양자원을 이용한 친환경 관광, 전통음식 시식·조리를 포함한 음식 관광, 전통문화·농

어촌 및 사찰 체험을 통한 체험 관광 등 다양한 유형의 관광활동을 포함하고 있다.

독일은 웰니스 호텔이 급성장하는 붐을 일으키고 웰니스 휴가는 이제 일반적인 트랜드로 자리 잡았다. 웰니스 호텔은 기준에 따라 평가하여 건강관리, 요양, 건강호텔, 미용원의 4개 유형으로 분류할 수 있다.

① 건강관리는 "의사 없이" 일반적으로 다소 차분한 느낌을 주는 환경을 보증하여 고객으로 하여금 긴장이완을 용이하게 할 수 있도록 하는 것을 말한다.

② 요양은 3주간 체재하고 전문적인 진단 및 의사가 이끄는 치료과정이다.

③ 건강호텔은 의학적 진찰에서부터 체질개선을 위한 식이요법 뿐 만 아니라 스트레스, 후유증, 치료 등을 포함한다.

④ 미용원(Beauty farm)은 일종의 병원이며, 요양소이다. 일반적으로 경관이 아름다운 곳에 입지하는데, 주로 여성들이 얼마간 머물면서 치료에 의해 자연스런 아름다움을 유지하고 증진시키며 회복하는 곳을 말한다.

2) 헬스 관광(Health Tourism)

'Health Tourism'은 '보건관광', '보양관광' 등으로 표현된다. '보건(Health)'은 일반적으로 건강증진(보건의 습관, 영양, 운동, 휴양 등), 질병의 발견과 치료(건강진단, 치료, 간호), 질병의 예방(전염병 예방, 환경위생관리 등)을 포괄하는 개념으로 사용한다.

보건관광은 "건강증진 및 치료를 목적으로 하는 관광프로그램 및 서비스, 시설을 제공하는 건강 관련 관광"이라고 정의된다. '보건관광'은 일상생활권을 떠나 자유의사로 자유재량시간을 활용하는 여가활동인 기존 관광의 정의 중 특히 보건자원을 통하여 보고,

듣고, 느끼고, 참여하여 영리를 목적으로 하지 않고 풍물을 즐기는 관광의 기본 정의 중 특화된 영역을 의미한다.

1990년대에 들면서 이미 많은 나라에서 'Health Tourism'이라는 용어를 사용하고 있으며, 산업적인 측면과 아울러 학문적인 관심이 대상이 되고 있다.

건강관련관광은 유럽에서 먼저 시작되었는데, 치료목적 관광과 온천 위주 체험관광이 주를 이루었다. 치료목적의 보건관광은 60세 이상의 노인층과 류마티즘 환자 중심의 관광수요가 대부분이다. 온천 위주 체험관광은 여유가 있는 기혼여성 및 직업여성 층이 자신들의 외모를 가꾸기 위해 많이 활용되는데, 최근에는 주로 온천 휴양지에서 동양의 기사상과 인도의학을 결합한 대체의학의 활용이 증가하는 추세이다.

표 3-7 학자간 Health Tourism의 개념 정의

학자명	내용
Goodrich(1987)	건강과 관련한 서비스나 시설을 의도적으로 촉진(홍보)함으로써 관광객을 끌어들이는 관광시설이나 목적지
Hall(1992)	특별한 흥미가 있는 관광(Special Interest Tourism) 중 하나로서 주요 동기가 건강과 관련 있는 관광
Eric(1996)	건강상태를 개선시킬 목적을 가진 사람이 집을 떠나 행하는 레저 형태

보건관광의 대표적인 나라는 쿠바와 태국이다. 태국의 경우 우수한 의료진과 서비스로 호평을 받고 있고, 쿠바는 보건관광산업의 활성화로 의료서비스가 세계적으로 알려지면서 국가 이미지 제고 뿐만 아니라 경제 발전에 상당한 도움을 받고 있다.

우리나라도 1999년부터 보건관광사업을 뉴밀레니엄 사업의 하나로 선정하여 추진하고 있으며, 2003년 15개 사업체를 지정하였다.

주요 국가별 건강관련 관광 추진내용을 정리하면 〈표 3-8〉과 같다.

표 3-8 세계 Health Tourism 추진현황

국가	사 례
한 국	• 한방의료, 성형, 피부미용, 전통식품 등 보건자원을 관광과 연계 • 월드컵 이후 보건관광사업 개발단계
일 본	• 온천요법 · 건강마사지 요법 등 보건자원을 관광과 연계 • 도야마 국제건강센터, 일본 전통음식 등
프 랑 스	• 치료와 요양 목적의 health resort 개발 · 운영 • 해변요양을 겸한 해수요법이 망슈, 지중해해안, 코트다루주 지역에서 발달
이스라엘	• 바닷가 요양과 진흙(머드)욕을 통해 보건과 관광 연계
쿠 바	• 정상급 의료진과 첨단 의학장비 갖추어 보건관광사업 추진 중 • 미국의 절반수준 치료비로 의료관광패키지 상품을 개발하여 미국인을 대상으로 큰 효과를 거둠
중 국	• 중의학을 중심으로 한방과 관광을 연계한 관광상품 개발 · 운영 • 동인당, 북경대학 침술, 다양한 먹거리 등
태 국	• 양질의 의료서비스 수준, 저렴한 의료비, 호텔수준의 최고급 시설 등으로 외국 관광객을 유치 : 방콕 '범룽랏 병원'
싱가포르	• 세계최고수준의 의료서비스를 목표로 국가 발전계획의 중심전략산업으로 선정, 특히 호텔수준의 최고급시설 등으로 전 세계 대상 외국 관광객 유치

3) 한방관광

한방관광이란 "건강증진의 목적으로 민간요법과 대체요법을 포함하고 한방에서 사용되는 약초를 사용하거나 한방적 진료 및 치료와 시설 그리고 그와 관련된 서비스를 이용하는 관광의 형태"로 볼 수 있다.

우리나라의 한방관광산업 여건을 보면 우수한 한의학을 바탕으로 국제경쟁력을 갖기에 충분하다. 우선 한방산업에 대한 인력이 충분하고 국토의 70%가 산지라서 약초생산지로도 충분한 가능성이 있다. 또한 정부가 BT산업을 21세기 첨단산업으로 육성하면서 한방바이오 산업과 연계하기 위해 다양한 지원과 정책을 제시하고 있다. 이러한 배경을 고려하면 우리나라의 한방관광산업은 다른 나라보다 매우 유리한 입장에 있다고 볼 수 있다.

우리나라를 외국 관광객 중 10% 정도는 건강과 치료를 목적으로 방문하는데, 온천, 체력단련, 치료의 순서로 나타났다.

유럽이나 서구에서는 서양 의학의 한계를 보완하고 대체하는 의료 산업이 전 세계를 시장으로 가파르게 성장하고 있으므로 외국인에게 '한국의 전통의학'의 이미지를 단편적으로 어필하는 데서 진일보해 서양의학과 차별화된 저력을 지닌 의학임을 적극적으로 알려야 한다. 근거 중심 의학인 한의학이 산업 측면에서 세계화와 대중화를 위한 하드웨어라면, 외국인을 위한 한방 의료 관광 프로그램, 외국인을 위한 한방 클리닉 등이 소프트웨어로 구동되어야 알찬 성과를 이룰 수 있다는 것이다.

한국보건산업진흥원에서 일본관광객 100명을 대상으로 한국에서 체험했거나 이용을 희망하는 보건관광 상품을 조사한 결과, 응답자 중 17%가 한방관광상품을 이용하였고 30%가 이용을 희망한 것으로 나타나 한방관광이 차지하는 비중이 매우 큰 것으로 분석되었다. 또한 같은 조사에서 이용하고자하는 관광패키지를 복수응답으로 물은 결과, 53%가 한방관광패키지를 이용하겠다고 응답하였다.

우리나라 한방관광의 여건은 매우 좋은 편이다. 한방관광의 특성상 큰 투자 없이도 추진할 수 있고 국내 고정시장이 이미 정착되어 있으며 정부도 정책적으로 지원하고 있기 때문이다. 또한 우리나라는 한의학 교육, 면허, 시술이 제도적으로 체계화되어 있으며 질적으로 우수한 인적자원과 축적된 임상기술, 양질의 한약자원을 보유하고 있어 전통의학 분야에서 중국과 경쟁을 하고 있다. 따라서 한방축제와 2008년 한의학 엑스포 개최 등 대형 국제행사가 계획대로 추진되면 우리나라는 Health Tourism의 주요관광지로 부각될 것이다.

그러나 한방여행 관련시설 및 전문 인력이 부족하고 한방관광을 의한 전문 의료시설과 한방관광상품의 서비스 체계가 미흡하다.

또한 지방자치단체들의 경쟁적인 대규모 한방관광 추진계획은 과잉공급으로 적지 않은 후유증을 가지고 올 뿐만 아니라 지역경제에도 커다란 부담으로 작용할 수 있다. 그리고 공공부문과 민간부문의 협력체계에 대한 마케팅 능력이 부족하다. 한방관광은 의료기술과 관광을 포함한 다양한 지식과 서비스 부분이 조직적으로 결합되어야만 성공적인 결과를 가져올 수 있다. 따라서 민간기업과 각 지방자치단체들이 유기적인 협력이 필요하다.

경희의료원(양·한방 동시 진료 가능)

기술수준에 대한 입소문 마케팅에 외국인 의료관광객 증가 - 한국이 의술도 뛰어날 뿐 아니라 의료비가 싱가포르보다 싸고, 교통도 편하다는 사실을 주변에 적극적으로 알리고 있다.

2008년 경희의료원을 방문한 외국인은 436명에 이른다. 2007년 134명에 비해 200% 이상 증가한 수치로 앞으로 외국인의 의료관광이 급증할 것으로 예상된다.

진료과별로는 2007년엔 소화기내과가 가장 많았고, 지난해엔 재활의학과·침구과·소화기내과·정형외과·산부인과 순이었다.

국가별로는 몽골환자가 가장 많았고, 다음은 일본·러시아·캐나다·미국 순이었는데, 몽골환자가 많은 것은 2007년 10월 울란바토르시와의 의료협약 체결 때문이다.

외국인 환자 업무는 교류홍보실 대외협력팀에서 담당하며 2002년 국제진료실을 신설해 전담 간호사 2명이 외국인 환자에게 일대일로 원스톱 서비스를 제공한다.

현재 2개의 여행사와 협약을 맺고 있으며, 개별 신청도 많아 전화·e-메일 등으로도 접수한다. 또 여러 국가의 교민회와도 협약을 맺고 있다. 현재 23개국 46개 한인회와 진료협약이 체결돼 있다.

외국인 환자의 관심 분야는 양·한방 협진과 건강검진이다.

일본은'한방병원 헬스투어'프로그램을 이용해 매년 내원객이 늘고 있으며 주로 침구과와 사상체질과를 많이 찾는다.

2009년 초엔 러시아 사할린주 유즈노사할린스크시에서 생필품을 판매하는 SMS사 직원 13명이 건강검진을 받고 들어간 이후, 이들의 입소문으로 러시아 환자들이 계속 이어지고 있다.

경희의료원은 세계에도 유일하게 의학·치학·한의학·약학·간호학 등 5개의 의학계열을 모두 갖추고 있다는 점이 차별화돼 국제경쟁력을 갖추고 있다.

(1) 꽃마을경주한방병원

보건관광 지정 의료기관으로 지정되어, 헬스투어 프로그램을 개발하였으며 선조들의 숨결이 스며있는 경주 관광프로그램과 건강이상여부 검진, 한방치료 프로그램 대상을 직장인, 가족, 개인 등으로 세분하여 추진하고 있으며 영상물 감상, 생혈액 분석체험, 한방 추나요법, 사상체질 및 경락기능검사, 아로마 체험, 한의사 문진과 진맥 및 처방 등을 제공한다.

또한 전문여행사와 연계하여 매주 3차례 헬스투어를 제공하고 있는데, KTX 이용 후 동대구역에서 연계버스로 병원까지 이동하여 병원 측이 제공하는 건강검진, 검진을 마친 뒤 경주 코오롱 호텔에서 숙박하고, 다음날 불국사, 기림사, 감은사지 3층 석탑, 문무대왕릉을 관람하는 일정이다.

(2) 울산초락당

다양한 치료시설을 보유하고 있으며 치료시설로는 녹용 복용 외 한약재로 한 약재목욕치료실, 한약재를 섞어 만든 황토돔과 황토한증초고온 치료실, 약과 침을 동시에 시술하는 팔강약침 치료실, 금과 백금으로 만든 침두 위에 뜸을 병행하는 구두침 치료실 외 물리치료실, 명상치료실, 다다미 휴게실 등이 있다.

기타시설로는 각종 질환에 대한 연구개발을 위한 초락 한의학 연구소, 유기농채식위주의 식단을 제공하는 동의보감식당, 동의보감 처방에 의거한 한방차를 제공하는 오행 다도실, 농가를 방문하여 먹을거리에 대한 체험을 할 수 있는 시골농부의 밥상, 초록민속박물관, 초락당 등이 있으며 헬스투어 프로그램으로는 해독요법을 시행하고 있다.

〈표 3-9〉는 경주에서 추진한 한방관광의 예로 한방의료, 성형, 피부미용, 전통식품 등 보건자원과 연계한 여행상품의 일정이다.

표 3-9 외국인 관광객 코스(초락당 한방병원 1박2일 사례)

일정	시간	코스 내용
제1일	14:00	경주역 도착 pick up
	14:30	초락당 도착
	15:00	한방 건강상담과 예진 실시(경락검사, 홍체검사 등)
	16:00	향토 온열치료 실시(침, 뜸, 레이저 향기 치료, 부황 등)
	17:00	물리치료 실시(카이로프락틱, 추나, 맥반석, 찜질 등)
	18:00	한방차 시음
	18:30	석식
	20:00	원장의 한방건강 특강
	21:00	자유시간 취침(여름엔 캠프화이어)
	08:00	조식
	09:00	재검진과 물리치료, 경락기능검사, 생활한방해설 등
	12:00	중식
	13:30	남산 등반 및 경주 시내투어
	18:00	해산

3. 의료관광의 범위 및 주요분야

1) 의료관광의 범위

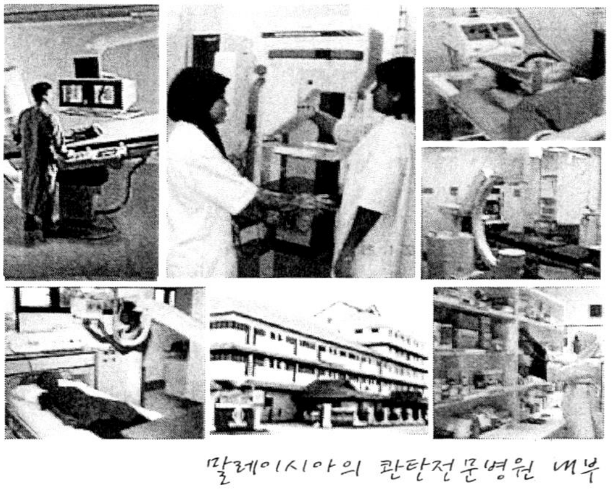

말레이시아의 관탄전문병원 내부

의료관광의 범위는 개별입국관광객과 단체입국관광객으로 구분할 수 있는데, 개별입국관광객은 대부분 많은 정보를 가지고 입국(사전 온라인 상담 또는 전화상담)하여 진료 및 치료 서비스를 받으며, 단체입국관광객은 일정에 의한 종합 진찰 및 의료 상담 및 진료 후 관광을 하며, 차후 진료 및 치료 필요시 개별입국관광객으로 변화한다.

또한 순수치료목적 입국자인 응급환자, 치료+관광목적 입국자, 비즈니스+치료목적 입국자, 간호를 위해 입국하는 환자가족 등으로 나눌 수 있다.

2) 의료관광의 주요분야

의료관광의 주요 분야는 크게 3분야로 나눌 수 있는데, 첫째는 비응급 혹은 선택수술이고, 둘째는 심미적인 분야이며, 셋째는 불임분야이다.

(1) 비응급 혹은 선택수술 분야

응급수술 혹은 응급치료가 필요한 경우는 환자가 타국의 병원에 가서 치료를 받는 것은 불가능하기 때문에 비응급 분야가 이에 속하고, 선택수술의 경우 선진국의 공공의료체제 아래서는 환자가 치료를 받기 위해 오래 대기해야 하거나 혹은 보험사가 지급을 하지 않기 때문에 환자가 시급한 치료를 원하거나 저렴한 자비부담 비용을 원하면 해외치료를 받게 되는 것이다. 선택수술의 예는 관상동맥우회술(CABG: coronary artery bypass graft), 고관절치환술(hip replacement), 슬관절치환술(hip replacement), 치과 임플란트와 같은 것으로, 응급수술은 아니지만 대중적인 치료 대신에 외과적인 방법으로 시술을 하는 치료 등을 말한다.

(2) 심미적인 분야

여기에는 성형수술과 피부 관리 등이 해당된다. 많은 사람들이 외모를 위해 성형수술을 하거나 두발이식을 원하게 되는데, 이들 분야는 비보험 분야로 가격이 중요한 의사결정요인이며 고객들은 저렴한 외국 의료기관을 찾게 되는 것이다.

(3) 불임분야

이 분야 역시 의료보험이 안 되고 있고, 법적 규제 혹은 익명성이 필요하기 때문에 자국에서 치료하기 보다는 외국에서 하는 경우가 많다.

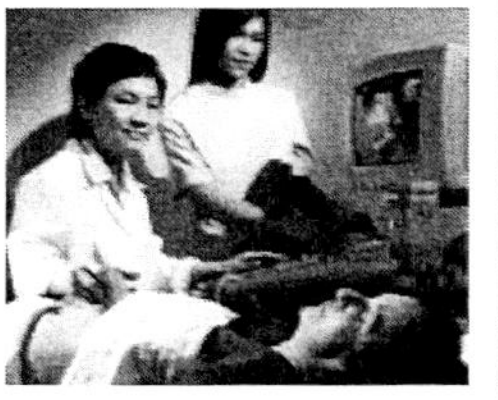

태국 범룽랏병원(외국인 환자를 대상으로 초음파검사)

3) 주요 의료관광 목적지

주요 의료관광 목적지는 멕시코, 브라질, 코스타리카와 같은 중남미 국가, 헝가리, 체코와 같은 동유럽 국가, 인도, 말레이시아, 싱가포르, 태국과 같은 아시아 국가이다. 또한 남아프리카공화국과 아랍에미리트가 있다.

브라질, 코스타리카, 남아프리카공화국은 성형외과가 주된 분야이고, 헝가리와 체코는 성형과 치과분야가 주된 분야이다. 그리고 태국, 싱가포르, 인도, 말레이시아는 심장외과, 정형외과가 주된 분야인데, 특히 태국은 전 분야에서 의료관광이 발달해 있다.

표 3-10 의료관광국가의 특화 의료상품

	심장	성형	치과	불임	척추	정형	고관절전치술	종양
브라질		⊙						
코스타리카		⊙	⊙					
체코			⊙					
헝가리			⊙					
인도	⊙				⊙	⊙	⊙	⊙
말레이시아	⊙					⊙	⊙	
멕시코		⊙	⊙					
싱가포르	⊙			⊙	⊙	⊙	⊙	⊙
남아공화국		⊙	⊙					
태국	⊙	⊙	⊙	⊙	⊙	⊙	⊙	⊙
아랍에미리트	⊙					⊙	⊙	⊙

출처: Patient Beyond Borders

Ⅲ. 의료관광의 유형 및 구조

1. 의료관광의 유형

의료관광은 크게 의료클러스터, 의료관광상품, 의료관광산업 측면의 3가지 유형으로 분류할 수 있다.

의료관광의 유형은 〈표 3-11〉과 같다.

표 3-11 의료관광의 유형

구분	분류	내용
의료클러스터	바이오클러스터	치료목적의 기초연구 수행
	신약·의료기기개발 클러스터	응용기술과 제품개발
	메디클러스터 또는 혁신형 연구병원	병원중심의 클러스터
	의료관광복합단지	연관산업의 융·복합과 지역경제의 활성화
	건강문화 클러스터	치료보다는 시설과 쾌적한 환경 제공
	허브형 의료복합단지	다양한 유형의 클러스터를 단계적 가치사슬 전체로 통합
의료관광상품	질병치료관광상품	특정 질병이 있는 환자들이 치료를 받고 치료 후 관광행위를 할 수 있도록 구성
	미용성형의료관광상품	미용관련 서비스나 성형미용을 받고 관광을 겸하는 상품으로 주로 여성들이 애용
	휴양의료관광상품	의료서비스 인프라가 갖추어진 곳에 방문하여 체류
	전통의료관광상품	전통의학으로 치료와 관광을 목적으로 하는 상품
의료관광산업	교육연구개발유형	신치료, 신약 등 연구 개발하여 적용
	중증치료형	난치병 또는 프리미엄급 치료를 원하는 대상에게 의료서비스를 제공
	선택치료형	저렴한 의료비용과 휴양과 연계된 프로그램 제공
	복합형	의료관련시설, 상업 및 주거시설까지 개발

1) 의료클러스터의 분류

의료클러스터는 바이오, 신약·의료기기 개발, 메디클러스터, 의료관광복합단지, 건강문화클러스터, 허브형 의료복합단지 등의 6

개 형태로 분류되며, 이 중 의료관광과 직접 연관성이 있는 것은 의료관광 복합단지, 건강문화 클러스터 등 가치사슬이 상용화 형태에 가까운 형태이고, 허브형 복합단지 등은 건강증진 서비스에 목표를 둔 형태이다.

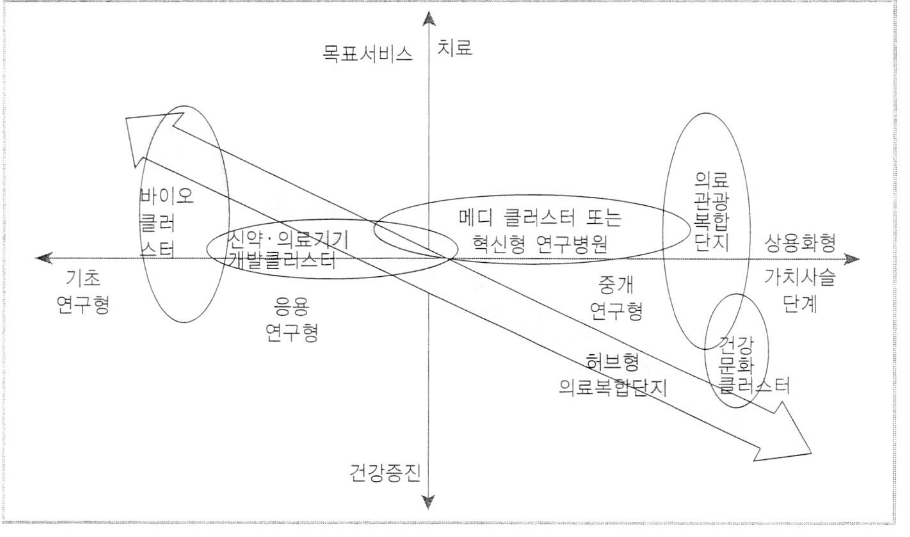

그림 3-2 의료클러스터의 6가지 유형
출처 : 김태영, 2008

2) 의료관광상품의 분류

의료관광상품은 질병치료관광상품, 미용성형의료관광상품, 휴양의료관광상품, 전통의료관광상품 등의 다양성을 내포하고 있는데, 싱가포르 관광공사의 Yap박사는 의료관광을 목적과 서비스 유형에 따라 5가지 유형으로 나누었다.

첫째는 휴양을 겸한 의료서비스를 원하는 계층(rest seeker)이고, 둘째는 기본적인 의료서비스를 얻고자 여행을 하는 계층(essential seeker)이다. 이들은 자국에서 즉시 얻을 수 없는 의료서비스(예: 장기이식)를 불가피하게 해외에서 받는 것이다. 그리고 셋째는 본국에서 이용이 가능하지만 고액의 비용 때문에 해외에서 의료서비스를 구하는 계층(affordable healthcare seeker)이며, 넷째는 자국의 의료서비스가 낙후되어 안전하고 확실한 치료를 위해 국제적인 명성 혹은 인증을 가진 해외병원에 가는 계층(quality healthcare seeker)이다. 마지막은 의료비용 및 부대비용이 매우 비싼 고급 의료서비스를 원하여 해외에 가는 부유계층(premium healthcare seeker)이다.

이를 정리하면 다음과 같다.

① 휴양을 겸한 의료서비스를 원하는 계층(rest seeker)

② 기본적인 의료서비스를 얻고자 여행을 하는 계층(essential seeker)

③ 본국에서 이용이 가능하지만 고액의 비용 때문에 해외에서 의료서비스를 구하는 계층(affordable healthcare seeker)

④ 자국의 의료서비스가 낙후되어 안전하고 확실한 치료를 위해 국제적인 명성 혹은 인증을 가진 해외병원에 가는 계층(quality healthcare seeker)

⑤ 의료비용 및 부대비용이 매우 비싼 고급 의료서비스를 원하여 해외에 가는 부유계층(premium healthcare seeker)

3) 의료관광산업의 분류

의료관광산업의 분류는 교육·연구개발유형, 중증치료형, 선택치료형, 복합형 등으로 분류할 수 있으며, 이 중 교육·연구개발 유형은 산업관광자원측면에서의 의료관광으로 볼 수 있다.

(1) 교육·연구 개발형

교육·연구 개발형은 의료관광과 직접적인 관계는 없지간 신치료, 신약, 신의학 소재, 의료기자재를 연구개발하며 임상의학에 적용되는 연구개발형이다. 교육·연구개발유형은 환자를 직접 치료하지 않지만 공공부문과 교육기관의 의공학연구실, 생명공학연구실, 임상실험실과 이를 상용화하려는 벤처기업들이 집적되어 있어 도시의 미래성장 엔진이 되고 있다. 이러한 예로 시카고의 일리노이 메디신 지구와 일본 고베 의료지구를 들 수 있다.

(2) 중증 치료형

미국을 비롯한 선진국 병원들은 자국에서 치료가 허용하지 않은 난치병 환자 혹은 프리미엄급의 치료를 원하는 외국인들을 대상으로 의료서비스를 제공하고 있다. 이들 치료는 매우 비싸지만 지명도, 의료수준, 서비스의 질 때문에 세계 각국의 부유층들이 이용하고 있다.

이러한 병원의 사례를 보면 미국 미네소타 로체스터시의 Mayo Clinic, 텍사스 휴스턴시의 MD Anderson 암센터, 그리고 도시단위의 병원협의체인 Philadelphia International Medicine(PIM), Seattle Center Care Alliance를 들 수 있다.

(3) 선택 치료형

관광·휴양이 발달한 남미와 동남아 국가에서 초기에 외국인들을 대상으로 관광과 성형·미용 등 비치료 분야를 중심으로 사업적인 의료관광이 발달하였다.

이들 국가들은 저렴한 의료비용과 관광 및 휴양과 연계된 프로그램으로 선진국의 환자를 유치하고 있다. 이들 국가들은 의료관광에서 한 단계 더 나아가 선진국과 동일한 의료시설과 의료진을 보유하면서 국제적인 인증을 받은 반면, 저렴한 가격을 활용하여 치료목적의 선진국 환자를 적극 유치하고 있다.

특히 선진국에서 이들 국가들의 의료 및 가격정보를 제공하고 해외의료를 알선해 주는 전문 알선회사 및 컨설팅 회사가 생겨 국제간의 의료서비스 교역을 적극적으로 주선하고 있다. 이들 국가들은 의료관광이 가지고 있는 외화획득 기능에 주목하여 수출산업으로 적극 육성하고 있다.

(4) 복합형

복합형은 교육·연구개발과 선택 및 중증 치료 등 다양한 기능을 통합하여 육성하기 위해 특정지역에 의료기관, 연구기관 관련기업을 유치하고 의료관련시설 뿐 아니라 상업 및 주거시설까지 개발하는 것이다. 예를 들면 상하이 국제의료지구 혹은 두바이 헬스케어시티는 특정개발지역을 국제의료지구로 설정하여 세제혜택, 부동산개발인센티브, 자금지원을 제공하여 선진국의 의료기관, 의료 및 생명과학 기업, 의과대학을 유치하고 있다.

표 3-12 의료관광산업 육성 유형

유형	육성분야	경쟁요소	사례
교육·연구개발형	• 의료기기 • 산약	• 물리적 환경 개발 • 다국적기업/연구기관 유치 • 의료/생명공학 벤처 육성	• 고베 메디컬센터 • 시카고 IMD
중증치료형	• 난치병 • 프리미엄치료	• 최고 의료수준 • 해외에서 진료의뢰 • 해외의사 연수 • 해외네트워크 • 의료세미나 개최	• 메이요 • MD앤더슨 • PIM
선택치료형	• 성형·미용 • 기본적 수술	• 가격경쟁력, • 관광 및 휴양연계 • 해외마케팅 • 에이전시 • 국내관광업계	• 태국 보건복지부 • 인도 보건복지부
복합형	• 싱가포르- 바이오허브, 지역Referral Center, 의료관광 • 상하이- 국제의료지구 • 두바이- 헬스케어시티		

이러한 국제의료지구 내에서 교육·연구개발, 기업활동, 치료가 서로 연계되고 통합되어 도시개발, 산업육성이라는 거시적인 차원에서 진행되고 있다.

2. 의료관광의 구조

의료관광을 위해 국경을 넘어 이동을 하기 때문에 의료고객 및 환자가 거주하는 국가의 의료환경 실태와 시장주체의 역할을 살펴 봄으로써 의료관광 산업의 구조를 분석하는 것이 필요하다.

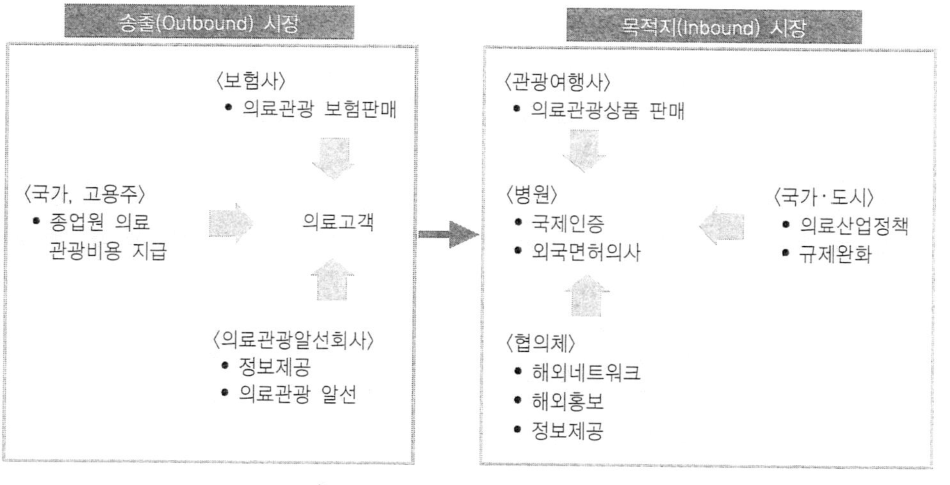

그림 3-3 의료관광산업의 구조

출처 : 윤형호, 2008

첫째는 경제적 주체들로 구성된 송출(outbound)시장의 구조로서, 이는 높은 가격으로 인해 혹은 적기치료가 불가능하기 때문에 자국병원에서 서비스를 받을 수 없는 의료고객에게 외국에서의 적절한 치료를 받을 수 있도록 지원을 하고 있다.

둘째는 목적지(inbound)시장의 구조로서, 이는 국가 및 도시, 민간과 정부의 협의체와 같은 조직들로 구성되는데, 의료기관은 외국의료고객을 유치하고 의료서비스를 제공하고, 민간기관은 숙박, 교통, 관광을 지원하며, 국가 및 도시는 의료관광을 수출산업으로 육성하기 위해 제도 및 기반시설을 구축한다.

4 Chapter

의료관광의 현황

Chapter 04 의료관광의 현황

과거 의료관광객은 주로 의료비가 개발도상국에 비해 현저하게 높은 선진국의 국민들이 대부분으로서 지역적으로는 미국, 캐나다, 영국을 비롯한 서유럽, 호주와 중동지역 국민들이 가장 많았으나, 최근 들어 여행을 즐기면서 경제적이고 저렴한 비용으로 의료서비스를 받고자하는 수요가 상승함에 따라 소비자층이 전 세계적으로 확산되고 있다.

전 세계 주요 20개국의 순수의료관광객은 현재 연간 65,000명에서 80,000명으로 추정되어 시장의 급속한 성장이 기대되며, 특히 의료서비스의 비용이 상대적으로 적게 드는 인도, 동남아, 남미 등 3개 지역이 관심을 받고 있다.

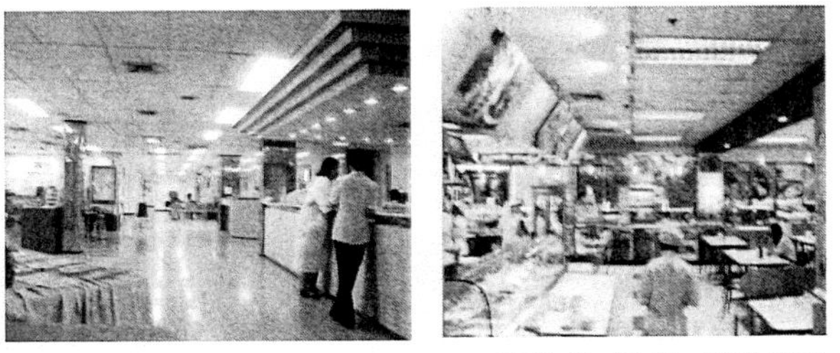

태국의 병원 내부시설

세계의료관광의 지역 간 유출입 비율을 보면, 아시아는 북미 의료관광 수요의 45%, 유럽의 39%, 아프리카의 95% 오세아니아의 99% 아시아 내부 93%를 흡수하는 것으로 나타나, 세계 의료관광의 허브로 알려졌다. 특히 태국, 싱가포르, 중국, 한국, 일본, 말레이시아 등이 아시아 의료서브 주도권을 놓고 치열하게 경합 중이다.

한국보건산업진흥원에 따르면 싱가포르의 경우 13개의 JCI(Joint Commission International) 인증병원을 보유하고 있으며 태국은 4개의 JCI 인증병원을 가지고 있고 인도는 10개의 JCI 인증병원이 있다.

반면 우리나라의 경우 JCI 인증병원은 현재 세브란스 병원(2007년 인증)과 고대안암병원(2009년 인증) 2개 병원에 불과해 의료기관에 대한 객관적인 해외평가가 미흡하다는 지적이다.

태국의 경우, 외국인 환자를 많이 유치할 수 있었던 이유는 잘 갖춰진 관광 자원과 아시아 중심부에 자리한 지리적 이점, 친절한 국민성 등이다. 태국을 찾고 싶게 하는 이런 주요한 요소에 미국과 비교해도 부족함 없는 의사들의 높은 의료수준, 첨단 의료시설을 이용하면서도 가격은 저렴한 것이 의료 관광객 유치의 최대 강점이다.

태국 병원들은 한국 업체 간 협력 체제를 구축함으로써 해마다 태국을 찾는 100만 명이상의 한국 관광객들이 휴가를 즐기면서 저렴한 비용으로 의료 서비스를 받을 수 있도록 하여 태국 의료서비스를 한국에 점진적으로 확대하고 있다. 한국인들은 태국과 지리적으로 가깝고 비용이 저렴하기 때문에 휴가를 즐기면서 태국 의료관광 프로그램을 이용하고 있다.

태국당국은 보다 많은 외국인들이 태국 의료서비스를 이용할 수 있도록 의료관광 홍보를 더 활발하게 진행하고 있고 자국 보험회사 등과 모든 의료서비스 교환으로 의료관광을 더욱 활성화하고 있다.

또한 건강검진과 치료, 여행과 휴가를 같이 즐길 수 있는 프로그램을 개발하여 더욱 좋은 성과를 이루고, 구체적 전략으로 의료서비스, 건강 관련 서비스, 허브 상품 등을 집중적으로 활성화시키고 있다.

국제적인 환경

〈기술적 환경〉
인터넷 정보
원격진료시스템
해외여행 보편화
저가항공사

〈규제 및 제도 환경〉
공공의료와 민간의료의 병행
민간보험사 해외의료비 지급
정부가 해외치료비 지급
의료서비스 개방

〈시장환경〉
자국의 의료비용 급등
의료서비스 소비자주권
의료진의 해외면허 취득
의료관광 미디어 소개
해외교포의 본국치료

시장형성 과정에서 발전과정 변화

각 경제부문 활동

〈동남아 각국의 육성방안〉
국가적 의료허브 구축
공공 및 민간 유관단체협의체
해외마케팅
국제의료관광회의
의료서비스 수출 산업화

〈선진국의 민간부문〉
민간의료관광 컨설팅
민간의료관광 전문회사
민간의료관광 여행사
의료관광 보험상품

〈동남아병원 해외고객 유치〉
국제인증
경영의 국제화
해외자본 유치

그림 4-1 해외의료관광 현황

출처 : 윤형호, 2007

Ⅰ. OUTBOUND 시장

1. 유럽시장 - 영국을 중심으로

의료관광은 유럽에서 처음 시작하였다. 유럽은 하나의 시장으로 의료서비스 수준의 동일성, 유사한 문화적 환경, 지역적 이동의 편의성 때문에 환자들은 비교적 타국의 의료기관을 방문하기가 용이하고 의료기관 및 의료진들은 타국에 사무소를 열고 영업을 하는데 지장이 없었다.

특히 영국은 공공의료시스템을 가지고 있지만 환자들이 비응급

수술인 경우 대기시간이 길기 때문에 외국에서 치료를 받게 되었고 외국의 의료기관들도 국경을 건너 영업을 하는 것에 규제가 없으므로 자연스럽게 영국에 사무소를 차리게 되었다. 현재 유럽의 의료관광시장은 비교적 인건비가 저렴한 헝가리, 체코, 폴란드와 같은 동유럽 의료기관들이 영국을 비롯한 서유럽 시장의 고객을 상대로 활발히 영업을 하고 있다. 즉, 영국은 주된 송출시장(outbound market)이고 동유럽은 주된 목적지 시장(inbound market)이다.

1) 영국의 OUTBOUND 의료관광 배경 및 현황

영국은 전통적으로 공공의료서비스 체제이지만 동시에 민간기관 등이 의료서비스를 활발히 제공하고 있고 소비자들도 공공 혹은 민간서비스를 합리적으로 선택하고 있다. 예를 들면 영국국민의 약 50%는 NHS(National Health System) 치과서비스를 이용하지 않고 있고, 국민의 13%인 750만명만이 민간보험을 가지고 있다. 또한 연간 225,000명이 직접 의료비용을 지출하고 있고 의료비용이 커버하지 않는 성형수술은 약 5,000명이 하는 것으로 추산되고 있다.

영국에서 정부의 의료부문 투자에도 불구하고 환자의 NHS 대기시간은 여전히 길다. 최근 NHS는 의사방문부터 수술까지 18주가 넘지 않도록 하겠다고 하였지만 수요가 많은 정형외과 및 심장수술은 NHS가 약속한 대기시간을 맞추지 못할 것으로 추정된다. 2006년 초 유럽법원은 영국병원의 과도한 치료지체 때문에 불가피하게 프랑스에서 고관절수술을 받은 영국인에게 4,000파운드를 환급하라는 명령을 영국정부에게 내렸다. 이 같은 환경에서 치료지체가 18주가 넘는다면 향후 정부비용 부담에 의한 의료관광이 활성화될 것으로 추정된다.

매년 300개의 해외 병의원들이 영국에서 마케팅을 하고 있는데, 이는 NHS의 긴 대기시간, 민간병원의 높은 가격으로 인해 의료관광이 대중화되었기 때문이다. 또한 의료보험이 지급되지 않는 심미치과 치료에 대한 수요가 증가하고 있기 때문에 가격이 저렴한 해외치료가 대안이 되고 있다. 더욱이 성형수술은 일반적으로 받아들여지고 있고 영국 성형수술 시장은 연간 40%씩 성장하고 있다. 이러한 분위기에서 평균 혹은 저소득 가구들도 해외의료를 통해 성형수술을 할 수 있다. 해외에서 이용하는 치료분야는 유방확대, 고관절전치술, 안과라식, 치아 임플란트, 관상동맥우회술 등이고 과거 가격 때문에 일반인이 하기 어려웠던 수술들이 해외에서 가능해짐에 따라 의료관광은 점점 인기를 끌게 되었다.

132개 해외 의료서비스 기관의 조사에 의하면 2006년 영국에서 해외수술을 위해 약 50,000명이 출국한 것으로 추산된다. 이를 분야별로 보면, 치과(22,000명), 성형수술(14,500명), 선택수술(9,000명), 불임치료(5,000명) 등이다. 이들 기관이 얻은 의료경비는 1억3천5백만 파운드로 추정되고 응답자의 1/3이 2006년 25%이상의 성장을 했다고 응답했다. 또한 84%가 2007년 영국환자가 증가할 것으로 예상하고 있다. 평균적인 의료비 지출은 선택수술(3,631파운드), 불임치료(3,537파운드), 성형(2,948파운드), 치과(891파운드) 순이다.

또 시장전문기관인 Mintel의 보고서에 따르면 2006년 영국인들은 주로 성형수술 위주로 해외에서 약 6천만 파운드를 지출하였다. 특히 젊은 부유층들이 늘어나면서 미적 욕구가 강해짐에 따라 수요가 증가하고 있다. Mintel은 영국의 수요가 2011년까지 약 150% 증가할 것으로 보고 있으며 인도와 폴란드가 주요 목적지로 파악되고 있다. 영국의사를 대상으로 한 설문조사에 따르면 응답자의 약 20%가 향후 해외치료가 증가할 것으로 예상하고 있다.

Intuition Communication이 2007년 사이프러스에서 열린 World Health Tourism Congress에서 밝힌 영국의 의료관광 실태 보고서에 의하면 영국에서 최근 의료관광 웹사이트가 다수 생겼으며 이들에 대한 방문빈도도 증가하고 있다. 최근 몇 년 동안 해외의료관광 포털사이트인 www.treatmentabroad.net을 방문한 인원은 월 3,000명에서 30,000명으로 증가하였다.

2) 영국의 분야별 의료관광

영국의 해외의료관광은 치료분야별로 알선기관과 목적지 국가가 전문화되어 있다.

먼저 성형외과 분야를 보면 체코 프라하가 주요 목적지이다. 10년 전에 프라하에 외국인 전문 성형병원은 1군데 있었으나 현재는 100곳이 넘는다. 체코의 성형수술 전문병원은 1920년부터 전통이 있고 성형수술 전문의 과정은 우수하고 교육기간도 매우 길다. 유방확대 수술비용은 진찰, 검사, 입원, 사후치료를 포함해 2,281파운드로 영국의 절반이며 만일의 사태를 대비해 응급실을 보유하고 있다. Suffolk에 있는 Beautiful Beings는 프라하의 성형외과와 치과 클리닉에 대한 의료관광을 주선하고 있다.

둘째, 치과분야를 보면, 영국에서 NHS의 치과의사를 보기가 어렵고 개인병원의 의료비가 비싸서 치과 의료관광이 성업하고 있다. 특히 스코틀랜드는 치과의사가 부족하여 폴란드 의사를 초청하고 있다. 영국에서 인구 2,500명당 치과의사 한명이 있는 반면 헝가리 지역 소포린에는 인구 80인당 치과의사 1명이 있다. 영국에서 포슬린 브릿지가 6,000파운드인 반면 소포린에서는 1,600파운드이다. 특별히 Ryanair 항공사가 소포린 행 항공편을 저렴하게 제공하고 있고 현지호텔은 1박에 40파운드이다.

표 4-1 국가별 유방확대 성형수술가격

국가	총비용-여비포함(파운드)	할인율(%)	국가	총비용-여비포함(파운드)	할인율(%)
영국	4,350		헝가리	2,613	40%
오스트리아	4,314	1%	인도	2,087	52%
벨기에	2,482	43%	라트비아	2,510	42%
브라질	2,601	40%	말레이시아	3,088	29%
불가리아	2,310	47%	모로코	1,831	58%
크로아티아	2,520	42%	네덜란드	2,327	47%
사이프러스	2,905	33%	폴란드	1,920	56%
체코	2,134	51%	남아공화국	3,167	27%
이집트	2,510	42%	스페인	3,314	24%
프랑스	3,144	28%	태국	2,095	52%
독일	3,194	27%	튀니지	2,140	51%
그리스	3,735	14%	터키	2,289	47%
			베네수엘라	2,511	42%

출처: http://www.treatmentabroad.net/cost

치과관련 의료관광을 보면 알선업체 Dentaprime에서 영국인의 불가리아 치과치료 여행을 알선하고 있다. Dentaprime은 불가리아 흑해에 있는 임플란트 전문 치과클리닉으로 리조트 내에 있는데, 리조트 내 호텔의 숙박비는 하루에 15파운드이다. 영국의 치과의사가 연계가 되어 사후치료가 가능하고 5년 동안 품질보증을 하고 있다. 최신 임플란트가 영국에서 1,700파운드인 반면, 불가리아에서는 650파운드이다.

Budapest Dental Clinic은 영국인이 부다페스트로 가서 당일에 치과검진 및 치료견적을 제공받는 프로그램을 139파운드에 제공하고 있다. SKYEurope이 런던 Stansted공항에서 부다페스트까지 편도 17파운드에 운행하고 있기 때문에 이러한 당일패키지가 가능하다.

또 다른 회사인 VitalEurope은 런던에 치과클리닉, 부다페스트에 10개의 클리닉, 프라하 2개의 클리닉을 갖고 있으며 총 의료진 35

명이 있다. 덴처와 크라운은 3년, 임플란트 10년 품질보장을 해 주고 있다. 런던클리닉에서 진찰을 하고 저가항공편으로 부다페스트 혹은 프라하에 도착하면 현지에서 모든 편의를 제공하고 있다. 특히 헝가리 의사들은 런던에서 검진을 하고 수술과 처치는 헝가리에서 하도록 하고 있다.

또한 아일랜드에는 Access Smile과 같은 치과전문 의료관광 알선업체가 있다. 이 회사는 영국인들이 정기적으로 영국을 방문하는 헝가리 의사들을 만나서 진찰을 받도록 주선하고 있다. 한편 영국인들은 헝가리 의사를 영국에서 만나지 못하더라도 디지털 x-ray를 현지병원에 보내는데, 이는 현지의사들이 매우 우수하고 유럽치과의사협회 회원들이어서 신뢰를 할 수 있기 때문이다.

표 4-2 치과 임플란트 국가별 가격비교

국가	총비용-여비 포함(파운드)	할인율(%)	국가	총비용-여비 포함(파운드)	할인율(%)
영국	2,000		인도	550	73%
불가리아	700	65%	이탈리아	411	79%
코스타리카	435	78%	폴란드	750	63%
크로아티아	672	66%	남아공화국	470	77%
독일	600	70%	터키	588	71%
그리스	600	70%	베트남	545	73%
헝가리	665	67%			

출처: http://www.treatmentabroad.net/cost

셋째, 심장병 분야를 보면, 벨기에가 영국의 심장병 환자에게 인기가 있는 지역이 되고 있다. European Heart Journal의 조사에 의하면 벨기에의 심장병 치료는 최고수준으로 파악되고 있다. 또한 대기시간은 없으면서 관상동맥우회술 비용 역시 영국의 14,025파운드에 비해 저렴한 7,788파운드이다. 벨기에는 많은 병원과 의사가 밀집해 있고, 심장병, 성형수술, 불임치료에 관해 명성이 높다.

Direct Healthcare International은 일년에 영국 심장환자 1,400명을 알선하고 있는 벨기에 회사이다.

독일과 인도도 심장수술의 또 다른 인기지역으로, 독일 Lahr에 있는 Heart Instituted는 비록 가격이 높지만 명성이 우수하고 일년에 심장수술을 2,500여회 하고 있다. 영국 Oxford의 Radcliffe Hospital에서 근무한 적이 있는 의료진을 갖추고 있는데 병원의 입원일수는 8일로, 영국에서의 6일 프로그램과 비교된다. 그리고 인근 바덴바덴 온천 요양소 호텔에서 회복할 수 있다.

인도는 지역적으로 멀지만 관상동맥우회술 비용이 4,738파운드로 더욱 저렴하다. 인도 의료관광을 알선하는 업체는 봄베이 방갈로에 있는 Travel India Company이다.

3) 영국의 의료관광 알선회사

(1) Private Healthcare UK

- 광고와 의료서비스에 대한 소개로 수입을 얻는 포탈회사
- 영국 및 세계병원과 의사에 대한 민간의료 정보 제공
- 민간의료보험 안내 및 판매, 20여 개국에 의료관광 알선
- 전세계 국가별 치료분야별로 가격견적 및 관련정보 제공
- 주요알선분야 : 성형, 정형(슬관절 및 고관절전치술), 치과, 비만, 안과, 스파, 불임치료, 영상검진

(2) Lotus Medicine Tourism

- 미국, 영국 2곳, 인도에 사무소 두고 영국 및 인도의 의사들이 직접 운영하는 의료관광알선회사
- 인도, 폴란드, 싱가포르, 스페인에 성형, 정형(슬관절 및 고관절전치술), 치과, 심장수술 알선(환자수수료 100파운드)

- 해외에서 제시하는 동일 의료상품에 대해 최저가격 보증제 실시

(3) Medical Tourist Company

- 설립된 지 10년
- 인도, 사이프러스, 폴란드, 싱가포르, 스페인의 병의원에 성형, 정형(슬관절 및 고관절전치술), 치과수술 환자 알선

(4) Mills & Mills Medical Group

- 영국과 스페인에 병원 소유한 국제적 미용성형 및 미용치과 그룹
- 스페인 지중해 마벨라 해안에서 영국면허를 가진 의사에 의한 수술
- 런던과 에넥스에 사무소 설치 : 인터넷에서 무료상담과 예약

(5) People Logistics

- 프랑스의 높은 수준의 의료와 door-to-door 서비스 강조
- 프랑스의 빠드칼레 지방의 병원들에게 관절수술 알선 : 매달 50여명 알선
- 국립병원 치료의 수개월 대기 및 사립병원의 고비용 환자 대상
- 인터넷에서 등록상담 가능, 동영상자료 발송 가능, 프랑스 내 교통편의 제공

2. 북미시장 - 미국을 중심으로

북미시장은 송출 및 목적지 시장 모두의 역할을 하고 있다. Mayo Clinic과 MD Anderson과 같은 미국의 유명병원에는 전 세계

에서 중증환자들이 전문적 치료를 받기 위해 방문을 하고 있다. 반대로 미국의 비보험 혹은 저소득 환자들은 비싼 국내의료비를 감당하지 못해 해외에서 저렴한 치료를 받고 있다.

미국은 지난 2007년 75만명, 2008년 150만명 등 의료관광객 수가 폭발적으로 증가하고 있으며 지난해에만 총 21억 달러를 해외의료관광 비용으로 지출했다. 미국인의 의료관광의 시작은 영국보다 늦게 시작하였고 보험사들이 해외치료비를 지급하지 않았기 때문에 활성화가 더디고 있다. 미국인들의 목적지는 성형수술의 경우 남미가 많고 선택수술의 경우 동남아를 선택하고 있다. 캐나다 역시 공공의료 시스템을 채택하고 있어 비응급 수술의 경우 대기시간이 길어 해외에서 치료를 받고 있다. 마찬가지로 캐나다인들의 의료관광 목적지는 성형수술의 경우 남미가 많고 선택수술의 경우 동남아를 선택하고 있다. 그러나 이들 국가가 제공할 수 있는 의료공급에 한계가 있다.

한국관광공사는 미국 NBC TV가 주최하는 건강&의료관광 박람회(Health & Fitness Expo)에 참가해 미국 소비자를 대상으로 한국 의료관광 인지도를 높이기 위한 홍보활동을 본격적으로 나서고 있다. NBC 건강&의료관광 박람회는 미국 전역 9개 도시를 순회하며 연중 개최되는 건강박람회로서, 예상참가자 10만여명의 건강에 관심이 높은 소비자들을 대상으로 한국의 수준 높은 의료서비스와 다양한 관광매력을 알리고 있다. 시카고와 LA지역은 한국에 대한 인지도가 높고 한국에서 직항편이 개설되어 있어 향후 의료관광객 유치로 연결가능성이 높고 마이애미는 미국 내 실버층이 도여드는 휴양지로서 의료관광의 잠재 고객이 풍부한 곳이다. 따라서 관광공사는 미국 최대 민영방송인 NBC 방송의 시카고, LA, 마이애미 채널을 통한 TV 광고를 방영해 한국 의료관광의 인지도를 높이고 NBC 건강&의료관광 박람회 프로모션사가 보유한 6만여명의 고객에게 한국 의료관광을 소개하는 이메일을 발송하는 등 홍보에 집중하고 있다.

1) 미국의 OUTBOUND 의료관광 배경 및 현황

미국에서 의료관광을 Medical Tour 이외에 Globalization of Healthcare 혹은 Medical Outsourcing이라고 표현하고 있다. 미국 정부는 Medical Outsourcing과 같은 부정적인 이미지를 걱정하면서도 의료서비스를 받기 위해 외국으로 나가는 자국민들을 묵인하고 있다. 실제로 매일 수백 명씩 치과진료를 받기 위해 멕시코 국경을 넘고 있다. 많은 보험회사들은 보험가입자들이 외국에서 의료서비스 받은 것을 부분적으로 보험처리해 주고 있다. 이러한 배경은 의료비용 절감 때문인데, 미국의 관리의료시스템이 이제 한계에 이르면서 민간보험회사들이 주도가 되어 의료관광을 모색하고 있다. 의료서비스의 질이 떨어지지 않는 외국으로 보험가입자들을 유도한다면 보험회사는 지급비용을 줄일 수 있기 때문이다.

2006년 500,000명 이상의 미국인은 진료를 위해 해외에 나간 것으로 추정된다. 미국의 미보험자들은 국내의 높은 가격 때문에 치료가 어려워 해외에 나가고 있다. 미국의 4인 가구의 평균 의료비용이 노동자가 얻는 일년 최저임금을 초과하고 있다. 2005년 미국 센서스에 따르면 보험에 가입되지 않은 인구는 4,600만 명이고 미국의 8% 이상(약 2,400만명)의 국민은 $75,000 이상의 수입을 가지고 있지만 보험혜택을 받지 못하고 있다. 이들 대부분은 중간소득 자영업자들로, 고액의료보험을 자비로 가입하기 어렵기 때문에 저렴한 비용에 적절한 치료를 제공하는 의료관광은 합리적인 선택이 될 수 있다. 미국의 OUTBOUND 의료관광의 지출은 계속 증가할 것으로 보이는데, 대표적인 선택수술인 관상동맥우회술 비용을 신뢰할 만한 의료수준의 해외병원과 비교해 보면 미국의 의료비용의 수준을 알 수 있다. 이들 병원은 국제인증(JCI)과 미국, 영국, 호주에서 교육을 받거나 수련을 한 의료진을 보유하고 있고 수술 후 1년 이내 사망률이 1% 이내로 우수한 병원이다. 미국의 비교병원은 캘리포니아 병원으로 미국인증 JCAHO(Joint Commission Accreditation Healthcare Organization)를 갖고 있다. PPO(Preferred Provider Organization)의 조사에 의하면 미국에서 60,000달러인 반면, 인도에서 7,000~10,000달러, 태국에서 15,000달러, 멕시코에서 25,000달러에 불과하다.

표 4-3 병원별 관상동맥우회술 비용 비교

병원	국가	인증	의료진 자격	사망률	비용
Apollo	인 도	JCI	미국과 호주병원 수련의 3명	1% 미만	$7,000
Bumrungrad	태 국	JCI	미국, 영국, 호주병원 수련의 3명/ 미국면허의사 2명	0%	$15,000
Workhardt	인 도	JCI	미국과 호주병원 수련의 4명	1% 미만	$10,000
Angels	멕시코			0%	$25,000
California 대형병원	미 국	JCAHO		2.91%	$60,000

출처: A. Milstein & M. Smith

International Communication Research(ICR)의 조사결과 미국인의 23%가 의료보험이 없었고 22%는 의료보험이 있지만 의료비용을 감당할 수 없다고 하였다. 비보험자인 경우 국내와 해외의 총비용 차이가 1,000불이 넘으면 그들의 26%가 해외치료를 받겠다고 하였고 차이가 10,000불이 넘으면 38%가 해외치료를 받겠다고 하였다. 의료보험은 있지만 의료비를 감당할 여력이 부족한 집단은 차이가 5,000불이 넘으면 20%가, 10,000불이 넘으면 25%가 해외치료를 받겠다고 응답하였다. 이처럼 미국인들은 의료비용 때문에 의료관광을 대안으로 생각하고 있다.

그러나 미국인의 의료관광은 비교적 활성화되어 있은 실정인데, 이는 보험사의 의료관광에 대한 관심 부족과 제도적인 규제로 보고 있다. 이러한 규제요인이 완화된다면 본격적으로 미국인이 의료관광에 나설 것이라고 보고 있다. 미국의 의료비가 지불감당을 할 수 없을 정도로 비싸지자 해외병원들은 선택수술 혹은 비응급수술, 성형수술, 저임 외국인노동자의 수술을 잠식하기 시작하였다.

해외병원 가운데 인도의 Workhardt는 미국의 하버드 병원과 제휴를 맺고, 싱가포르 병원은 Johns Hopkins와 제휴를 맺어 브랜드 이미지를 제고하고 있다. 그리고 미국에서 활동 중인 외국태생 의료진들이 의료관광 사업 참여를 위해 모국으로 활발하게 귀국하고 있다.

보험사의 의료관광동향을 보면 현재 캘리포니아의 Blue Shield Blue Cross와 Insurer Health Net of California는 멕시코에서 치료를 원하는 보험가입자에게 저가의 보험상품을 제공하고 있다. 또한 각 지역의 중소보험회사는 기업 혹은 개인에게 양질의 저렴한 의료보험을 제공하기 위해 해외의료를 지급대상에 포함시키기 시작했다.

플로리다의 Boca Raton에 소재한 보험회사인 UGP(United Group Programs)는 태국의 범룽랏 병원을 보험가입자가 치료를 받을 수 있는 첫 번째 해외병원으로 지정하여 해외의료상품의 판매를 추진하고 있는데, 비싼 보험료 때문에 기존 보험사에 의료보험을 들지 못한 중소기업을 상대로 태국의 범룽랏 병원에서 치료를 받을 수 있는 보험을 판매하고 있다. 또한 UGP는 인도 Apollo병원을 보험대상병원으로 역시 지정하여 UGP의 보험에 가입한 기업은 50% 이상 의료보험료를 절약할 수 있게 했으며, 종업원은 본인부담 비용을 지불하지 않아도 해외에서 치료를 받을 수 있게 하였다.

기업이 의료비용 절감을 위해 종업원의 해외의료를 기획하기도 하는데, 노스캐롤라이나에 소재한 제지회사인 Blue Ridge는 2,000명의 고용자 및 가족을 위한 건강관리 비용감소 방안을 마련하기 위해 종업원의 해외치료를 추진하고 의료관광 알선회사인 IndUSHealth와 협의를 하여 해외에서 치료를 희망하는 근로자를 위한 인센티브 제공하였다.

민간기업 이외에 웨스트버지니아 주정부 같은 공공부문도 주공무원이 비응급수술인 경우, 해외에서 치료를 받게 되면 비용절감의 일부를 당사자에게 환급하는 인센티브 제도를 연구하고 있다.

2) 미국의 OUTBOUND 의료관광 알선회사

(1) MTI (Medical Tours International)

- 미국 뉴저지주 캠든
- 미국 내 가장 큰 규모 : 의료서비스 정보를 제공하는 전문회사
- 의료여행을 주선하는 것이 아니라 환자의 여행과 체류를 위해 관련 전문여행사와 제휴
- 2002년 의료관광 서비스업을 위해 설립, 주로 면허를 취득한 간호사들로 구성된 그룹
- 2005년 약 1,300여명의 환자를 코스타리카와 싱가포르의 병원에 주선
- 상담직원은 국제환자지원프로그램의 교육 이수, 미국 의료서비스 기준 숙지, 미국과 해외 의료서비스 및 문화의 차이와 유사점 파악 : 환자의 안전·보호
- 환자로부터 단일제의 정액 수수료, 해외병원 또는 의사들로부터 환자 주선수수료 :추가수수료 금지
- 최적 가격으로 의사, 병원, 지역을 선택할 수 있도록 정보 제공

(2) MedRetreat

- 메릴랜드 Odenton에 소재
- 인도, 태국, 말레이시아, 터키, 코스타리카, 브라질, 남아공화국, 아르헨티나의 8개국에 의료관광 주선
- 2004년 시작, 2006년 320명의 환자를 외국에 보냄, 2007년 기업 종업원을 위한 의료관광 서비스 제공(인도 의료관광), 2008년 5,200명의 환자를 해외의료기관에 주선
- 호텔 예약 등을 위한 수수료, 제휴병원으로부터 수입의 20%의 주선료
- 의료비 선불(환불 가능)
- 환자 1인당 의료관광계획 위해 100~130시간 제공

표 4-4 MedRetreat의 의료관광 알선절차

순서	알선내용
1	홈페이지 접속, MedRetreat의 사업 및 의료관광 내용 숙지
2	온라인 회원가입, 상담 및 정보제공, Podcast 방송청취
3	미국 프로그램 매니저 배정, 매니저와 상담
4	미국 프로그램 매니저는 의료서비스에 관해 외국병원, 의사 정보 제공
5	회원은 미국 내 진찰기록, 검사기록을 제공
6	MedRetreat는 디지털화하여 외국병원에 제공
7	회원은 외국의사에게 제공할 3페이지 의료서식 작성
8	회원에게 의료비용 견적과 현지체재비용을 받음
9	회원은 외국의사와 텔레컨퍼런스 혹은 e-mail을 통해 직접 상담
10	미국 프로그램 매니저 여권, 비자 수속을 대행
11	회원은 총비용의 30%를 선수금으로 지급
12	여행일정, 병원, 담당의사, 호텔에 대한 최종 확인
13	현지 매니저 소개
14	현지에서 매니저 공항 마중, 호텔이동 및 현지 일정을 도움
15	도착 다음날 담당의사 방문, 진찰 및 검사
16	수술
17	수술 후 퇴원, 현지 매니저 호텔로 이동
18	현지 매니저 현지관광 혹은 귀국 도움

출처: www.medretreat.com

(3) IndUShealth

- 노스캐롤라이나 Raleigh에서 설립
- 2004년 미국 환자가 인도에서 치료받는 것을 주선하기 위해 설립
- 인도계 벤처 전문경영인에 의해 창업, 경영진으로 의사와 병원 전문 경영자들이 참여
- 2006년 수백 명의 환자 주선
- 인도 의료진의 자문을 받아 우수한 인도병원을 협력병원으로 선정 : 미국에 못지않은 치료 및 종합적인 서비스를 제공
- 여행사와 협력하여 환자들의 인도방문, 회복프로그램, 현지 요양 및 관광프로그램 제공
- 제휴병원 : Apollo 병원, Escorts Heart Institute, Max Healthcare, Wockhardt 병원
  - ▸ 미국병원과 같은 수준의 의료서비스 제공, 여행 및 체류관련 서비스 제공
  - ▸ JCI와 같은 국제인증 보유, 미국 및 영국에서 훈련 및 면허받은 의료진과 직원
  - ▸ 원격치료시스템과 의료문제 발생시 경영진과의 대화시스템 구비

(4) Planethospital

- 캘리포니아에 설립
- 2002년 미국 본사의 의사와 간호사들이 의료관광 알선사업
- 환자고객과 상담, 의무기록 검토, 해외의료진과 연락, 의료관광에 대한 이해
- 의사 선정, 비자, 항공티켓, 호텔 등의 일정 도움
- 2007년 3월에 11,000여명으로부터 상담
- 미국의사가 해외현지까지 환자를 동반하고 치료과정을 현지 의사와 상담 및 치료, 추후 진료를 맡은 제도 도입(Best of

Both-worlds Healthcare Plan)

- 저가 의료보험회사인 United Group Plans와 협력하여 외국에서 수술 받는 보험상품(Optmed) 중개
- 인력관리 컨설팅회사인 Mercer와 협력하여 기본진료와 응급치료는 미국에서, 수술은 외국에서 하는 복합보험상품 개발
- 환자고객에게 295달러의 수수료 받음
- 암, 임신, 당뇨, 라식, 성형외과 , 정형외과 , 흉부외과, 신경외과 분야에 전문의를 알선
- 미국 혹은 영국의 면허를 가지고 있는 의사를 소개
- 외국의 협력병원 : 인도(5개), 태국(5개), 싱가포르, 멕시코, 벨기에

OUTBOUND 의료관광 알선회사

1) 네덜란드

① Erco Reizen B. V. - 여행사
- 아시아, 북미, 남미, 오세아니아 국가에 대한 관광 상품 판매
- 인도에 Erco Travel이라는 관계사를 두고 의료 홈페이지 운영
- 의료관광 홈페이지를 통해 제휴병원 소개
- 치과, 안과, 심장, 성형, 정신과, 비뇨기과 정보 제공
- 표준의료비 비교하여 제공
- 이메일로 개인 및 질병자료를 입력하여 상담 받음

② Contour Kliniek
- 협력 미용업체 혹은 의원들과 체인을 구성하여 미용관련 서비스 제공하는 네트워크 업체
- 본점의원 혹은 체인의원을 통해 성형수술
- 미용 및 성형수술에 관해 온라인 상품 판매

2) 호주 – All About Beauty
- 미용성형수술만을 전문적으로 알선, 예약하는 회사
- 협력병원 : 태국의 범룽랏 병원, 필리핀의 아시안 병원, 방콕의 푸켓병원과 얀희 병원, 인도의 Fortis 그룹, 아르헨티나의 Go Sculptura, 시드니의 Thind 클리닉
- 미국, 캐나다의 고객을 위해 미국에 사무소 운영

3) 캐나다

① Gosculptra

- 캐나다 몬트리얼 알선업체
- 튀니지, 아르헨티나에서 성형수술, 위우회술(gastric bypass), 불임치료 알선

② Medsolution

- 캐나다 벤쿠버에 소재
- 인도, 폴란드, 남아공화국, 터키, 말레이시아, 멕시코, 프랑스, 코스타리카, 프랑스에 심장질환 및 수술, 미용, 치과, 위우회술, 불임환자 송출
- 협력병원으로부터 수수료(환자에게는 수수료 받지 않음)
- 협력병원 선정기준 : 국제인증, 장비 및 의료기술, 의료진 및 직원의 영어 능력 중요, 미국 보험회사 Blue Cross Blue Shield의 인정여부 중요

Ⅱ. INBOUND 시장

동남아시아는 가장 큰 INBOUND 의료관광 시장으로, 태국 및 싱가포르, 말레이시아의 대형병원들은 자국거주 외국인, 호주 및 인접 동남아의 거주외국인들을 대상으로 의료관광을 시행하였다. 처음에는 지역거주 외국인들이 동남아 병원 중에서 국제적 인증이 있고 서구에서 교육을 받은 의료진이 있는 병원들을 이용하기 시

표 4-5 아시아 각국의 의료관광 성공요인

국가명	성공요인
싱가포르	경쟁 평가시스템 도입을 통한 공공의료기관 경쟁력 강화
	국제네트워크 구축을 통한 의료서비스 고급화
	해외환자를 위한 전용서비스센터 운영
태국	차별화된 틈새시장 공략을 통한 고부가가치 창출
	공신력 있는 의료서비스의 국제적 인증
	의료, 건강관리서비스, 허브상품의 동반성장
말레이시아	가격경쟁력과 다양한 의료서비스와 헬스케어 프로그램 보수
	말레이시아 정부인증과 국제적 인증
	의료진과 환자간의 원활한 소통

출처 : 한국경제인연합회(2006)

작하였다. 이후 이러한 외국인 이용이 발전되어 미국, 유럽과 같이 원거리로부터 외국인이 방문하기 시작하였다.

아직도 동남아시아 의료관광은 원거리 의료관광보다 근거리 의료관광이 일반적이다. 동남아 의료관광의 또 하나 특징을 보면 서구인 이외에 인근 베트남, 라오스, 인도네시아, 네팔, 캄보디아 등 인접한 의료후진국의 환자들이 치료를 위해 방문을 하고 있다.

1. 싱가포르의 의료관광

맛과 멋과 흥겨움이 있는 아시아의 선두 싱가포르는 관광대국으로서, '그린 & 크린 시티'로 불리는 나라이다. 특히 국제회의 개최지로서 관광수익을 창출하고 있는 대표적인 나라이다.

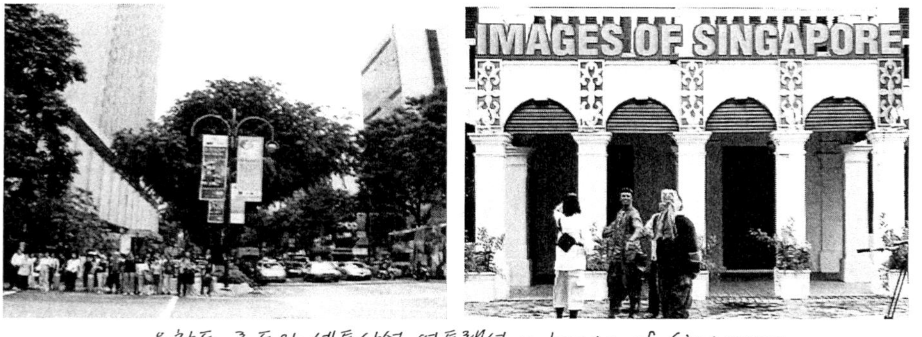

오차드 로드와 센토사섬 어트랙션 - Image of Singapore

싱가포르는 다민족 국가의 특성과 지리적·역사적 배경 때문에 의료서비스 시장과 의료서비스 제도가 일찍부터 국제화되어 인도네시아, 말레이시아, 브루나이공화국, 태국, 인도 등을 대상으로 환자유치활동을 벌여 왔다.

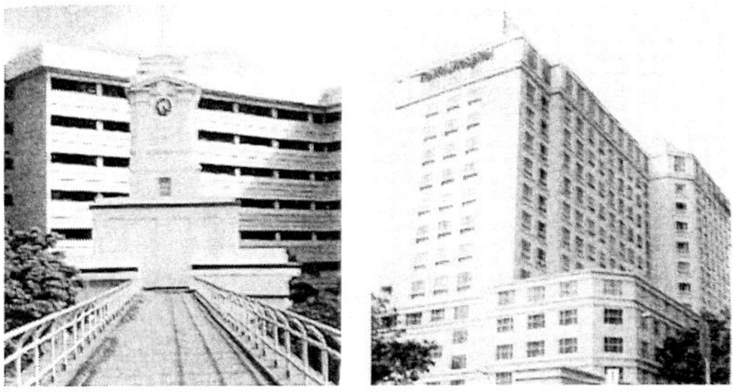

싱가포르의 General Hospital과 Raffles 병원

싱가포르 관광청의 경우 '건강관리(Health care)'를 하나의 부서로 신설하여 외국인 환자를 유치하는 병원에 대해 전폭적으로 지원하고, 싱가포르의 의료시스템과 각 여행사를 연계한 '건강여행 패키지' 등의 상품개발을 지원하고 있다.

싱가포르의 의료관광 경쟁력은 높은 의료수준, 영어 공용화, 서구적인 문화 및 사회적 규범, 다수의 JCI병원(13개)으로 인해 태국 혹은 인도보다 우수하다고 한다.

현재 영리병원들은 해외환자 유치에 중점을 두고 마케팅을 한 결과, 외국인 환자가 병원을 찾으면 공항 마중에서부터 체류연장까지 모든 서비스를 병원에서 일괄적으로 제공하는 시스템을 갖추고 있으며, 희망하는 외국인 환자는 공항리무진 서비스 및 호텔 서비스를 제공받는다. 그리고 일대일 방식의 병원도우미 서비스를 제공하여 차별화된 서비스를 제공하고 있다. 2004년 27만명, 2005년 37만명, 2007년 46만명을 유치하였고 2012년에는 외국인 환자 83만 명을 목표로 하여 약 17억 달러와 13,000명의 고용창출을 목표로 하고 있다.

표 4-6 싱가포르 내 해외환자의 추이와 전망 (단위 : 천명, 백만$)

구분	2002	2003	2004	2005	2007	2012
환자수	212	230	270	374	460	830
총지출	550	650	750	950	1,400	2,200
부가가치	500	600	650	800	1,100	1,700
GDP 기여	0.3%	0.3%	0.4%	0.5%	0.65%	1.10%

출처: 싱가포르 관광청

해외환자를 국적별로 보면 인도네시아, 말레이시아, 미국, 영국,

일본인이 가장 많고 방글라데시, 미얀마 역시 상위 10위에 든다. 그러나 거주 외국인을 제외하고 실제로 치료목적의 입국외국인은 인접한 인도네시아, 말레이시아, 인도, 태국, 미얀마가 많고 특히 외국인 환자의 절반은 인도네시아이다.

싱가포르는 경제개발국, 싱가포르 관광청, 무역개발국 등 각 부처간 협력을 통한 의료와 관광연계 서비스 제공하는 등 정부의 주도로 의료관광 산업을 집중 육성하고 있다.

싱가포르 정부의 구체적 지원 및 정책적 내용은 다음과 같다.

첫째, 경쟁평가시스템 도입을 통한 공공의료기관 경쟁력 강화로, 이는 2, 3차 의료서비스의 80%를 담당하는 공공의료기관을 두 권역으로 나누어 경쟁을 통해 매년 상호 평가한 후 실적에 따라 차등 지원함으로써 효율성을 높이고 있다.

둘째, 국제네트워크 구축을 통한 의료서비스 고급화를 추진하고 있는데, 이를 위해 '아시아 바이오폴리스'를 기치로 세계적 제약회사를 유치하고 R&D 공동센터를 설립하였으며, 국제 네트워크 확대를 위해 싱가포르에서 의학교육을 받은 동남아 의사들을 활용하였다. 또한 국제 및 동남아 지역 내 의료회의, 전시회 등을 개최하고 있다.

셋째, 해외환자를 위한 전용서비스센터(One-Stop 서비스센터)를 운영하고, 싱가포르 관광청에서 건강관리(Health Care)를 하나의 부서로 신설하여, 외국인 환자를 유치하는 병원에 대해 대폭적인 지원을 하고 있다.

넷째, 민간병원에 대한 영리법인화를 허용하여 주식상장이 가능하고 자유로운 마케팅활동을 허용함으로써, 이윤창출을 위해 다양한 서비스를 제공하고 있다.

싱가포르 통산산업부의 경제심의위원회의 서비스산업 소위원회는 2001년에 "Singapore Medicine"이라는 브랜드를 개발하여 수출상품으로 개발했고 2003년부터 의료서비스의 질과 가격경쟁력 제고를 위한 정책 지원들을 본격적으로 실시하였다. 'Singapore Medicine'은 3개 정부기관으로 이루어진 협의체이며, 이 가운데 경제개발원은 의료서비스산업의 역량을 개발하고 신규투자를 유발하기 위해 전반적인 정책을 수립하고 관련규제와 법령의 개선을 담당하고 있다.

싱가포르 관광공사(The Singapore Tourism Board)는 실질적으로 의료관광에 대한 실무정책을 운영하고 있으며 의료서비스 본부(Health Service Division)를 설치하여 3개과를 두었다. 이 중 Economic Medical Hub Department는 마케팅과 홍보 프로그램을 운영하는 역할을 하며 포탈사이트를 운영하고 있는데, 4개 국어(영어, 아랍어, 인도네시아어, 베트남어)를 지원하고 주요 병원과 링크되어 있으며 건강검사 패키지를 소개하고 있다. Clinical Medical Hub Department는 의료관광 상품을 개발하고 병원들의 협력을 조정하며 비자발급절차와 의료광고규제에 관한 실무를 하고 있다. 그리고 Allied Health, Wellness & Complementary Medicine Department는 의료와 연계된 관광상품의 개발과 환자와 동반가족의 만족도를 제고하는 역할을 담당하고 있다.

싱가포르의 의료정책은 민간부문과 공공부문의 확실한 구분으로 기초의료의 보장과 차등 서비스를 제공하는 것을 기본 원칙으로 하고 있다. 의료산업 자문단(HSWG: Health Service Working Group)은 2002년 4월 의료관광 활성화와 경쟁력 강화를 위해 5가지 정책을 제안하고 있는데, 다음과 같다.

첫째, 가격투명성의 확보이다. 평균 진료비, 전문의의 진료비를 공개하고, 병원 입원비, 약값 및 기타 비용에 대한 항목별 표시로 가격정보를 환자에게 제공하고 있다. 이와 더불어 치료 가이드라인을 적용하여 적정 진료와 수술을 위한 내부감사를 강화하는 방식으로 가격투명성을 확보하고 있다. 2003년 10월부터 병원별 진료비를 보건부 홈페이지에 공개하였는데, 이는 소비자들이 병원별 진료비를 비교할 수 있도록 정보를 제공함으로써, 가격 투명성을 높였을 뿐 아니라 병원의 진료비를 전반적으로 인하시키는 효과를 가져왔다.

둘째, 가격경쟁력의 강화이다. 의료서비스 생산의 비용절감을 위해 의료인력 유치에 관한 제도를 개선하였다. 간호사, 방사선 기사, 물리치료사 등 의료 인력을 유치하기 위해 가족 동반 비자를 발급하고 있다. 외국인 간호사와 보조 의료인력 확보를 위해서 근로허가 심사를 노동부로부터 보건부로 이관하고, 장차 의료기관에게 외국인 인력 채용권한을 부여할 것을 협의하고 있다.

셋째, 의사인력 확보를 위해 호주, 캐나다, 홍콩, 아일랜드, 뉴질랜드, 영국 등의 47개 의대 학위를 추가 인정함으로써, 추가 인정 외국의대를 기존 24개에서 거의 3배에 이르는 숫자인 71개로 증가시켰다. 이들 외국출신 의사는 일정한 조건 아래 싱가포르에서 의사를 할 수 있으며, 일정 기간이 지나면 정규의사가 될 수 있다.

넷째, 해외환자 입국절차 간소화이다. 입국과정의 간소화를 위하여 진료예약이 완료된 외국인 환자에게 미리 비자를 발급하여 입국하게 하며, 응급환자를 위한 급행비자도 발급하고 있다. 특히 입국이 많은 말레이시아와 인도네시아는 무비자 입국이 가능하며 또한 아프가니스탄, 요르단, 사우디아라비아, 이집트, 알제리, 이란, 아랍에미리트 등의 중동지역 국가로부터 치료목적으로 싱가포르에 입국하려는 환자들에 대하여 비자발급 소요시간이 2004년 7월부터 기존의 10일에서 5일로 단축되었다.

다섯째, 적극적인 해외마케팅이다. 외국의사들에게 'Singapore Medicine'을 적극적으로 홍보하여 외국 환자를 의뢰하도록 하는 국제 네트워크를 구축하기 위해 노력하고 있다. 특히 지리적으로 혹은 문화적으로 가까운 영국과 호주의사에 대해서 London

Medicine(영국의사들 대상)이나 AusHealth(호주의사들 대상)와 같은 싱가포르 방문프로그램을 진행시키고 있다. 또한 싱가포르에서 수련을 받은 주변 개발도상국 의사들과 연계하여 지역 및 국제학술대회를 개최하고 있다.

최근 싱가포르는 적극적으로 선진국의 최우수 의료기관을 유치하고 있다. Johns Hopkins Singapore(JHS)는 1998년 동남아시아에서 연구·교육·환자치료를 위해 설립되었다. Johns Hopkins Singapore 메디컬센터는 아랍에미리트가 해외에 보내는 암환자의 85%를 받고 있다. 또한 미국 테네시의 암전문병원인 The West Clinic은 2005년에 Excellence Healthcare에 의사와 간호사를 파견하여 싱가포르의 암환자에게 신치료 방법을 도입하고 있다. 이 외에 2006년 6월 싱가포르 정부는 McKinsey에 220만 싱가포르 달러를 지불하고 의료관광 활성화 방안에 관한 컨설팅을 의뢰하였다.

의료허브화를 위한 마케팅(1)

해외 의료광고 규정완화	**우수한 의료브랜드와 연계**	**가격의 투명성 강화**	**One-stop서비스센터 구축**
공공병원과 병원법 재정비 완화	우수의과대학유치 종합병원합작운영	전문의들의 진료비 병원의료비 견적 약품가격데이터발표	외국환자에 비자신청 병원안내 숙박알선 등

의료허브화를 위한 마케팅(2)

치료 목적의 입국자에 대한 입국심사 간소화	**국제 추천 네트워크 확대** - 싱가포르에서 교육을 받은 동남아 의사 활용 - 국제 및 동남아 지역 내 의료회의, 전시회 및 연수 등 다수 개최 - 동남아 내에 대학병원 및 의료기관에 투자 - 의료 무역단 조직 : 싱가포르 방문단

그림 4-2 싱가포르 의료 허브화를 위한 마케팅

출처: 싱가포르 관광청(2006)

싱가포르의 의료관광 알선회사는 다음과 같다.

(1) 의료관광 주선(관광여행사)

① CTC

- 12개의 상품(건강체크, 치과스케일링, 미백, 피부관리, 요양 등)을 선정
- 제휴병원으로 탄톡생, KK Women's and Children's Hospital, Thomson Medical Center 등을 선정
- 타깃국가(중국, 인도네시아, 중동, 러시아, 보르네오, 베트남, 한국)

② Global Wellness & Travel(GWT)

③ Tour Asia

④ Uniglobal Holiday

: 러시아의 300여개 여행사와 협력하여 입국의료관광을 알선

(2) 전문 의료관광 알선업체

① MediTour

② Singapore International Assist

(3) 미국의 Global Choice Healthcare

: Parkway병원에게 1년에 약 150~200명 알선

2. 태국의 의료관광

종교와 미소의 나라인 태국은 아시아 의료허브를 목표로 관련 사업을 집중 육성하였으며, 해외환자 유치와 부가가치 창출에 성공한 것으로 평가받고 있다.

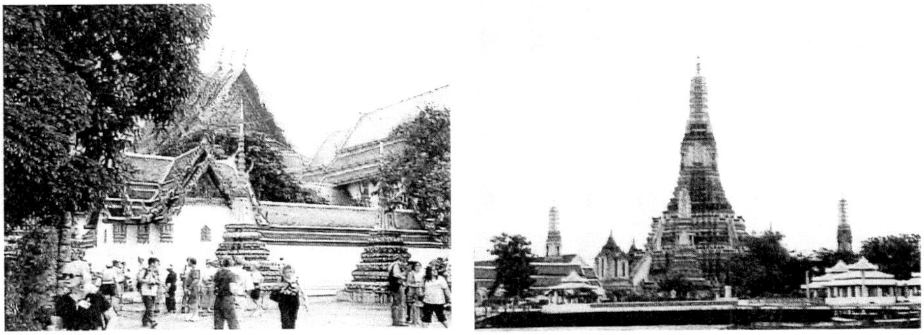

방콕의 마사지로 유명한 왓포와 새벽 사원

태국정부는 외래 관광객의 40%를 의료관광객으로 보고 있으며 관광과 의료서비스를 연계하는 '의료관광'을 차세대 국가핵심산업으로 육성하고 있다.

태국이 의료관광을 육성한 것은 1997년 경제위기 이후로, 범룽랏 병원 등 대형 민간병원의 운영이 어려워지자 외국인 환자 유치에 눈을 돌렸다. 2001년 외국인 환자가 55만 명, 2002년에는 33개 태국 민간병원에 총 63만 명의 외국인 환자를 유치하였으며, 2003년에는 97만 명을 유치하여 약 7,532억원(264억 바트)의 매출을 달성하였다. 2004년에는 전년대비 13.3% 증가한110만 명을 유치하였고, 2005년에는 평균 27% 가량 성장하여 128만 명의 해의 환자를 유치하여 약 8,900억원(330억바트)의 부가가치를 창출하였으며, 2007년에는 154만 명의 환자를 유치하여, 약 1조6천억원(400억바트)의 의료관광수입을 기록하였다.

태국정부는 외국관광객을 2006년 1,300만 명에서 2010년 2,000만 명으로 늘리려고 하고 있다. 이 가운데 외국인 의료관광은 247만 명에 달해 2조8천억원(704억바트)의 의료관광수입을 예측하고 있다.

태국은 국가적 차원의 의료서비스산업 육성정책을 추진하고 있는데, 2003년 초부터 상무부는 "Thailand as an excellent international center for healthcare" 정책안을 내각에 상정하였고 공중보건부는 보건서비스 전략지원위원회를 조직·운영하고 있으며, "2004년 태국을 아시아의 건강수도(The Health Capital)로 육성"이라는 정부 정책을 비준하였다. 이를 통해 의료관광산업의 수출산업화를 주도하고 있고 민·관 19개 기관이 참여하는 의료허브추진위원회를 운영하고 있다.

태국은 의료관광산업을 위해 3가지 영역에 대한 전략적인 산업화를 추진하고 있는데, 다음과 같다.

① 의료서비스 : 아시아 의료허브(Medical Hub)

② 건강증진(온천, 전통마사지, 장기 체류)
 : 아시아 웰빙수도(Wellness Capital)

③ 건강·허브상품 : 타이 허브(Thai Hub)

태국은 병원품질인증원(The Institution of Hospital Quality Improvement & Accreditation)을 조직하여 병원인증제도(Hospital Accreditation-Thailand)를 도입하였고 민간병원협회에 속한 208개 병원의 서비스 품질과 환자안전기준을 관리하고 있고, 민간병원협회에서 외국인을 위하여 추천한 방콕과 파타야 소재 16개 병원에 대하여 적극적인 대외홍보에 나서고 있다. 또한 태국 공중보건부에서 발행한 의료서비스 영문 홍보책자에 수상과 장관의 의료서비스에 대한 추천사를 게재하고 있고 상무부의 수출진흥국과 관광청은 의료서비스의 수출을 위해 해외마케팅 및 홍보활동을 전개하고 있으며, 이민국은 2005년부터 장기요양 서비스를 목적으로 태국에 오는 외국노인들에게 무비자를 허용하고 있다.

태국관광국(The Tourism Authority of Thailand)은 홈페이지에서 의료관광을 소개하고 있으며 의료관광전문 홈페이지로 연결해 주는데, 전문 홈페이지에서 태국 의료관광의 장점, 주요 병원, 치료비와 여행비에 관한 정보를 제공하고 있고, 또한 잠재고객에게 개별적으로 의료 및 여행비용에 관한 견적을 제공하고 있으며, 관련 주간지를 이메일로 송부하고 있다. 이외에 구글과 협력하여 운영하는 태국의 상업 의료관광 포탈(www,medithai.net)은 다양한 정보와 광고를 제공하고 있다. 이 포탈사이트는 국별로 접속자를 분석하여 중요한 마케팅 자료를 제공하고 있는데, 2007년 1/4분기 통계를 보면 전 세계 130국에서 접속하였으며 주요한 접속국가는 미국, 태국, 호주, 싱가포르로 약 60%를 차지한다.

2005년 태국의 민간병원은 320개소에 이르고 전체병원의 25%에 이르는데, 이 가운데 범릉랏 병원, 방콕병원, 사마티벳병원, 제타닌 인스티튜트 등 13개 병원은 태국 주식시장에 상장되어 있다. 범릉랏 병원 등 주요 대형 민간병원의 의료비용은 국공립병원의 3~4배, 개인 민간병원의 10배에 달한다. 태국에는 민간병원에 대한 영리활동 및 가격규제가 없기 때문에 민간 대형병원은 시장원리에 따라 우수 의료진과 시설을 확보하고 고급 서비스를 제공하면서 높은 비용을 받고 있다. 태국 의료서비스 산업의 경쟁력 요인으로는 규제해제와 이에 따른 민간 영리법인의 효율성을 들 수 있다. 영리법인, 주식상장 허용, 시장경제원리에 입각한 고급인

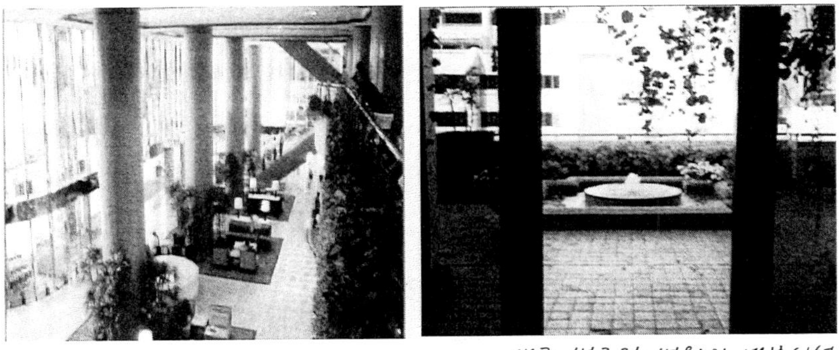

태국 범릉랏 병원의 내부시설

력 및 양질의 서비스 제공 등은 태국 의료관광을 더욱 발전시켰다.

태국은 1997년 의료시장을 개방하였고 외국인들이 국내병원 지분의 49%까지 보유할 수 있다. 외국인 투자 및 규제의 자유화로 인해 외국의 투자기관들은 대표적인 병원인 범룽랏과 방콕병원에 투자를 하고 있는데, 이들 병원들은 외국의 전문 경영인이 경영과 의료를 분리시켜 경영효율화를 도모하고 있다.

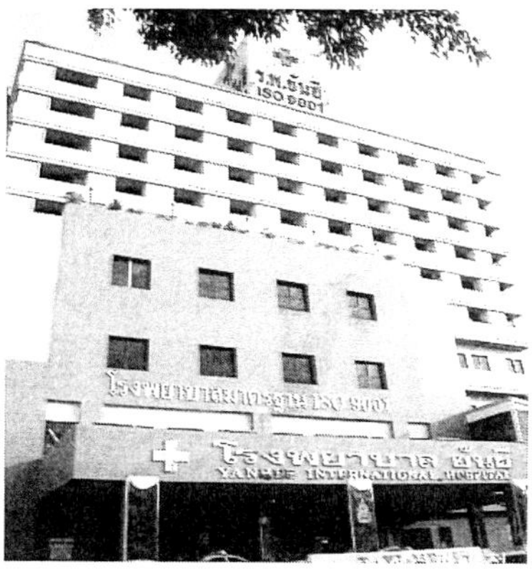

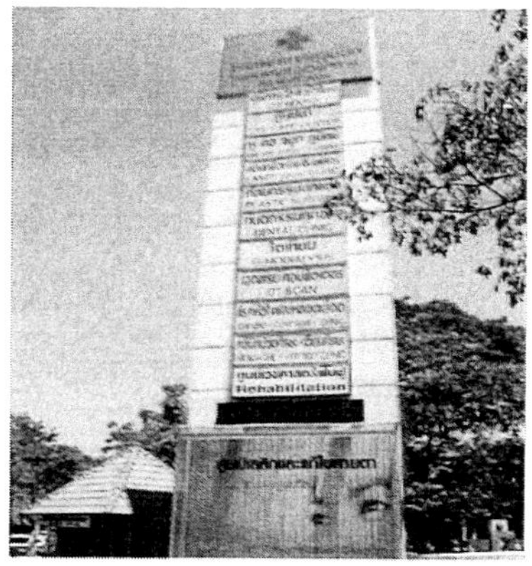

태국의 얀희병원과 스쿰빗병원

태국 의료관광의 성공요인을 정리해 보면 다음과 같다. 첫째, 국가별, 연령별, 질병별로 특화하여 차별화된 서비스를 제공한다. 고령자 및 장기 투숙, 요양관광객을 위한 휴양 및 여가, 일대일 간호, 간병 서비스 등 차별화된 틈새시장을 공략하였는데, 예를 들면 선진국 고령자를 대상으로 장기요양 프로그램, 여가 프로그램, 일대일 간호, 간병서비스를 제공한다. 그리고 영국, 캐나다, 북유럽 같이 공공부문이 의료시스템을 맡은 국가에서는 환자가 예약 후 의사와의 상담을 위해선 1~2개월 기다려야 하는데, 태국병원은 접수부터 진단, 입원, 수술 등의 절차가 1주일 안에 종료되도록 하여 신속한 치료를 원하는 환자에게 만족을 준다.

둘째, 자국 내 병원시설과 의료진 수준에 대해 국제적 인증을 획득함으로서 대외적 신뢰를 구축하였다. 태국은 체계적인 인증제도를 갖추고 있는데, 국내 및 해외인증제도를 도입하여 국제적인 신뢰를 얻고 있다.

셋째, 의료서비스 뿐만 아니라 건강관리와 허브서비스를 개발하여 스파, 전통마사지, 허브상품이 복합된 관광상품을 제공하고 있다.

넷째, 주변 경쟁국인 싱가포르에 비해 의료비가 25% 정도 저렴하다.

다섯째, 태국 자체가 관광산업에 대한 해외인지도가 높고 경쟁력이 우수한 해외 송출여행사와 긴밀한 네트워크가 있었기 때문에 의료관광 해외 네트워크를 용이하게 구축할 수 있었다.

여섯째, 태국만의 특화된 의료분야의 서비스인 성형수술, 성전환수술 및 치료를 하는 상품을 제공하였다. 또한 휴양컨셉의 미용(Esthetic) 관련치료를 특화하고, 이를 위해 태국의 경쟁우위산업인 관광을 최대한 활용하여 방콕 및 푸켓 등 휴양지와의 연계상품을 개발하였다. 즉, 의료와 관광을 연계할 수 있는 해외인지도가 높은 유명관광지가 있다.

일곱째, 무엇보다 눈에 띄는 것은 태국 의료인이 해외에서 교육 혹은 연수를 받고 자격증을 얻은 후 귀국하여 의료관광 분야에서 활발하게 활동한다는 점이다.

3. 인도의 의료관광

인도는 역사가 깊고 해탈의 경지에 이른 오리엔탈 종교의 나라로 불리고 있는 나라로서 세계 관광객들로부터 집중적인 관심을 받고 있는 나라 중의 하나이다. 인도의 의료관광의 성장배경은 저렴한 진료비, 짧은 시술대기시간, 선진의료기술 확보, IT강점을 활용한 홍보 및 고객 유치, 정부지원정책 등이 있었기 때문이다.

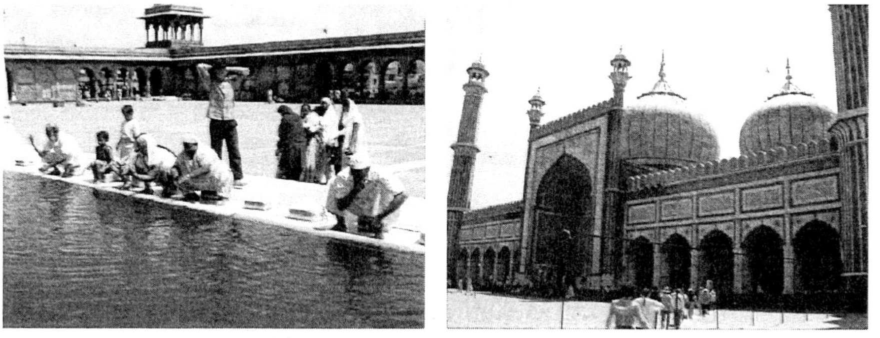

델리의 자미마스지드 내부 사원

인도의 수술비용은 미국 등 주요 선진국 대비 1/8정도이며 태국에 비해 30%이상 저렴하지만, 수술이 저렴함에도 불구하고 높은 선진 의료기술을 확보하고 있다.

인도는 IT분야의 경쟁력과 더불어 유능한 의료진과 세계적 수준의 의료시설을 갖추고 있다. 인도병원은 예전부터 미국병원의 영수증이나 진료사본, X-ray 해석과 같은 배후업무처리를 하였으나 이제는 실제적인 치료센터로 전환하고 있다. 인도는 저렴한 치료비용 때문에 응급치료를 요하지 않는 선택치료 환자들에게 매력적인 장소이다. 또한 치료 후 회복 중인 환자에게 요가, 명상 등 전통의학과 결합한 회복프로그램을 추가한 의료관광 패키지도 인기가 있다.

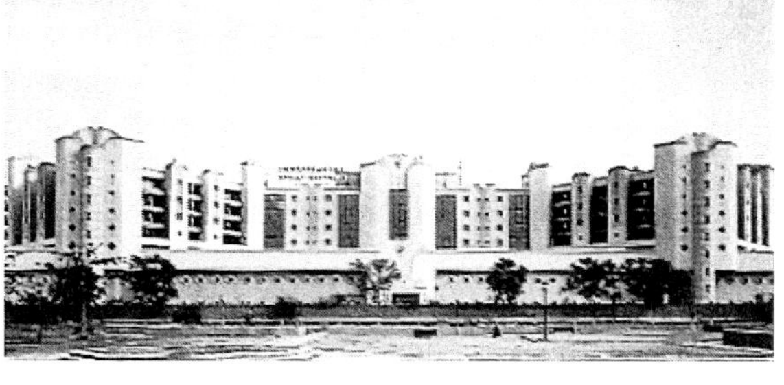

Apollo 병원의 전경

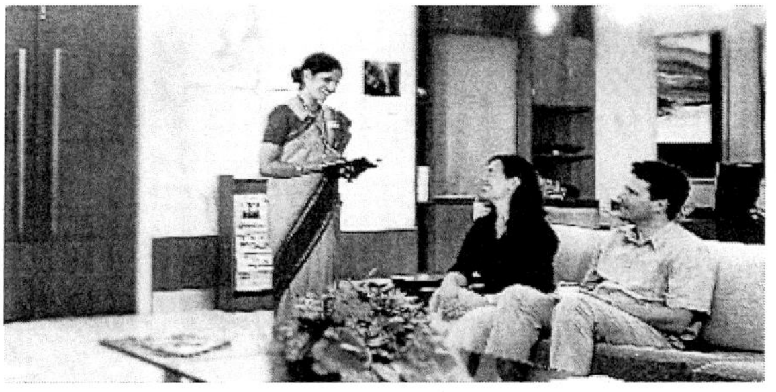

Apollo 병원 상담 모습

인도 의료관광 경쟁력의 한 축은 의료계의 인적 자원과 해외 네트워크이다. 미국에서 의사의 약 5%는 인도인으로 추정되고 있고 32,000명 이상의 인도계 미국인 의사는 American Medical Association에 소속되어 있다. 또한 미국 의대생의 10~20%가 인도 혈통을 가지고 있다. 이들 중 다수는 인도와 미국 양국에서 훈련을 받았으며 고국에 돌아와 의료관광의 중요한 인적 자원으로 활동하고 있고 관련 인프라를 강화시키고 있다. 미국의 인도계 의사들의 협회인 American Association of Physicians of Indian Origin이 있고 약 9,000명 이상의 인도계 의사가 가입해 있다. 이 협회는 인도계 미국 의대 재학생에게 인도 연수를 주선하여 인도문화를 이해하고 인도 의료계에 기여하도록 하고 있다. 또한 매년 150명 안팎의 인도계 미국 의대교수들이 인도 의사협회와 협력하여 인도에서 학문적 교류를 하도록 주선하고 있다. 이러한 인적 자원의 배경 아래, 일류병원 의사 15% 가량은 영국, 미국 등에서 교육을 받거나 개업을 했던 선진국 의사들이다. 이러한 해외경험이 있는 의료진은 외국환자의 요구를 충족시키고 있다.

2004년에는 의료를 목적으로 15만명의 해외환자가 인도를 방문하였고 2005년 20만 명이 방문하였으며 2007년에는 27만2천명이 방문하였다. McKinsey 컨설팅 보고서의 의하면 인도의 의료서비스는 2012년까지 22억 달러 규모로 성장할 것으로 보고 있다. 인도정부는 2010년 의료관광객 100만 명을 유치하겠다는 계획을 세웠다. 인도 정부는 2006년 외무, 교통, 관광, 철도, 항공사 등 민·관 의료관광 특별팀을 구성하였고 치료목적의 1년 장기비자를 발급하고 있다.

의료관광객은 1년간 비자(메디컬 비자) 및 1회 연장 가능, 가족 및 동반자의 경우도 대사관의 승인 후 2명까지 의료비자 혜택이 가능하며, 의료관광전문회사를 통해 병원, 여행사, 전용 컨설턴트 등의 네트워크 구축과 입국에서 출국까지 원스톱 서비스시스템이 잘 구축되어 있다.

인도정부는 2005년에 이어 2006년 6월 영국 런던에서 인도병원, 중앙정부, 지방정부, 여행사와 협력하여 의료관광 엑스포를 2회째 열어 일반인과 현지 언론의 관심을 끌었다. 주요 참여단체는 Apollo병원, Escorts병원, 관광부(The Ministry of Tourism), 구자라트(Gujarat)주 보건국(GOI)이다. 이 의료관광 엑스포는 "Global Health Care"와 "Universal Wellbeing"을 슬로건으로 걸었다. 이 회의에 유럽의 400여개 관련기관이 참관하여 인도 의료관광에 대한 관심을 보였다.

인도정부는 민간주도의 의료관광 육성방안 이외에 개선사항이 있는데, 병원인증, 의료비자 발급, 적정한 가격 산정, 의료분쟁과 의료보험에 대한 가이드라인이다. 특히 영국정부와 협의하여 영국계 인도인이 인도에서 의료서비스를 받으면 NHS(National Health System)가 비용을 지불하도록 협의하고 있다.

인도는 다양한 의술을 통한 질병의 치료와 정신적 수양으로 의료관광객에게 관심을 받고 있으며 대표상품으로는 아유베다(5천년 이상 인도의 일상생활에서 활용되어 온 의학체계), 요가, 세계적 명소인 타지마할을 하나로 묶은 여행패키지가 있다.

4. 말레이시아의 의료관광

말레이시아는 동남아시아 문화를 이끄는 열대의 휴양 낙원국으로서 관광객으로부터 많은 관심을 받고 있다.

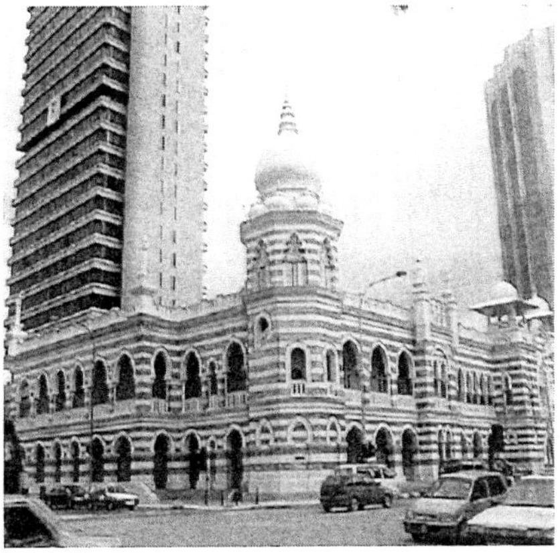

인포크라프 말레이시아

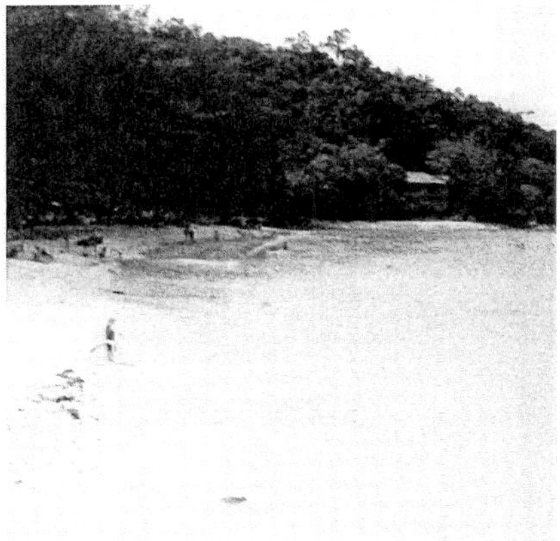

코타 키나바루 - 사피섬 해변

말레이시아의 의료관광산업의 성공의 가장 큰 이유는 정부의 적극적인 홍보와 지원 때문인데, 말레이시아 정부는 병원이 의료서비스에 대한 홍보를 할 수 없도록 한 법조항을 폐지해 병원들이 적극적으로 마케팅에 나설 수 있도록 하였다.

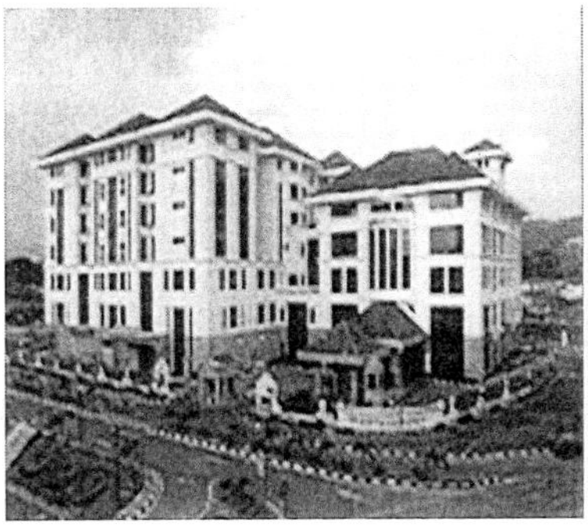

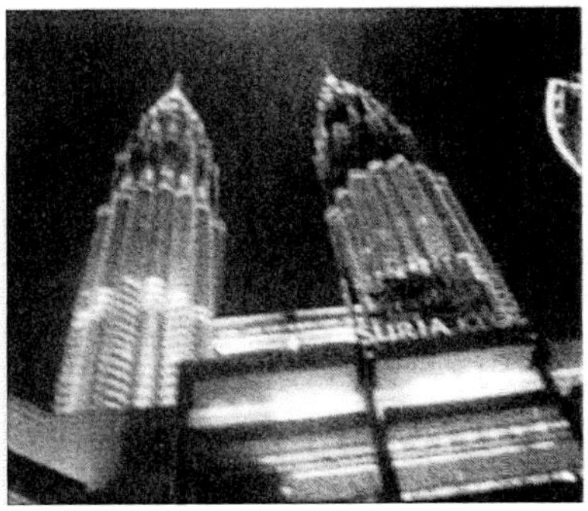

Ampang Puteri Specialist Hospital과 Twin Towers Medical center

말레이시아 보건관광부는 말레이시아 대사관을 중심으로 의료관광에 대한 정보를 제공하고 책자를 배포하고 있으며, 주요 병원들과의 연결도 대행하였다. Hospital과 Hotel을 합친 개념인 Hospitels

를 소개하며 싱가포르와 태국에 비해 20~50% 낮은 비용으로 의료관광객의 증가를 유도하고 있다.

말레이시아는 의료서비스에 대한 홍보금지법을 폐지한 후, 의료관광산업이 급성장하는 추세이다. 2007년 의료관광객 38만5천여명을 유치하여 세계에서 3번째로 많은 의료관광객 유치국가로 성장했다.

현재 세계에서 가장 조직적으로 활동 중인 말레이시아 의료관광위원회의 5가지 단계의 의료관광개발방안을 살펴보면 〈표 4-7〉과 같다.

표 4-7 말레이시아의 의료관광개발방안

1단계	2단계	3단계	4단계	5단계
목표국가를 설정한다. 그 국가의 소비자의 기호를 파악하여 전략을 세운다.	민간의료기관에 소속된 의료진의 의료서비스의 질을 향상시키는데 중점을 둔다.	의료관광프로그램에 참여하고 있는 개인병원에 한해서 세금혜택을 준다.	출입국 관계부서, 호텔과 말레이시아 개인병원의 대표를 소집한다.	개인병원의 마케팅과 홍보를 위한 개발전략을 수립한다.

5. 일본의 의료관광

산업화된 환경과 옛것이 함께 공존하는 나라인 일본은 정부가 의료관광 육성을 위한 정책을 추진하기보다는 자치단체가 지역 만들기의 일환으로 의료관광을 추진하고 있는데, 지역 진흥을 위하여 medical tourism 또는 health tourism의 이름으로 시민병원을 재건축하고 명의를 초빙하기도 한다.

일본 와카야마현의 의료관광산업 창조네트워크사례를 살펴보면, 관광산업과 의료, 예방의료산업을 융합하여 새로운 의료관광산업을 창출·육성·집적하고 도시브랜드 구축과 지역경제 재생 그리고 주민 및 방문객의 건강을 증진하여 매력있고 활력있는 지역 만들기에 기여하고 있다.

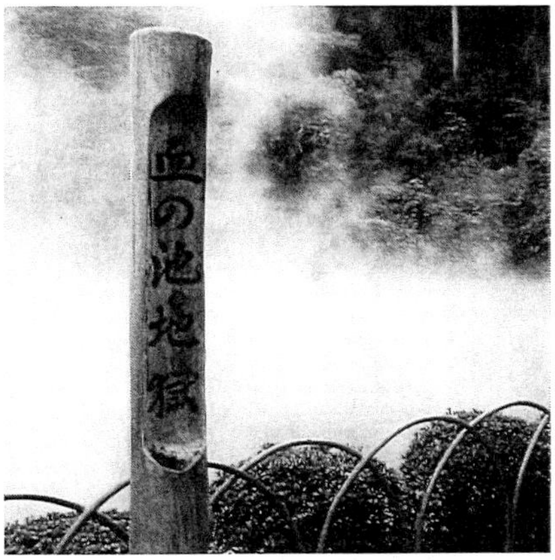

벳부(別府)시의 온천

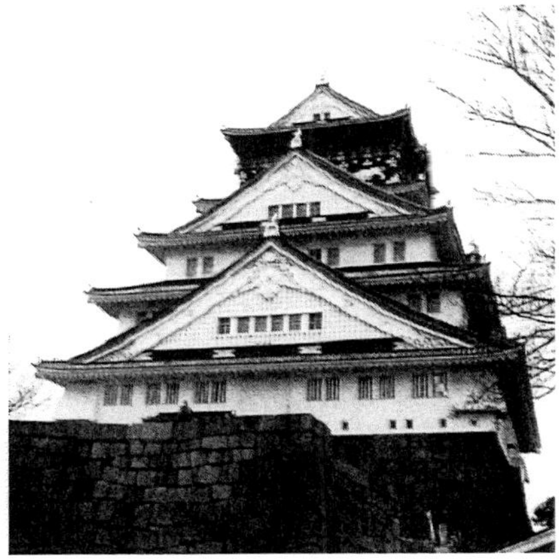

오사카의 오카성

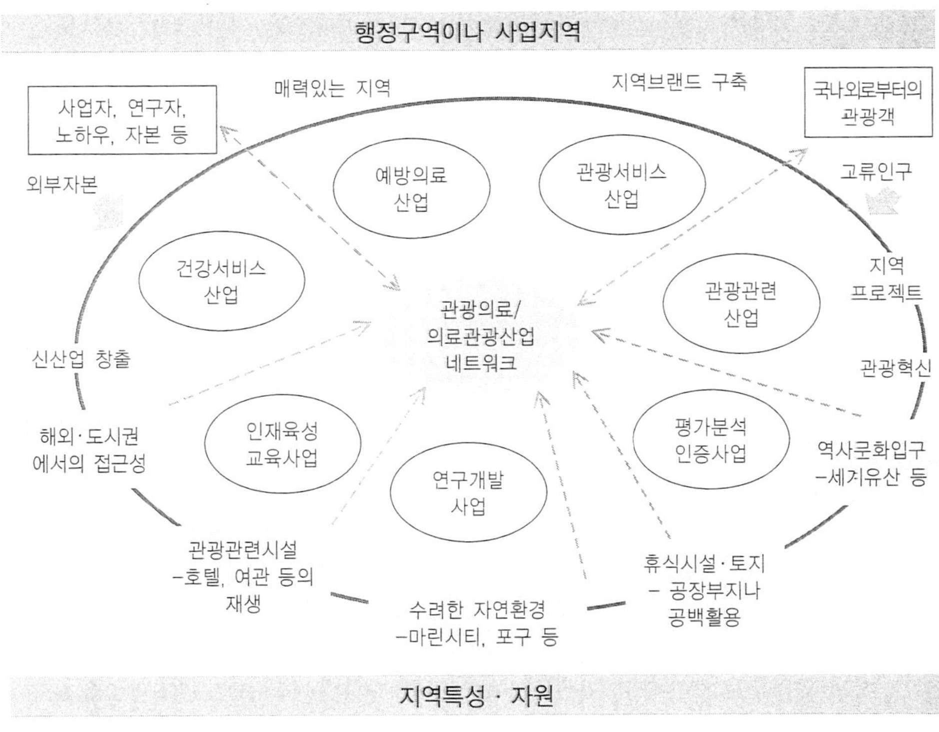

그림 4-3 일본 광역자치단체(와카야마현)의 의료관광산업의 네트워크 개념도

6. 기타 의료관광시장

세계 의료관광 시장 규모가 급속한 성장세에 돌입해 2012년 1천억불을 예상하고 있다. 의료관광객 수 또한 2005년 1,900만명에서 2010년 4,000만명을 예상하고 있다. 이는 자국의 높은 의료비(미국이나 일본)나 낮은 의료수준(중국, 러시아)과 긴 진료 대기시간(영국, 캐나다) 등으로 가격이 저렴하고 우수한 의료기술을 가진 나라들을 찾아가고 있다는 것을 보여준다. 2007년 75만명의 미국인이 해외에서 진료했으며, 2010년에는 6백만명이 타국에서 치료를 받을 것으로 예상하고 있다.

아시아 의료관광 선도국가 외에도 독일·스웨덴·헝가리·멕시코 등이 신흥 의료관광지로 부상하고 있으며, 도시별로는 소프론(헝가리), 두바이(아랍에미리트), 상하이(중국), 베이루트(레바논), 부에노스아이레스(아르헨티나)가 의료관광지로 부상하고 있다.

소프론(헝가리)은 인구 80명당 치과의사가 1명이고, 가격대비 의료수준이 높으며 세게드에 첨단의료단지가 있다.

두바이(아랍에미리트)는 세계 첫 헬스케어 자유구역으로, 미국이나 유럽에서 의료법인을 유치하고 있으며 업무쇼핑 중심지로 시너지 효과를 창출하고 있다.

상하이(중국)는 대규모 펀드를 의료분야에 투자하고 있고, 외국계 병원 진출로 수준이 향상되고 있으며, 의료기관이 80만 여개로 선택폭이 넓다.

베이루트(레바논)는 국립의료관광위원회를 설립하고, 의료인력의 질이 높으며, 중동의 성형수술 중심지이다.

부에노스아이레스(아르헨티나)는 지방흡입 등 성형수술이 뛰어나고, 수술비가 영국의 3분의 1정도이며, 탱고와 관광을 함께 즐길 수 있다는 강점이 있다.

미국은 OUTBOUND 의료관광시장이기도 하지만, INBOUND 의료관광시장으로도 유명하다. 중증질환 전문병원(메이요, MD앤더슨 등)이 많고, 의료수준이 세계 최고라는 점에서 부유층이나 중증치료자들이 선호하고 있다.

표 4-8 세계의 의료허브

국가	내 용
중국 (상하이)	대규모 펀드 의료분야 투자 외국계병원 진출로 인한 수준 향상 의료기관 80만여개 넓은 선택
미국	중증질환 전문병원 다수(메이요, MD앤더슨 등) 보건의료정책 대폭 개선 의료수준 및 인력 세계 최고수준
아르헨티나 (부에노스 아이레스)	지방흡입 등 성형수술 우수 영국수술비의 3분의 1 탱고와 관광 즐기는 강점
헝가리 (소프론)	인구 8명당 치과의사 1명 가격대비 의료수준 높음 세게드에 첨단의료단지
아랍에미리트 (두바이)	세계 첫 헬스케어 자유구역 미·유럽서 의료법인 유치 업무쇼핑 중심지로 시너지
레바논 (베이루트)	국립의료관광위원회 설립 질 높은 의료인력 중동의 성형수술 중심지

Ⅲ. 한국 의료관광의 현황 및 특성

1. 한국의료관광의 현황

우리나라는 부존자원이 부족하기 때문에 그동안 축척해온 풍부한 의료인재자원을 이용하여 해외의료고객을 타겟으로 하는 의료관광산업이 매력적일 수밖에 없다.

의료관광이 한국 브랜드의 가치를 높이는 데 중요한 동력이 될 것이라는 점에서 정부나 지자체도 의료관광에 대한 관심이 점점 높아지고 있다.

최근 정부는 경제활성화 방안으로 국가기간산업과 같이 큰 투자 없이도 가용한 유능한 인재를 동력원으로 쓸 수 있는 의료관광 등의 지식서비스산업에 대한 가치성을 인식하고 적극 지원한다는 방침을 조성하고 있다.

국회에서 의료법 개정을 통과시키면서 병원에서 해외의 외국인 환자(한국인 교포 포함)를 유치할 수 있는 법적 근거가 마련되어 외국인 환자를 유치하기 위한 광고·홍보 활동이 법적으로 가능하다.

한국으로의 의료관광이 부각되는 이유는 선진국 중에서 의료비 부담이 큰 국가들은 한국행 항공요금과 숙박비를 부담하더라도 세계적 수준의 한국 의료서비스를 받기 원하기 때문이다.

태국과 싱가포르 등에서는 이미 의료관광객으로 많은 외화를 획득하고 있어서 국가적 차원에서 적극 지원하고 있고 병원 시설을 호텔 수준으로 만들어 놓는 등 의료관광산업 발전이 진행되었다. 이에 비하면 한국은 아직 시작단계에 불과하지만, 의료법 개정을 통해 병원 등의 의료시설과 여행사 및 의료관광알선업체가 공동으로 의료관광상품을 개발하고, 치과병원에서 한의사를 고용하여 한방과 치과서비스를 혼합한 새로운 형태의 의료관광 종합상품을 만들 수도 있게 되었다. 외국인들의 입장에서는 한방치료가 신비롭게 느껴지기 때문에 큰 효과를 기대할 수 있다.

또한 해외에 있는 여행사와 MOU를 체결해서 병원에서 직접 해외마케팅을 할 수도 있어 더욱 더 큰 발전이 기대되고 있다.

최근 의료시장의 변화와 의료관광상품의 개발로 병원에서는 JCI(Joint Commission International)로부터 국제적인 의료서비스 수준을 인증 받으려는 노력도 상당히 진행 중이며, 한국형 JCI제도를 도입하려는 움직임까지 있다. 인프라 측면에서는 새로운 의료시설에도 상당히 투자를 하고 있고, 한국관광공사는 해외지사를 통해서 한국의 의료관광을 적극 홍보하고 있으며, 대학병원 중에는 외국에 지사를 개설하는 등 정부 조직과 병원 모두 큰 관심을 보이고 있다.

최근 국내 의료기관을 찾는 외국인 환자가 늘고 있지만, 연간 수십만명의 해외의료관광객이 찾아 넉넉한 수익을 얻고 있는 태국, 싱가포르, 인도 등에 비교하면 아직은 초기단계라고 할 수 있다.

표 4-9 동남아시아의 의료허브

국 가	내 용
태국 (방콕)	범룽랏 병원 등 JCI 인증병원 유명 관광, 쇼핑, 인프라 풍부 헬스케어 국제센터 육성
싱가포르	파크웨이 등 대형 의료법인 의료비즈니스 환경 주도 영어소통, 쇼핑관광 강점
인도 (뉴델리)	의료인력 국제적 아웃소싱 북미 의료비의 10분의 1 의료관광객에 메디컬 비자

2008년 한국보건산업진흥원 등의 자료에 따르면 특히 태국은 연간 150만명의 의료관광객이 찾아 벌어들이는 수익이 1조원이 넘고, 싱가포르와 인도 등도 3억불이 넘을 정도로 의료관광대국으로 발전했다.

한국은 선진국 수준의 높은 의료기술과 비용면에서 경쟁력을 갖추고 있다는 평가 속에 근래 들어 한국의 병원을 찾는 해외관광객도 빠른 속도로 늘고 있어 '의료관광대국'으로의 성장 가능성은 크다고 할 수 있다.

한국보건산업진흥원 자료에 따르면 국내 해외환자 유치현황은 2005년 760여명에 불과하더니 2007년 1만6천명으로 현저히 증가하고 있는 추세를 보였다. 한국국제의료서비스협의회에 따르면 2008년 국내에 들어온 건강보험을 적용받지 않는 외국인 의료관광객은 약 3만7천명으로 2007년에 비해 2배 이상 급증했다. 특히 관광객들이 많이 찾는 서울 명동 인근의 성형외과와 피부과를 중심으로 의료관광객들이 몰리고 있는데, 특히 일본인과 중국인 관광객이 최대 30~40% 성장했다.

	2007년	2008년	2015년
총해외관광객수	640만명	680만명	800만명
의료목적입국환자수	1만6천명	3만7천명	40만명
외국인관광객대비 의료목적입국자비율	0.2%	0.6%	5%
중장기 목표	초기시장확보, 건강검진 성형중심서비스		경쟁력 확보 및 시장확대 중증질환서비스

그림 4-4 한국의 외국인환자 유치현황 및 예측

- 해외환자유치활성화촉진계획, 보건복지부 보건의료서비스혁신팀, 2006.

2015년 40만명으로 크게 증가할 것으로 예측함에 따라 의료관광은 정부 및 지방자치단체들의 경기불황을 헤쳐 나가는데 있어 중심산업의 한 축을 담당할 수 있을 것으로 기대되고 있다.

현재 각 병원과 지자체에서는 강점을 가지고 있는 치료분야를 특화하고 지역의 관광지 연계 등을 통해 해외환자를 유치하기 위해 총력을 다하고 있다. 특히 경제자유구역 내 의료기관에 대한 부대사업 허용범위가 확대됨에 따라 의료, 웰빙, 관광, 요양, 스파,

회의서비스 등이 패키지화된 상품의 출시가 예상되고, 비급여서비스의 비중이 높은 치과, 피부과 등을 중심으로 병의원과 카페, 미용실, 와인바, 갤러리, 스파 등이 융·복합된 다변화된 의료기관이 출현하고 있다.

한국은 인천시와 제주도를 의료관광 허브로 육성하겠다고 나선 가운데 서울시는 의료목적의 해외관광객 유치를 위해 세계적 수준의 의료관광 복합단지를 민자 유치로 조성하기로 결정하고, '서울시 의료관광 활성화 협의회'와 의료관광 복합단지 조성을 계획하고 있다.

또한 부산시도 외국인 환자가 증가함에 따라 부산시 의사회와 함께 '외국어 진료병원'을 선정하였다. 부산시는 우선 영어 진료가 가능한 병원을 선정한 뒤 이들 병원을 소개하는 홍보물을 제작해 공항과 여객터미널, 호텔 등지에 비치하여, 외국인이 입국할 때 활용할 수 있도록 하고 외국어 진료 병원 표지판을 제작해 나눠줄 계획이다. 대구시도 의료관광객을 유치하기 위해, '의료관광협의회'를 구성해 민간주도형 의료관광객 유치시스템 확충에 나섰다.

한국은 의료관광산업에 대한 중요성이 부각되고 수준 높은 의술과 비용 면에서 충분한 경쟁력을 갖추고 있지만 다른 상황들은 좋지 않다.

한국의 의료관광은 주로 단기간에 시행할 수 있는 피부과와 성형외과에 집중돼 있고 고액의 치료비를 지불하는 중증환자 유치 사례는 극히 드물다. 그러나 앞에서도 밝혔지만 의료기술과 시설 등은 이미 세계적인 수준에 올라있고, 2009년 4월부터 해외환자에 대한 유인·알선 행위가 허용되고 병원급 이상 의료기관의 양·한방 협진도 허용됨에 따라 치과병원이 의사, 한의사를 고용해 진료과목을 추가로 개설하여 의과, 한의과 진료과목을 추가로 설치·운영할 수 있게 의료법 개정안을 통과시켰기 때문에 발전 가능성은 매우 높다.

아울러 모든 의료기관은 비급여 진료비용 등을 환자 및 보호자가 알기 쉽도록 고지·게시해야 하며, 의료기관 개설자는 고지·게시한 금액을 초과해 징수할 수 없도록 규정함에 따라 국내 의료기관의 해외 환자 유치활동이 본격 시작될 전망이다. 다만 보험회사는 이 같은 유치 활동을 할 수 없으며, 상급종합병원의 경우 일정 병상 수를 초과해 외국인 환자를 유치할 수 없도록 제한했다.

이외에도 이번에 통과된 개정안에는 의료기관 종별로 '상급종합병원'과 '전문병원'을 신설하는 내용과 종합병원이 필수 진료과목 외에 추가 설치한 과목에 대해서는 비전속 전문의를 둘 수 있도록 허용하는 내용이 포함됐다.

병·의원의 환자에 대한 유인·알선 허용으로 인해, 해외환자를 유치하려는 병원과 그 매개역할을 할 여행업계로서는 의료관광상품을 공개적으로 개발할 수 있게 되었다. 하나투어는 고려대학교 의료원과 업무제휴를 위한 양해각서(MOU)를 체결하고 공동으로 의료관광상품을 출시하기로 하였다. 해외 동포들을 주 대상으로 하는 의료관광상품으로 현재 양사간 협의를 거쳐 상품구성과 출시시기를 조절하고 있다. 최첨단 의료장비와 연구시설, 우수한 의료진을 갖춘 고려대 의료원과 하나투어의 글로벌 네트워크를 활용하는 이번 업무제휴는 관광과 의료상품을 활성화해 새로운 수요를 창출할 수 있을 것으로 전망된다. 수수료 제공방식은 병원에서 외국인 환자를 치료한 다음 치료비의 일부를 여행사에 제공하게 된다.

외국인 의료관광객을 국내로 이동시켜 줄 아시아나항공은 해외환자 유치에 많은 장점을 가지고 있는 청심국제병원과 전략적 업무협약을 맺고 의료관광객 유치에 나섰다. 양사는 해외 의료관광객을 유치하는데 공동 마케팅 채널을 사용하기로 하였다.

외국인 의료관광객이 투숙하게 될 호텔들도 의료관광객 유치에 집중하고 있는데, 특히 일본인 의료관광객을 유치하는 데 유리한 부산 지역 특급호텔인 노보텔 앰배서더 호텔은 기존에 있던 객실을 없애고, 국내 관광객과 부산을 찾는 일본인 의료관광객을 대상으로 하는 치과(6층)와 피부과(7층)를 유치했다. 이는 호텔을 이용하면서 치료를 받는 장기투숙객이 늘어나면서 객실의 부가수익도 늘어나고 복합호텔로서의 이미지 개선에도 도움이 될 것이다.

2. 한국의료관광의 특성

한국의 의료관광은 높은 의료서비스 수준, 저렴한 의료수가, 안전하고 위생적인 병원 환경, 경쟁국과 차별화된 관광매력 등을 갖추고 있을 뿐만 아니라 의료관광 선진국인 싱가포르, 태국 등 동남아국가들과 비교해 의료관광산업의 성장성이 크며, 독자적인 신기술개발로 치료기술 수준이 높고, 미국에서 한국까지의 비행시간이 상대적으로 짧아 의료관광 목적지로서 비교우위를 가진다.

또한 미국 등의 선진국에 비해 전반적으로 의료비도 낮은 편이다.

1) 의료관광산업의 성장성

한국의 의료관광산업은 인구의 증가 및 노령화에 따른 의료서비스 수요증가로 인해 향후 성장성이 크다. 고령화가 이미 진전된 선진국 뿐 만 아니라 고령화 추세에 접어든 개발도상국도 의료비 지출금액이 급속히 증가하고 있는데, 아시아 국가의 경제발전 및 고소득층 증가 그리고 국가간 이동의 자유화 등으로 인해 많은 외국인들은 높은 가격경쟁력이나 높은 의료기술수준을 자랑하는 한국의 의료관광을 선호하게 될 것이다.

표 4-10 주요국의 1인당 의료비 지출 (단위 : $)

구분	1990	1995	2000	2003
미 국	2,738	3,654	4,539	5,635
스위스	2,033	2,579	3,182	3,781
영 국	986	1,374	1,833	2,231
일 본	1,115	1,537	1,971	2,139
한 국	377	538	771	1,074

출처 : OECD Health Data 2005

2) 경쟁력 보유분야

한국은 한국인에 많이 발생하는 6대 암에 대한 독자적인 신기술 개발로 치료기술 수준이 높고, 특히 안과, 피부과, 성형외과, 치과 등 비보험 서비스의 비중이 큰 분야의 상대적 수준이 높은 것으로 나타났다.

또한 한류열풍으로 한류스타 모방 성형수술 환자 증가, 바이오 산업강국, 동북아 허브적 입지, 의료분야 우수인재 집중 등이 추가적인 경쟁력요소로 꼽히고 있다.

3) 의료서비스의 가격 경쟁력

표 4-11 처치료, 수술료 및 검사료비교 (단위 : 천원)

구분	한국	대만	일본	미국
인공신장투석	57	156	140	163
위내시경	28	57	120	415
충수절제술	170	205	784	1,976
담낭절제술	309	355	1,523	2,235
제왕절개술	183	282	1,554	2,364
요검사	1,370	5,510	2,940	13,440
EKG	18,426	30,400	25,200	61,234
혈액검사	4,220	5,700	15,750	28,000
단순가슴사진	3,890	7,600	15,750	75,040

출처 : 한국병원경영연구원

현재의 의료보험 체제하에서는 가격경쟁력이 높아 전반적으로 의료비가 낮은 편으로 대표적인 처치술 및 수술비는 미국대비 1/10, 일본대비 1/5, 싱가포르와 비교해도 1/2수준이다.

대표적인 국외사례인 싱가포르와 국내병원 가격비교는 다음과 같은데, 가격측면에서 국내병원은 싱가포르 민간종합병원의 1/2수준이다.

표 4-12 싱가포르 민간병원과 국내병원 가격비교 - 비보험 적용시

구분	싱가포르	한국
라식	150만원	150만원
녹내장	80만원	40만원
출산(제왕절개)	400만원	180만원
결장경 검사	74만원	25만원
위경 검사	40만원	25만원

출처 : 싱가포르-MountainElizabeth Hospital, 한국-건강보험관리공단

3. 한국의료관광의 문제점

2009년 초 정부는 의료관광 적극 육성방침을 밝히고 의료서비스 업계는 의료관광객을 유치하기 위해 노력하고 있다.

그러나 의료와 관광의 결합체인 의료관광의 현재 문제점 중의 하나는 외국인 환자를 능숙하게 도와줄 수 있는 전문인력이 크게 부족하다는 점이다.

관광공사 관광교육원에서 병원 직원들을 대상으로 전문적인 교육을 시행하고 있고 각 기관 및 협회에서 의료관광전문가 양성을 위해 노력하고 있지만, 전 세계 환자를 감당하는 것은 사실상 불가능하다는 것이 업계의 지적이다.

언어 문제도 가장 큰 걸림돌이다. 일반적인 대화는 물론 전문용어나 의학용어로 외국인 환자와 원활하게 대화할 수 있는 병원 인

력은 태부족이다.

또한 의료사고가 생겼을 경우에도 심각한 문제에 직면할 수 있다는 지적이다. 실제로 의료사고와 관련된 거액 소송이 비일비재한 미국, 유럽 등 의료선진국의 사례를 보더라도 이에 대한 만반의 대비를 하지 않으면 엄청난 손실을 감수해야 하는 상황에 처하게 된다.

아울러 JCI(국제의료기관평가위원회)인증을 받은 병원의 숫자 등 객관적인 해외평가가 미흡한 것도 한 요인으로 지적됐다.

의료관광을 뒷받침할 제도개선은 여전히 느린 편이다. 특히 의료관광의 걸림돌이 되는 의료분쟁 조정·중재 대책 마련은 여전히 제자리이다.

의료사고 가능성은 외국 환자들이 국내 진료를 꺼리는 가장 큰 이유 중 하나인데, 일본 도쿄에서 열린 국내 6개 병원 의료관광 설명회에서 해외여행사 관계자들은 "한국 병원은 의료사고가 발생했을 때 어떻게 대처하느냐"라는 질문을 가장 많이 했다. 외국인 환자들은 의료사고가 생겼을 때 병원의 대처방법을 걱정하고 있다.

국내 의료분쟁 해결 절차는 병원과 환자 간 합의가 이뤄지지 않으면 민사소송을 청구해야 하는데, 이는 시간과 비용 부담이 너무 크다. 따라서 법원의 힘을 빌리지 않고 중간에서 분쟁을 조정, 중재할 수 있는 공신력 있는 기구인 '의료심사조정위원회'를 활성화해야 할 것이다.

의료분쟁 해결 절차에서 가장 필요한 것은 전문인력이 상시 거주하는 기관이며 이런 기관이 짧은 시간 내 과실 여부를 판단하고 분쟁 양방 간 수긍할 수 있는 조정·중재안을 내놓고 강제력도 가질 수 있게 해야 한다.

환자가 안심하고 올 수 있고, 의료진도 안심하고 환자를 받게 하려면 합리적이고 빠른 분쟁해결 시스템이 필요하다. 또한 해외 환자 유치 병원을 대상으로 하는 보험 상품도 만들어져야 한다.

한국의료관광의 문제점을 정리하면 다음과 같다.

① 국제 수준에 맞는 병원 부재
- 의료진의 언어소통 능력 부족
- 국제 진료수가 부재 및 해외마케팅 전략 부족

② 의료진의 서비스 마인드 부족
- 환자 요구에 응하지 못하는 권위적 의료 문화
- 환자와 신뢰관계 형성에 어려움

③ 병원의 관료화된 조직구조
- 층층시하의 조직 구조
- 고객지향성보다 보스지향성 문화

④ 병원의 무사안일주의
- 내국인 환자만으로도 넘쳐나는 병원
- 위기의식 부재와 도전의식 결핍

⑤ 여행업계의 의료 이해 부족
- 환자의 단순알선 및 커미션에만 의존
- 해외환자 가족이 머물 수 있는 숙박시설 부족

⑥ 미비한 법과 제도
- 메디컬 비자 도입 필요
- 의료분쟁 발생시 해결방법 부재

5 Chapter

의료관광상품

Chapter 05 의료관광상품

Ⅰ. 의료의 관광상품화

1. 의료관광상품의 개념

상품은 인간의 필요와 욕구를 충족시켜줄 수 있는 제공물로서 사람들이 그것에 주의를 기울이거나 획득하거나 사용·소비하게 하기 위해서 시장에 제공하는 모든 것으로서 유형재, 서비스, 아이디어, 사람, 장소, 조직 등을 포함한다.

상품은 그 형태 여하, 형태 유무에 관계없이 소비자에게 그 상품을 사용함으로써 만족을 줄 수 있어야 하며, 또 그 상품 자체는 교환가치와 사용가치가 있어야 한다.

WTO는 관광상품을 "관광지, 숙박시설, 교통수단, 서비스와 관광매력물을 결합시킨 것"으로 정의하고 있다. 또한 한국관광공사는 "광의의 관광상품은 관광업계가 생산하는 일체의 재화와 서비스이고, 협의의 관광상품은 여행상품과 관광에 유관되는 일체의 서비스 또는 관광사업자가 관광자원을 바탕으로 판매할 것을 전제로 이를 상품화한 것"이라고 하였다.

이를 바탕으로 의료관광상품을 정의하면 "의료관광객의 욕구를 충족시켜주기 위하여 의료업계와 관광업계가 생산하는 일체의 유·무형 재화와 서비스"라고 정의할 수 있다.

2. 의료의 관광상품화

의료관광 참가를 목적으로 하는 외래방문객을 유치하기 위해서는 의료관광을 주된 매력으로 하는 관광상품을 개발할 필요가 있으며, 이는 의료관광의 강력한 촉진도구로서의 역할을 수행할 수 있다. 외국의 대규모 병원 및 의원 등이 자국의 관광청과 여행업체를 통해 의료관광을 관광상품화하는 것을 흔히 볼 수 있는데, 이는 의료관광의 촉진을 위한 방법으로 외래방문객을 유치하기 위한 도구로서 활용하고 있는 것이다.

외래관광객을 유치할 수 있는 의료의 관광상품화는 교포 및 외국방문객의 유치, 의료관광 패키지를 이용한 비수기수요 촉진, 의료관광객의 유통망 구축, 특정 및 고소득 세분시장 접근, 촉진프로그램을 통한 의료관광 이미지 제고, 의료관광관련산업체와의 파트너십 개발, 다른 의료관광지역과의 경쟁우위확보, 의료관광 방문객수 증대, 의료관광 수입 및 매출 증가, 목적지의 관광이미지 부각 등을 목적으로 한다.

의료관광 참가를 주된 매력물로 구성한 상품은 참가자의 특성 또는 의료관광의 특성에 따라 다양한 방법으로 구성될 수 있다. 미용의료관광의 경우 외국에서 단체로 의료관광에 참가하는 관광상품이 있으며, 한방의료관광의 경우 왕복항공권에 호텔 조식만을 포함해 여행상품화한 패키지도 있다. 즉, 의료관광 참가자의 특성과 여행상품의 구성요소에 따라 단체포괄여행(GIT: group inclusive tour)과 개별여행(FIT: foreign independent tour)으로 크게 구분할 수 있다.

또한 의료관광상품의 구성내용 중 의료가 차지하는 비중이 어느 정도인지에 따라 상품의 성격이 달라질 수 있다. 의료가 상품구성요소 중 핵심적인 경우와 의료관광 참여와 함께 다른 활동도 겸하는 경우로 구분할 수 있다.

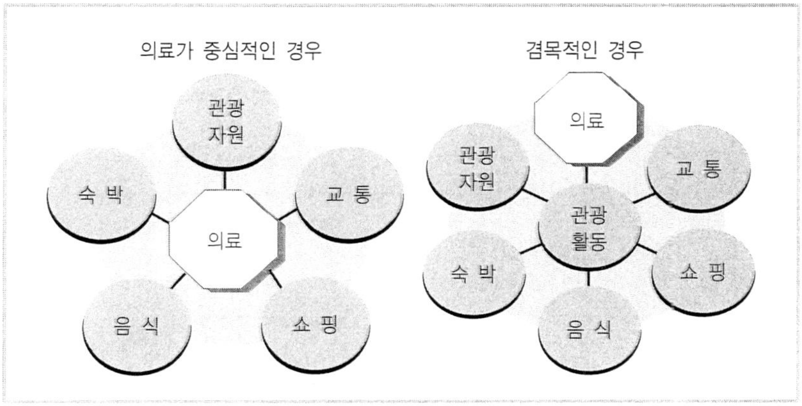

그림 5-1 의료의 중심성에 따른 관광상품의 개념

따라서 의료관광의 유형과 이에 참가하는 집단의 특성에 따라 관광상품 패키지의 구성요소는 다르게 나타나며, 그 점을 상품화 과정에 적절히 반영하여야 표적시장의 성공적인 유치가 용이해질 수 있다. 또한 의료관광의 유형과 집단별로 선호하는 관광자원, 숙박, 교통, 음식, 쇼핑의 유형도 다르므로 이를 고려하여 상품화하여야 한다.

Ⅱ. 의료관광상품의 구성요소

1. 의료관광상품의 차원

의료관광에 참여하는 것 또한 참가자로서는 활동과 각종 편익 및 만족을 제공받는 것이라고 할 수 있다.

이러한 서비스상품은 〈그림 5-2〉에서와 같이 핵심상품(core product), 유형상품(actual product; tangible product) 및 확장상품(augmented product)의 세 종류의 상품차원(Maorgan, 1996)을 가지고 있다. 핵심상품은 고객의 본질적인 욕구를 충족시키기 위한 것이고, 유형상품 및 확장상품 등의 보조상품은 핵심상품의 차별화 개념으로서 핵심상품의 이용을 편하게 하거나 그 내용을 확장시킨 것이라고 할 수 있다.

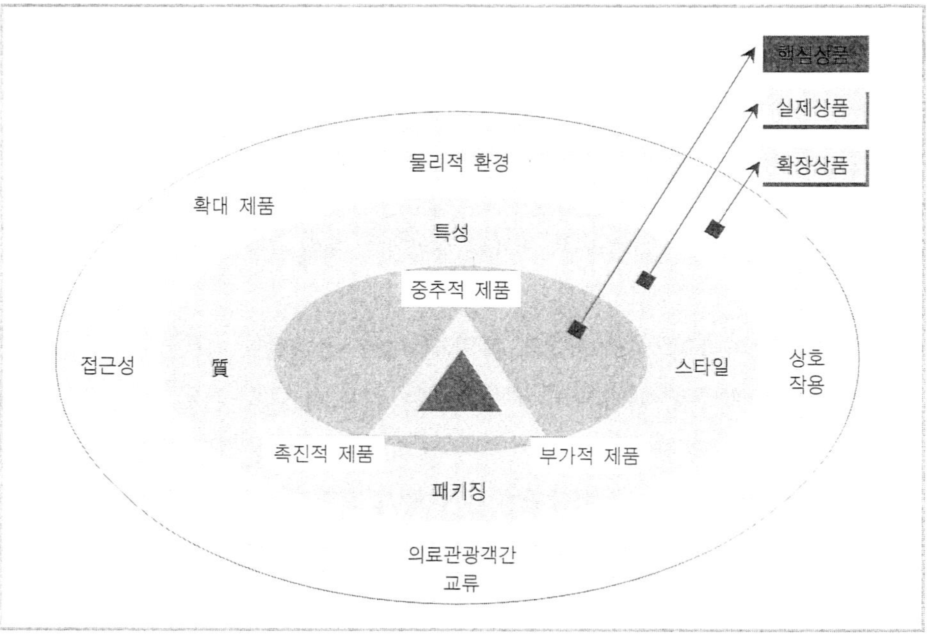

그림 5-2 의료관광서비스상품의 차원

핵심상품이란 상품이 일반적으로 제공하는 기본적인 필요요건을 의미하며 의료관광에 참가해서 하는 '수술 및 시술', 의료관광에 참가해서 얻는 '정보 및 즐거움'과 같은 것이 바로 핵심상품이라고 할 수 있다. 실제상품이란 그 상품에만 내재하고 있는 특징적인 편익을 의미한다. 특정 의료관광만이 지니고 있는 독특한 프로그램이나 특성과 스타일 등이 실제상품이라고 할 수 있다. 확장상품이란 상품자체와 관계없이 추가적으로 제공될 수 있는 부가물로서 접근성, 상호작용, 물리적 환경, 인적교류의 기회 등이 포함된다.

또한 제품은 중추적 제품, 촉진적 제품, 부가적 제품, 확대제품으로도 구분할 수 있다. 촉진적 제품은 고객이 그 중추적 제품을 사용함에 있어서 제공되지 않으면 안 될 제품이고, 부가적 제품은 중추적 제품에 가치를 부가하여 그것을 경쟁에서 차별화하기 위하여 제공되는 추가적인 제품이다. 따라서 중추적 제품은 촉진적 제품을 필요로 하지만, 부가적 제품을 반드시 필요로 하지는 않는다고 볼 수 있다. 그리고 확대 제품은 교통편의, 분위기, 조직과 고객의 상호작용, 고객참가 및 고객 간 교류가 포함된다.

이와 같이 의료관광상품이란 참가자에게 독특한 의료 및 관광활동에 대한 편익 및 서비스를 제공하여 욕구를 만족시키는 것이므로 참가자에게 제공될 서비스와 편익이 무엇인가가 중요하다.

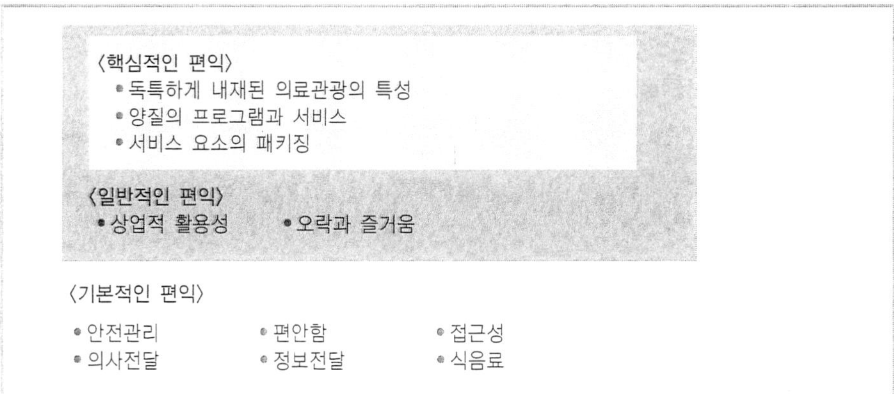

그림 5-3 의료관광마케팅에서의 편익모델

또한 서비스상품으로서 모든 의료관광은 고유의 독특한 핵심편익이 내재되어 있으며, 이러한 편익을 추구하는 대표적인 집단이 있다.

대부분의 의료관광은 일정기간 동안 표적집단이 관심을 갖고 참석하지만, 경쟁국의 출현과 자국의 정치·경제·사회·문화의 변화와 함께 쇠퇴하기도 한다.

이와 같이 의료관광은 일반상품의 수명주기와 유사한 형태를 띠고 있다. 따라서 의료관광관리자는 의료관광이 현대사회의 욕구를 충족시키고 있는지 점검하여 쇠퇴를 예방함으로써 의료관광의 수명주기를 관리할 필요가 있다. 특히 주기성을 지닌 의료관광의 수명주기 관리에는 병원 및 기업조직의 창조적 능력이 뒷받침되어야 한다.

2. 의료관광상품의 구성요소

의료관광상품은 경우에 따라 단일상품으로 생산·판매되기도 하지만, 대부분의 경우 다양하고 이질적인 여러 요소를 종합하여 생산되는 조립된 상품이다. 그러므로 의료관광상품 관련 유관업체와의 원활하고 긴밀한 협조체제를 이룩함으로써 의료관광객의 욕구에 부응하는 상품을 공급하도록 한다.

의료관광상품의 구성요소는 의료관광 인프라 및 부대시설, 관광자원, 특색 있는 음식, 고객맞춤비용, 접객서비스마인드로 구성된다.

1) 의료관광 인프라 및 부대시설

의료관광의 인프라 시설은 우선 병원 및 의료시설과 고객이 진료 받는 동안 체류할 수 있는 숙박시설, 건강관리 및 요양에 필요한 마사지, 스파시설, 운동기구시설 등과 같은 보조시설, 병원이 있는 장소까지의 접근성을 위한 교통시설 등으로 볼 수 있다.

2) 관광자원

의료관광상품의 관광자원은 부수적 요소이지만 의료시설이나 의료진과 같은 주요소와 동등한 개념으로 제고되어야 할 대상이다. 고객은 병원에서 단지 치료만을 목적으로 하는 것이 아니라 진료 후 또는 진료와 같은 기간 내에 병원이 위치한 지역을 대상으로 관광행동을 원할 수 있기 때문에 의료시설이 위치한 지역의 다양한 관광매력을 필요로 한다.

특히 건강과 밀접한 관계인 청결한 주변 환경 및 아름다운 자연적 관광자원, 지역사회의 특이한 사회적 분위기를 느낄 수 있는 사회적 관광자원, 지역사회의 전통문화 및 예술을 감상할 수 있는 문화적 관광자원, 지역사회의 산업발전과 관련된 산업적 관광자원 등을 들 수 있다.

3) 특색 있는 음식

의료관광고객은 건강을 위한 진료와 더불어 집을 벗어나 타지에서의 관광행동을 하게 된다는 면에서 지역적 특색을 음미할 수 있는 전통음식이나 별미가 관광매력으로 작용할 수 있으며 유기농 소재의 건강식, 각자의 체질에 맞춘 맞춤 건강식, 치료를 목적으로 하는 보양음식, 한방음식 등과 같이 건강을 증진하고 에너지를 보충할 수 있는 음식이 부수적인 역할을 한다.

4) 고객맞춤비용

의료관광의 성공여부는 타겟 분석과 고객의 라이프스타일 유형 분석을 통한 마케팅 전략수립에 있다고 할 수 있으며, 특히 마케팅 전략 요소 중 고객에게 적절한 가격을 제시하여 고가격, 고품질을 원하는 고객에게는 고가격 전략으로, 일반대중고객에게는 고객의 거주지와 경쟁력 있는 가격의 상품을 구성하는 융통성 있는 마케팅 믹스전략을 구사할 필요가 있다.

의료관광고객층은 주로 시간적, 경제적 여유계층이 참가하는 특성이 있으므로 일반적인 관광상품과 달리 고객의 특성에 알맞은 가격정책을 적용해야 한다.

5) 접객서비스마인드

의료시설과 종사자들은 환자에 대한 권리를 보장하고 환자에 대한 친절한 서비스로 환자에게 진료와 의료시설에 대한 만족도를 상승시키기 위하여 노력할 의무가 있으며, 의료관광의 주체인 환자는 의료산업측면에서 볼 때 환자이지만, 의료관광 산업면에서 볼 때 관광의 주체인 고객에 해당되어 고객으로서의 권리가 보장되어야 한다. 즉 의료관광에 관련된 종사자들은 고객서비스 마인드를 기본적인 업무 덕목으로 삼고 고객을 접객해야 하며 세심하고 철저한 전문적 서비스로 무장하여 고객에게 만족을 주어야 한다.

6) 기타

기타 의료관광상품의 구성요소로는 출입국수속서비스(여권, 비자), 금융서비스(환전), 쇼핑, 정보서비스(안내서, 지도, 카탈로그) 등이 있다.

Ⅲ. 의료관광상품의 특성 및 위험성

1. 의료관광상품의 특성

의료관광상품은 의료관광객에게 만족을 가져다 준다는 측면에서는 근본적으로 일반상품과 도일하나 몇 가지 다른 특성을 가지고 있다. 의료관광상품의 공통된 특성을 살펴보면 다음과 같다.

1) 유형성과 무형성의 병존

의료관광은 의료시설 및 호텔시설, 휴양시설 등의 유형의 형태를 갖춘 상품이다 그러나 인적 서비스는 무형성을 가지고 있어서 구매하기 전에 점검해 볼 수도 없고 시험해 볼 수도 없는 특성이 있다. 무형의 의료관광서비스상품은 비디오, 팜플릿, 안내 브로슈어 등의 보조수단을 통해 구체화시켜야 한다.

2) 복합성

의료관광상품은 복합적인 재화로 구성되어 있다. 의료 및 휴양시설, 교통수단, 숙박시설, 관광목적지의 관광자원, 정브업(의료관광알선업, 여행업), 등이 합쳐져 상품을 이루고 있다.

3) 생산과 소비의 동시성

의료관광상품은 일반상품과 달리 먼저 판매가 되고 그 다음에 생산과 소비가 동시에 발생한다. 예를 들어 의료관광패키지상품의 경우, 먼저 패키지 상품을 구매하고, 정해진 날짜에 출발하게 된다. 이때 잠재의료관광객이 의료관광을 하는 동안 생산이 이루어지게 되며, 동시에 소비도 이루어지는 것이다.

4) 비저장성

의료관광상품은 생산되는 즉시 판매 및 소비되는데, 만약 판매되지 않은 경우에는 재고로 저장할 수 없는 비저장성이 있다. 예를 들어 병실이나 객실, 항공기 좌석은 당일 상품으로 판마하여 판매되고 이 중 일부 판매되지 않은 병실이나 객실이나 항공기 좌석의 경우에는 그대로 소멸된다. 따라서 이러한 소멸성은 공급이 경직되는 비저장성인 재고 불가능성을 의미한다.

5) 유사성과 모방성

의료관광상품 및 서비스는 대체로 유사한 점이 많고 쉽게 모방할 수 있다는 단점이 있다. 구성요소가 모두 유사하며 후발업체도 쉽게 기존 업체의 상품을 모방할 수 있다.

시장도전자는 시장주도자가 보유하고 있는 상품가 서비스를 개발하기에는 많은 시간과 투자가 수반되므로 투자위험을 피하여 기존상품을 모방하는 경우가 많다.

따라서 시장주도자는 신상품과 서비스의 개발에 지속적으로 많은 투자를 하여야 하며 시장도전자가 모방하기 어려운 서비스, 전문성, 신뢰성으로 상품을 차별화하여야 한다.

6) 인적 서비스의 중요성

의료관광산업은 인적서비스의 중요성이 강조되고 있다. 이는 생산과 소비가 동시에 이루어지기 때문에 종사원의 기술, 판매방법, 매너, 상담기술, 안내기술 등에 따라 매출액의 증감에 영향을 미치고 재판매에도 결정적인 영향을 미친다.

또한 인적의존성이 크기 때문에 기계화에 한계가 있으며, 일정한 상품의 질을 유지하기 어렵다.

7) 가격체계의 불안정성

의료관광은 국가간의 가격이 다르기 때문에 가격체계가 상호 균형을 이룰 수 없다. 또한 의료관광객에 따라서 동일 의료관광상품이나 서비스에 대해서 각각 느끼는 가치판단이 다르기 때문에 높은 가격에도 저항을 받지 않는 경우가 생기는 것이다.

8) 수요의 탄력성

의료관광상품은 다른 상품과 비교할 때 우등재에 속한다. 그래서 의료관광수요의 소득탄력성은 대개 1보다 크다. 즉, 의료관광상품의 수요증가율은 소득수준의 증가율보다 빠르게 증가한다. 잘 살게 될수록 의료관광수요는 더욱 더 증가한다는 것이다.

어느 수준의 소득 임계치가 넘어 의식주 등의 기초욕구가 충족되고 난 후부터 자기실현 욕구가 급증하기 시작하게 된다.

9) 공급의 비탄력성

의료관광상품은 수요변화에 따라 공급량을 신축적으로 조절할 수 없는 성격을 지녔다. 의료관광단지나 시설은 공급량을 조절할 수 없다. 또한 비저장성, 소멸성으로 인해 재고가 불가능한 상품으로 수요에 비해 공급의 비탄력성을 가지게 된다.

2. 의료관광상품의 위험성

의료관광상품의 특성 때문에 의료관광객들의 의사결정과정은 매우 복잡하다. 의료관광상품의 구매는 무형성, 가격체계의 불안정성, 품질의 불안정성 등으로 인해 상품 구매시 매우 높은 위험성을 내포하고 있기 때문이다. 그리고 이러한 위험은 연령, 수입, 그리고 경험에 따라 다르게 인식되고 있다.

1) 경제적 위험

모든 의료관광객들은 의료관광상품을 구매할 때, 그것이 원하는 편익을 제공할 수 있는지에 대한 경제적·재정적 위험에 직면하게 된다. 의료관광은 소비 전에 견본을 쉽게 볼 수 없는 값비싼 상품이다. 이런 위험은 의료관광상품의 구매가 중요한 지출이 될 수 있는 낮은 가처분소득을 가지는 사람들에게는 더욱 높아진다.

2) 물리적 위험

어떤 의료관광목적지는 질병이나 범죄 때문에 위험스러운 곳으로 인식될 수 있다. 그리고 어떤 국가나 지역의 의료시설은 다른 곳의 의료시설보다 안전한 곳으로 생각되기도 한다. 어떤 사람들은 다른 지역의 어떤 의료시설을 이용하더라도 수술 및 시술에 대해 공포를 가지는 반면에, 어떤 사람들은 안전하다고 느끼는 국가 및 지역의 의료시설을 선택함으로써 물리적인 위험에 대한 지각을 줄이고 있다.

3) 실행 위험

다른 국가의 의료시설의 품질은 미리 평가될 수 없다. 이런 종류의 위험은 상품이 원하는 편익을 제공하지 못할 것이라는 생각과 관련이 있다. 대부분의 의료관광객들은 추가적인 돈이나 시간적 여유가 없기 때문에 이런 상황들이 실행위험에 대한 인식을 강화한다. 영국의 의료관광객들에게 가장 중요한 실행위험은 긴 대기시간이고, 미국의 의료관광객들에게 가장 중요한 실행위험은 높은 비용이며, 카타르의 의료관광객들에게 가장 중요한 실행위험은 낮은 의료기술수준이다. 이 때문에 많은 사람들이 외국으로 의료관광을 하고 있다.

4) 심리적 위험

의료관광객들은 이미지가 나쁜 나라나 평판이 좋지 않은 지역이나 의료시설을 이용함으로써 자기의 위신을 잃어버릴 수 있다고 생각한다. 이러한 위험은 잠재 의료관광객이 의료관광상품의 구매가 자신이 나타내고자 하는 자아이미지를 반영하지 못한다고 느낄 때 나타난다.

5) 의료관광상품의 위험성 해결방법

마케팅 관점에서 이런 위험들은 상품과 촉진 전략에 의해 최소화 할 수 있고, 정보를 획득함으로써 해결할 수 있다. 즉, 브로슈어와 리플렛을 통해 정보를 제공하여 회사의 신뢰성을 잠재 의료관광객들에게 심어줌으로써 이런 위험에 대한 인식을 최소화시킬 수 있다. 또 과거 경험을 통해서 긍정적인 기대를 갖도록 하는 생각이아 태도를 가지게 할 수 있다.

Ⅳ. 의료관광상품의 분류

의료관광상품은 질병치료관광상품, 미용성형의료관광상품, 휴양의료관광상품, 전통의료관광상품 등으로 구분할 수 있다.

1. 질병치료관광상품

특정 질병이 있는 환자들이 전문적인 진단 및 의사가 이끄는 치료를 받고 치료 후 관광행위를 할 수 있도록 구성한 상품이다. 관상동맥우회술(CABG: coronary artery bypass graft), 고관절치환술(hip replacement), 슬관절치환술(hip replacement), 치과 임플란트와 같은 것으로, 응급수술은 아니지만 외과적인 방법으로 시술을 하는 치료 등을 말한다.

2. 미용·성형의료관광상품

미용관련 서비스나 성형미용을 받고 관광을 겸하는 상품으로 성형수술과 피부 관리, 두발이식 등이 해당된다. 많은 사람들이 외모를 위해 성형시술 및 수술, 치료에 의해 아름다움을 유지하고 증진시키며 회복한다. 이들 분야는 비보험 분야로 가격이 중요한 의사결정요인이며 의료관광객들은 저렴한 외국 의료기관을 찾게 된다.

3. 휴양의료관광상품

일반적으로 경관이 아름다운 곳에 입지하며 의료서비스 인프라가 갖추어진 곳에 방문하여 체류하는 상품으로, 온천 위주의 관광상품이나 건강증진을 위한 의료관광상품이 이에 속한다.

4. 전통의료관광상품

전통의학으로 치료와 관광을 목적으로 하는 상품으로, 한방관광상품 등이 이에 속하며 의학적 진찰에서부터 체질개선을 위한 식이요법뿐만 아니라 스트레스, 후유증 등을 치료한다.

V. 한국의 의료관광상품

현재 한국에서는 각 대학병원들과 전문병원들이 여행사 및 항공사와 제휴하여 의료의 관광상품화를 추진하고 있다. 의료관광 상품화 추진사례는 〈표 5-1〉과 같다. 조은관광이 고려대학교 병원, 송도병원 등과 손을 잡고 의료관광 상품을 판매하고 있으며 아주관광은 인하대학교 병원, 아산병원, 가톨릭 성모병원등과 함께 의료관광 사업을 펼치고 있다. 2007년부터 의료 관광을 시작해 온 조은관광은 지금까지 300여명의 의료관광객을 한국으로 유치했다고 밝히고 있다. 아주관광 역시 2008년에만 150여명을 유치했다.

표 5-1 의료관광 상품화 추진사례

의료관광상품	내용
• 우리들병원의 '국제환자센터' 운영	• 의료관광편의서비스 제공
• 청심병원 '일본인 대상 분만패키지'	• 일본 의료진 고용 • 일본인 대상 "분만패키지 프로그램 운영
• 경북 '해외지역 헬스투어 경주로'	• 경주를 중심으로 전통음식 및 온천체험과 함께 건강검진
• (주)Medifriend의 '한국방문미용성형단'	• 중국, 일본 등을 대상으로 국제의료관광사업 추진 - 관광과 함께 성형, 라식, 피부미용 • 한진관광과 제휴
• 꽃마을경주한방병원 '한방건강여행'	• 보건관광 지정 의료기관 • 경주관광프로그램과 건강검진, 한방치료
• 울산 초락당 '유기농식사와 황토방'	• 치료시설 - 녹용 목욕, 물리치료실, 황토한증초고온 치료실 등 • 해독요법 시행
• (주)GHR의 온천병원호텔 '다스큐어하우스'	• 유성온천을 기반으로 건강검진, 휴양, 호텔을 연계
• 명동과 부산 서면의 '성형외과타운'	• 성형외과 치과 중심으로 일본의료관광객 급증

또한 삼호관광이 강남 세브란스와 손을 잡고 의료관광산업에 함께 뛰어 들었고, 하나투어도 고려대학교 병원과의 협력을 본격적으로 시작하였다. 삼호관광은 대한항공 협찬으로 하나투어는 아시아나 협찬으로 각각 미국의 한인 여행사 연합과 연계를 맺어 여행사들이 자사의 관광 상품을 판매할 수 있도록 '의료관광 홀세일'까지 범위를 넓혔다. 서울대학교 병원은 관광사 없이 직접 LA사무소를 낸 경우로, 간호사 2명이 직접 상주하며 상담과 예약을 전담하는 상태이다.

또한 의료관광단지 등을 개발하여 의료관광객을 유치하기 위해 노력하고 있다. 무주의 메디컬센터(2015년 예정)를 비롯하여 제주국제자유도시 '휴양형 주거단지', '웰빙테마타운', '부산 암센터' 등이 있다.

의료관광단지들은 〈표 5-2〉와 같다.

표 5-2 의료관광단지 개발 추진사례

의료관광단지	내용
• 무주 메디컬센터 '웰빙센터'	• 의료요양, 생태체험, 관광레저 결합된 선진국형 휴양지 • 메디컬웰빙센터, 피트니스&스파, 리타이어먼트 빌리지 조성
• 제주 국제자유도시 '휴양형 주거단지'	• 주거, 레저, 의료기능이 통합된 세계적 수준의 휴양형 주거시설
• 부산 암센터 '동남권 원자력의학원'	• 치료·휴양·관광기능 겸비한 환경친화, 환자중심병원 • 동북아 의료·관광 허브로 육성
• 원주 '양·한방 의료관광단지'	• 첨단의료건강 특구 조성을 목표로 자립적인 의료건강 도시 건설
• 제주 '우리들웰니스리조트'	• 메디컬센터와 리조트(골프장, 콘도, 공연장) 건설
• 제주 '웰빙테마타운'	• 제주건강검진센터, 재활센터, 스파, 워터파크 등
• 제주 '한방관광파크'	• 약초재배단지, 약초가공시설, 한방체험수련원, 한방메디컬센터

아름다운나라 피부과 · 성형외과에는 CITS, CYTS 등 중국 6개 여행사가 공동 개발한 한국관광의료상품을 이용하기 위해 2009년 3월 입국한 중국관광객 7명이 스킨케어에 대한 만족을 나타냈다. 이들은 제주도, 청와대, 경복궁, 통일전망대 등 주요 관광지를 둘러본 후 병원을 방문했다.

의료관광은 외국 현지 여행사가 어떤 상품을 개발하고 정착시키느냐가 성공요인인데, 이 사례는 첫 상품이다. 의료법의 개정 직후인 2009년 5월에는 해당 상품으로 200여 명의 중국인 관광객이 입국하였다.

안동병원도 2009년 3월 26일 요르단 시리아, 레바논, 이라크 등 4개국 기자 15명을 초청해 '안동병원 헬스투어'를 열었다. 이들은 병원에서 종합건강검진을 받고 인근 하회마을과 도산서원을 둘러본 후 28일 출국했다.

정부가 의료법을 개정, 각종 규제를 풀면서 의료를 산업으로 이해하는 국민적 공감대가 형성되었다. 환자유치를 위한 마케팅은 물론이고 의료사고에 대한 대처 및 사후관리, 유치업자의 윤리 · 직업적 의무 등 다양한 문제가 발생할 수 있다. 한국보건산업진흥원은 의료관광 산업을 주제로 '2009 글로벌 헬스케어 국제 콘퍼런스'를 개최하여 미래의 국가 성장동력이 될 의료관광을 집중 조명하였다.

한국이 의료관광대국으로 성장하기 위해서는 다음과 같은 사항들을 고려하여 더 많은 노력을 기울여야 할 것이다.

① 의료관광 경쟁치열

세계가 치열한 경쟁을 벌이고 있는 가운데, 국제 의료관광 시장 규모는 2004년 기준 400억 달러에서 2012년 1000억 달러로 환자 수는 2005년 1900만 명에서 10년 뒤에는 4000만 명으로 증가할 것으로 전망된다.

미국은 2000년 들어서부터 매년 50만 명 이상의 미국인이 해외로 의료관광을 떠나고 있다.

의료관광의 선도국가는 태국, 싱가포르, 인도 등이다. 이에 비해 한국은 극히 초보적인 수준, 사업 활성화를 위해 2007년 국제의료서비스협의회를 구성했고, 외국인 환자유치를 허용하는 의료법이 개정되었고, 유인·알선에 관한 규제도 완화되었다.

② 의료 외적 시스템 개선

태국은 2004년부터 5개년에 걸쳐 메디컬 허브 아시아 프로젝트를 수행하였는데, 상무부 수출 진흥국과 관광청이 공동으로 의료관광 수출상품을 홍보하고 있다.

싱가포르는 가격경쟁력 강화와 가격 투명성을 위해 노력하고 있는데, 진료비를 공개하고, 기타 비용도 환자에게 알려준다. 또 의료서비스의 생산비용 절감, 세제 혜택 등 재정적 인센티브도 제공하고 있다.

청심국제병원의 조사결과, 외국인 환자의 불만 사항 15가지를 소개하면 다음과 같다.

- 사전 합의 없는 관광 안내에 대한 별도요금 부과
- 시설에 비해 입원실 비용 너무 비싸다
- 처음 견적과 실제 비용 차이 심하다
- 병원마다 가격 차이가 심해 신뢰할 수 없다(3배까지 차이) 등이다.

③ 마케팅 수준 제고

정부는 2012년까지 외국인 환자 유치 규모를 14만 명으로 목표하고 있다. 이를 통해 1조3000억원의 경제적 효과를 달성할 계획인데, 이를 위해선 KOTRA 해외지소 등에 국제의료전문가를 파견하여 현지 홍보를 강화하고, 법무부와 협의해 입국 편의를 위한 비자제도를 개선해야 한다. 또 외국인 전용병원 설립, 각 병원의 국제의료센터 장려금 지원 등도 검토한다.

외국인 환자와 바이어가 가장 많이 하는 질문은 ▶ 왜 한국으로 가야 하나 ▶ 한국은 어떤 치료를 제일 잘하나 ▶ 가격은 어떤가 ▶ 의료수준은 어느 정도인가 ▶ 안전한가 등으로 조사됐다.

전문 치료분야를 선정해 발전시키고, 경쟁국가 분석을 통한 국제수가 준비, 의료사고에 대한 예방 및 사후관리 등 전반적인 개선책을 마련해야 의료 브랜드가 올라갈 것이다.

2008년 한국을 방문한 외국인 중 미국인의 비중이 25%에 이른다. 시장을 선점하기 위해선 현지 미디어 네트워크를 활용해야 할 것이다.

Ⅳ. 의료관광전문가의 역할

국가 정부 차원에서는 하나의 국가산업으로서 의료관광을 활성화시킴에 따라 의료 관광 전문가가 필요하다.

의료 관광 전문가(Medical Tour Consultant)란 국내외 병원에 진료 및 치료 서비스를 받고자 하는 사람들에게 다양한 의료관광서비스를 제공하고 연계된 프로그램을 진행하는 전문가로 의료 서비스와 휴양, 레저, 문화 활동 등의 관광프로그램을 기획하고 진행하는 전문직이라고 할 수 있는데, 이들은 병원을 상대로 의료 관광에 관련된 마케팅이나 대외적인 홍보업무, 의료 관광 아이템에 대한 전문 기획업무까지 기획과 마케터 또는 컨설턴트로서 향후 의료관광 시장에서 다양한 활동을 수반할 수 있다.

의료 관광 전문가가 되기 위해 배워야할 분야가 폭 넓은 만큼 배운 후의 응용분야도 넓은데, 의료관광 상품기획 전문회사, 여행사, 호텔, 병원, 종합병원, 그리고 중앙정부. 지방자치단체에서도

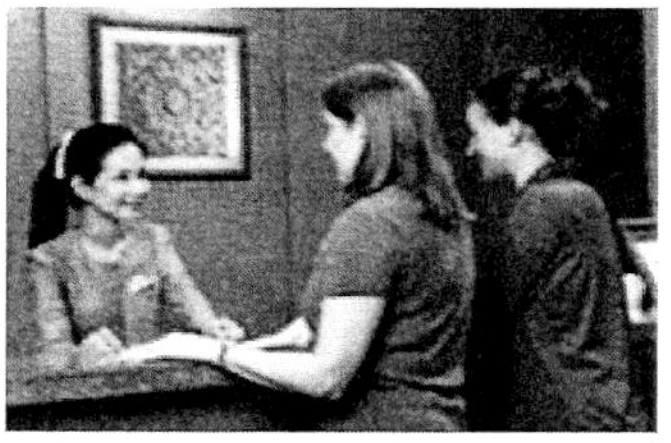
의료관광 관계자의 모습

전문가의 영입이 필요한 상황이므로 진출분야는 매우 넓다. 따라서 의료계의 수요증대에 따라 안정적인 전문 직업으로서 자리를 잡을 것이며, 국제 환경 변화에 따른 글로벌 비지니스의 한 축을 담당할 것이다.

메디컬 코디네이터

메디컬 코디네이터는 병원을 찾는 이들의 상담부터 전 치료과정에 참여해 일정을 관리해주고 치료법에 대해 설명해주는 직업이다.

최근 의료관광이 본격화되면서 외국인 관광객들의 통역까지 담당한다. 즉, 국내 병원을 찾는 외국인들이 원하는 사항을 정확하게 의료진에게 전달하는 역할도 담당한다.

또한 상대적으로 치료비가 싸고 전문화한 한국의 의료서비스를 이용하는 의료관광객들을 대하는 메디컬 코디네이터(MC)는 유창한 외국어 실력과 함께 그 나라 사람들의 문화와 관습까지 알아야 한다.

의료시장 개방으로 외국병원의 국내진출을 눈앞에 두고 있는 상황이라 병원들이 서비스 개선에 나서고 있다. 미국이나 일본에는 이미 MC가 보편적인 직업군으로 자리잡은 만큼 우리나라도 정부가 정책적으로 추진하고 있는 의료관광이 활성화되면 MC에 대한 병원의 수요도 증가할 것이다.

PART 2

의료관광마케팅

6 Chapter

의료관광마케팅의 이해

Chapter 06 의료관광마케팅의 이해

Ⅰ. 마케팅의 개념 및 기능

1. 마케팅의 개념

마케팅이란 용어는 1920년대 미국에서 처음 사용된 이래 제 2차 세계대전 이후 유럽 각국에서 사용하게 되었다. 1950년대에 우리나라에 들어와 오늘날 '마케팅'이란 말을 그대로 사용하고 있으며, 일부에서는 그 단편적인 기능인 판매촉진활동만을 강조하여 흔히 판촉이라고 혼동하여 사용하고 있는 용어이기도 하다.

마케팅(Marketing)의 본래의 의미는 시장이란 뜻의 Market에 현재진행형인 -ing이 붙어서 만들어진 것으로, 판매활동의 총칭으로서 생산자로부터 소비자에게 상품이나 서비스의 유통을 원활하게 하는 여러 가지 실무활동의 모든 것이라 할 수 있다. 즉, 아무리 훌륭한 제품을 만들었다고 해도 이것이 소비자 손에 들어가는 과정이 힘들고, 소비자들에게 인식되지 않으면 아무 소용이 없듯이 마케팅이란 "생산의 목적인 소비를 효과적으로 완성하기 위한 총체적 역할"이라고 할 수 있다.

일반적으로 마케팅은 "상품과 가치를 생산하고 교환함으로써 개인이나 단체가 그들의 필요와 욕구를 얻는 사회·관리과정"이라고 정의(Kotler, 1996)되고 있다. 다시 말해 표적시장의 필요와 욕구를 알아내고, 경쟁자에 비해 효과적이고 효율적인 방법으로 시장에서 요구되는 만족을 전달하여 조직의 목표를 달성하는 핵심적인 요소라는 것이다.

여기에서 필요(needs)란 "무언가 기본적으로 부족하여 필요로 하는 것"을 의미하며, 욕구(wants)란 "필요한 것을 만족시켜 주고 채워줄 수 있는 구체적인 욕구"를 의미한다. 예를 들어 집안의 모임이 있어 부산에 가야 하는데 어떻게 갈 것인가를 생각중이라면, '부산에 가야 하는 것'은 필요이고, '어떤 교통수단으로 갈 것인지'는 욕구라 할 수 있다.

이러한 일반적 마케팅 정의를 기업의 입장에서 보았을 때는 "기업이 경쟁 하에서 생존과 성장목적을 달성하기 위하여 소비자를 만족시키는 제품, 가격, 유통, 촉진활동을 계획하고 실행하는 관리과정"이라고 정의(채서일, 2004)되기도 한다.

그러나 이는 단순한 이해 및 개념을 전달하기 위한 마케팅의 의미이고 진정한 개념의 마케팅이란 소비자의 관점에서 모든 것을 생각하고 행동하는 일련의 과정이 포함된 용어로 이루어져야 한다. 이러한 맥락에서 현대마케팅의 선구자라는 피터 드러커(Peter Drucker)의 정의를 보면 "소비자를 잘 이해하여 제품이나 서비스가 그들의 욕구를 적절히 충족시킴으로써 자발적인 구매가 이루어지도록 하는 것(To Know and understand the customers so well that the product or service fits him and sells itself)"이라고 정의하였다.

또한 미국마케팅학회(AMA :American Marketing Association)는 1985년에 마케팅을 "개인이나 조직의 목적을 충족시키는 상호교환을 창출하기 위하여 아이디어, 재화 및 서비스를 개념화하고 가격결정하며 촉진 그리고 유통을 계획하고 실현하는 과정(The process of planning executing the conception, pricing, promotion, and distribution of ideas, goods, and services to create exchange that satisfy individual and organizational objectives)"으로 정의하였

다. 미국마케팅학회의 정의는 첫째, 마케팅의 적용대상을 영리를 목적으로 하는 기업의 활동과 비영리조직체와 개인의 활동으로 간주하고 있고 둘째, 교환대상을 재화와 서비스뿐 만 아니라 아이디어까지 포함시켰으며 셋째, 마케팅믹스의 요소들을 구체적으로 명시했다는 점에서 의의가 있다.

따라서 마케팅이란 고객의 요구 및 욕구를 파악하기 위해 시장조사를 통한 시장세분화 및 표적시장 설정 그리고 포지셔닝을 하고, 소비자를 만족시키는 제품, 가격, 유통, 촉진 등의 믹스전략을 계획 및 실행하는 관리과정으로, 조직체의 목표를 만족시키기 위해 보다 많은 시장 확보(판매)를 위한 전면적인 노력과 사후평가 및 계획조정과정까지 포함된다.

2. 마케팅의 기능

마케팅의 기능은 크게 세 가지로 분류할 수 있다.

첫째는 소비자의 욕구나 시장상황을 정확히 파악하기 위한 정보수집 활동(Marketing Investigation)이다.

둘째는 구입가능성이 있는 것을 상품화 계획하는 활동(Marketing Planning)이다.

셋째는 광고매체를 사용하여 소비자에게 정보를 전달하는 판매촉진 활동(Sales Promotion)이다.

특히 현대의 기업경영의 외부환경은 급속하게 변하고 시장과 소비자의 기호가 유동적이기 때문에 마케팅은 경영원리의 한 수단으로 적용되어 기업의 목적달성을 위한 활동으로 더욱 중요시되는 개념이기도 하다.

Ⅱ. 의료관광마케팅의 개념 및 과정

1. 의료관광마케팅의 개념

의료관광마케팅은 일반 시장원리의 마케팅 수단을 도입하여 "의료관광 상품이나 서비스를 공급자로부터 수요자에게 원활히 유통될 수 있도록 조정하는 활동"이라고 광의로 해석할 수 있다. 일반 마케팅과 의료관광마케팅은 다 같이 소비자의 요구를 충족시키기 위한 수단으로서의 그 원리를 적용하는 방법은 동일하지만 의료관광마케팅은 일반마케팅과 여러 가지 면에서 차이를 보이는데, 다음과 같다.

첫째, 상품이 무형적이다.

둘째, 생산과정에서 소비자가 참여하여 소비자가 상품의 일부분이 되어 유형에 따라 그 서비스의 경험이 결정된다.

셋째, 품질의 균질성을 유지하기 어렵다는 것이다.

넷째, 유통경로가 제조업의 제품과 본질적으로 다르다는 점이다.

따라서 의료관광마케팅의 개념을 정립하고 그 마케팅의 방향성을 잡는데 있어서도 이러한 의료관광의 특징과 의료관광상품의 특성을 정확히 분석하여 명확한 목표시장을 선정해야만 급변하는 의료관광기업환경 및 국제경쟁 하에서 생존하고 발전할 수 있다.

또한 의료관광마케팅은 잠재되어 있는 의료관광욕구를 일으키는 활동에서부터 의료관광객에 대하여 의료관광욕구를 충족시켜주는 것을 목적으로 하는 의료관광사업 활동이므로 단순한 시장조사, 계획, 홍보, 광고 등에 불과한 것이 아니고 이의 모든 것들을 포함하여 전략을 구사하는 광범위한 이른바 마케팅 믹스(Marketing Mix)의 개념을 갖는다.

2. 의료관광마케팅의 과정

의료관광마케팅의 일반적인 과정은 다음과 같다.

① 시장조사를 통하여 사업 기회를 확인하고

② 시장을 세분화하여 표적시장을 선정한 다음 포지셔닝을 하고

③ 마케팅 믹스 전략을 구축하는 일련의 과정이며

④ 시장확보 후 평가와 통제, 계획조정과정까지 포함한다.

의료관광마케팅 믹스(Marketing Mix in Medical Tourism)란 각종 마케팅 수단들을 적절하게 배합한 것을 의미하는데, 표적시장(Target Market)에 대한 각종 마케팅 수단을 결합하여 그 목적달성을 극대화하는 것이다. 즉, 자사의 의료관광상품이 소비자에게 가장 강한 반응을 일으켜 선택될 수 있도록 마케팅 수단을 전략적으로 믹스하여 표적시장에 투하함으로써 소비자의 반응을 환기시켜야 한다. 따라서 믹스전략은 최소의 비용으로 최대의 반응을 불러일으킬 수 있도록 마케팅 수단 〔4P : 상품(Product), 유통(Place), 가격(Price), 촉진(Promotion)〕 을 통제 불가능한 환경변수(정치적, 경제적, 사회적, 문화적 환경 등)에 최적으로 혼합시키는 전략으로 마케팅 전략수립을 위한 필수 전제조건인 것이다.

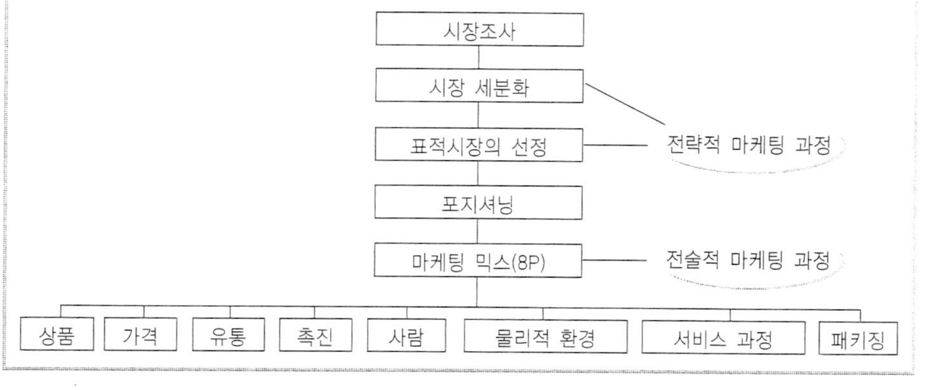

그림 6-1 의료관광마케팅 과정

의료관광마케팅에 있어서는 전통적인 마케팅 수단인 4P에 People(사람), Physical environment(물리적 환경), Prccess(과정), Packaging(패키징)을 포함하여 8P로 분류하는 경향이 강하게 나타나고 있다. 이는 의료관광산업의 특성상 사람, 물리적 환경, 서비스 과정 등에 의존하는 부분이 많은 만큼 이 부분에 대한 중요성이 더욱 더 강조되고 있기 때문이다. 이 외에도 Programming(프로그래밍), Partnership(제휴), Participation(참가) 등을 포함하여 13P까지 분류하기도 한다.

7 Chapter

환경분석과 시장조사

Ⅰ. 환경분석
1. 외부환경분석
2. 내부환경분석

Ⅱ. 시장조사
1. 조사계획 수립
2. 조사방법
3. 자료 수집
4. 자료 측정
5. 자료 분석
6. 조사보고서의 작성

Chapter 07 환경분석과 시장조사

Ⅰ. 환경분석

마케팅 환경분석이란 기업이 처해있는 주변환경, 내부적인 환경에 대한 정보의 수집과 분석을 통해 보다 효율적인 전략을 찾아내고자 하는 노력이다.

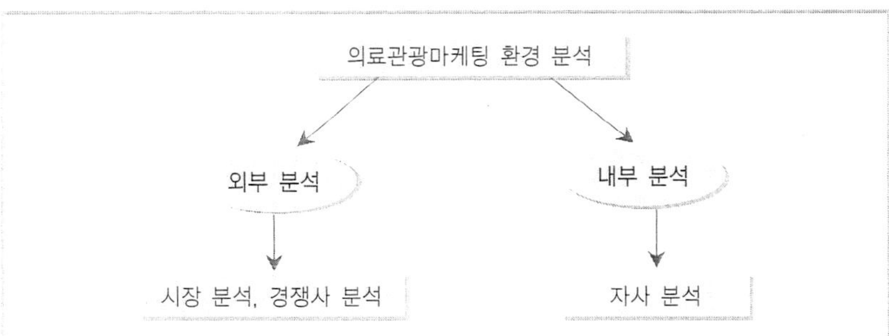

그림 7-1 의료관광마케팅 환경 분석

마케팅 환경을 분석하는 목적은 시장에서 기회와 위협요소를 찾아내고 자사의 강·약점을 파악하여 마케팅의 전략적 과제를 밝혀내는데 있다. 의료관광마케팅환경이란 병원 및 관광기업의 목표달성에 영향을 미치는 것으로 내부와 외부 환경요인으로 나눌 수 있다.

내부환경분석은 자사의 경영자원(경영전략, 기업문화, 제품특성, 시장점유율, 인적자원, 자금력)을 분석하는 것이고, 외부환경 분석은 ① 거시적 환경분석 ② 미시적 환경분석 등으로 나눌 수 있는데, 거시적 환경분석이란 정치·기술·경제·사회·문화적 환경 등을 분석하는 것이다.

마케팅의 관점에서 보면 외부환경분석에 의하여 시장기회와 위협요인을 파악할 수 있고, 경쟁자의 장단점을 분석할 수 있으며, 내부환경분석에 의하여 자사의 강·약점을 파악할 수 있다. 이러한 마케팅환경분석을 일명 SWOT분석이라고 하는데, 자사 내부의 강점(strength)과 약점(weakness), 자사 외부의 기회(opportunity)와 위협(threat)요인을 분석하여 적절한 마케팅 전략을 수립하기 위한 것이다.

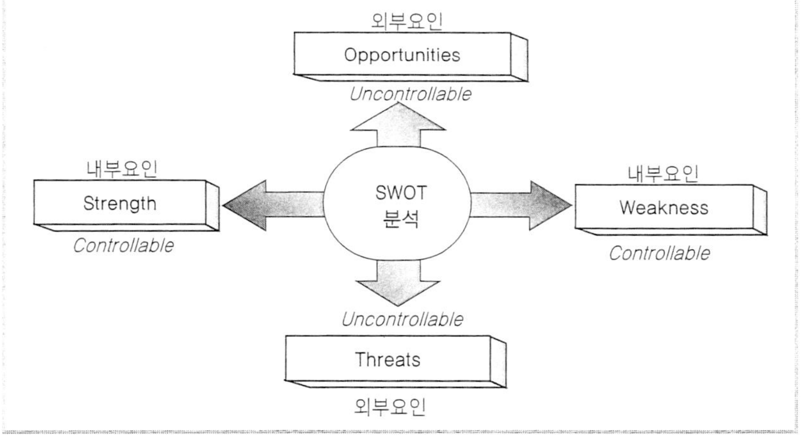

그림 7-2 SWOT 분석의 개념

환경분석은 결코 쉽지 않은데 그 이유는 다양한 환경들이 서로 영향을 미치면서 기업을 둘러싸고 시시각각 변화하기 때문이다. 따라서 의료관광마케터는 특히 외부환경요인의 변화에 주목하고 그 변화에 대한 대응방안을 경쟁자보다 한발 먼저 마련해야 경쟁에서 승리할 수 있다.

1. 외부환경분석

1) 거시적 환경분석

거시적 환경(macro environment)이란 병원 및 기업에서 통제가 불가능한 환경요인이며, 크게 정치·법률적 환경, 기술적 환경, 경제적 환경, 사회·문화적 환경, 인구통계적 환경 등으로 나눌 수 있다.

(1) 정치·법률적 환경

의료관광기업은 정부의 정치·법률적인 환경에 큰 영향을 받는다. 특히 의료관광관련 법규 및 공정거래에 관한 법률을 들 수 있는데, 법률의 해제 및 완화 또는 강화 등은 의료관광기업의 활동범위나 지침에 직접적인 영향을 미친다.

(2) 기술적 환경

급격한 신기술의 발전은 항공기, 호텔 등의 관광공급시설 뿐만 아니라 관광인프라까지 첨단화, 고급화로 바꾸고 있다. 또한 컴퓨터 예약시스템(CRS: Computer Reservation System)은 빠른 예약처리와 업체간의 제휴마케팅을 가능하게 하였고, IT산업의 발전은 인터넷을 통한 실시간 마케팅(realtime marketing)을 가능하게 만들었다. 따라서 의료관광산업도 기술적 환경변화에 빠르게 적응하여 첨단서비스를 제공해야 한다.

(3) 경제적 환경

의료관광은 세계 각국 및 자국의 경제는 물론 개인 가계소득 및 지출 등의 경제적 환경에 의하여 크게 영향을 받는다. 따라서 의료관광마케터는 국내외의 경제 및 관광동향을 장·단기로 조망하여 그에 따른 대비책을 준비해야 한다.

(4) 사회·문화적 환경

오늘날 사회·문화적 환경은 도시화의 진전, 인구구조의 변화, 여가시간의 증대, 다양한 개성과 삶의 질 추구 등으로 요약할 수 있는데, 이러한 환경변화는 의료관광과 밀접한 관계가 있다.

① 도시화의 진전

도시화는 생활에 있어서 시간과 공간의 부족을 가져오게 하여 복잡한 도시를 떠나 휴식을 취하는 일탈형 관광객이 증가하게 되었다. 이러한 현상은 의료관광관련 사업에 영향을 주었다.

② 인구구조의 변화

오늘날 인구구조의 특징은 노령화 인구의 증가이다. 통계청 자료에 따르면 우리나라는 65세 노령인구가 꾸준히 증가하여 고령화 사회로 접어들었으며 2026년에는 20%를 넘어설 것으로 전망하고 있다. 고령화가 급속하게 진행되고 있는 것은 출생률이 가파르게 하락하고 있는데다 의학의 발달로 평균수명이 늘고 있기 때문이다. 고령화와 관련하여 부상하고 있는 산업이 실버산업이다. 따라서 의료관광마케터는 노년층을 대상으로 하는 관광상품 및 서비스 개발에 유념할 필요성이 있다.

③ 여가시간의 증대

주5일 근무제 등 근로시간 단축에 따른 여가시간의 증대는 관광수요로 연결되며, 관광여행 행태의 변화도 예상된다. 의료관광마케터는 이러한 행태의 변화에 주목하여 관광상품개발에 유념해야 한다.

주5일 근무제 도입에 따라 예상되는 관광행태는 다음과 같다.

ⓐ 정적인 여가활동에서 동적 여가활동 증대
ⓑ 가족 중심형의 여행수요 확대
ⓒ 시간소비 및 체류형 관광의 증대
ⓓ 탐사여행, 유적답사, 문화·교양 등 자기계발형 여가수요 증대
ⓔ 모험, 체험관광의 증대
ⓕ 자연친화 및 건강추구형 여행의 증대
ⓖ 저비용의 계획적 여행 선호

④ 다양한 개성과 삶의 질 추구

사회의 변천과정에서 생활수준의 측정기준은 바뀌어 왔다. 즉, 농경사회에서는 논과 밭, 산업사회에서는 상품의 양, 후기산업사회에서는 건강과 레크리에이션의 양이 생활수준의 측정기준이 되었다. 산업사회에서는 부의 측정이 집의 크기, 자동차 등이었다면 21세기 후기산업사회에서는 다양한 개성과 삶의 질 추구현상으로 인하여 해외여행, 골프, 취미활동 등 건강과 레크리에이션의 양이 관심사가 되었다.

따라서 의료관광마케터는 관광객의 다양한 개성과 삶의 질을 추구할 수 있는 각종 관광상품의 개발이 요구된다.

2) 미시적 환경분석

위에서 언급된 다양한 거시적 환경요인 외에도 의료관광관리자가 통제하기 어려운 외부환경요인에는 자사, 재료공급업체, 중개업자, 경쟁업체 등의 미시적 환경요인(micro environment)이 있다. 미시적 환경분석이란 기업이 소속된 산업과 관련된 환경요인을 말하며, 의료관광관리자에게 있어 동일한 수요를 대상으로 하고 있는 다른 의료관광은 경쟁자(competitor)의 개념으로 보아야 하며, 항상 그들의 활동을 주시할 필요가 있다.

또한 의료관광 마케팅, 운영 등에 있어 필요한 사업상의 협력자(business partners) 및 업무네트워크(business network)와의 관계도 의료관광을 성공적으로 수행하는 중요한 변수가 된다. 따라서 의료관광관리자는 외부의 미시적 환경요인에도 주의를 기울여야 한다.

미시적 환경분석에는 산업 자체가 얼마나 매력적인지를 파악하는 산업구조분석과 제품수명주기가 우선 실시되어야 하고, 경쟁자의 강점과 약점을 분석하여 자사에 맞는 시장기회를 찾아내고 이에 맞는 상품개발에 주력해야 한다.

(1) 자사

일반기업과 마찬가지로 의료관광에 종사하는 각 부서와 조직원은 그 분야의 중요한 미시적인 환경요인 중 하나이다. 부문별 성과수준을 정확히 파악하고, 종사원의 태도 및 업무효율성을 위해 관리기능을 강화해야 하며, 직원들의 근무환경에 주의를 기울여야 한다. 이는 자사의 내부적인 강점과 약점을 파악하고 발생하는 문제점들을 미리 예견하여 의료관광관련기업의 사업전략을 수립하도록 해야 한다.

(2) 재료공급업체

모든 병원 및 기업들에게 원자재나 부품을 공급하는 업체들을 말하며, 고객에게 좋은 서비스를 주기 위해서는 원자재도 품질이 좋은 재료를 사용해야 한다.

(3) 중개업자

의료관광사업에서 중개업자란 알선업체로서 자사의 상품을 홍보하고 판매하며, 마지막까지 최종고객에게 전달하는 과정에 관여하여 고객이 원하는 상품에 손쉽게 접근할 수 있도록 도와주는 업체로서 흔히 대행사(agency)라 부른다. 이들은 직접적으로 의료관광업에서 판매를 할 수 없는 개인 및 단체들에게 최전방에서 판매를 하고 있다.

최근에는 이러한 대행사의 업무도 넓은 의료관광시장을 잠식하기 위해서 e-Marketing을 통한 무한경쟁을 인터넷을 통해서 광범위하게 공격적 마케팅으로 전환되고 있다.

(4) 경쟁업체

경쟁환경은 기업의 마케팅 활동에 큰 영향을 주며, 이에 따른 경쟁자 분석은 경쟁자의 표적시장, 시장점유율, 상품, 가격, 유통, 촉진 등의 전략은 물론 강·약점을 분석하여 자사의 시장진입에 대한 경쟁력과 차별화의 방법을 모색하고 자사에게 유리한 환경으로 바꾸기 위한 것이다.

경쟁자와 유사한 표적시장을 가지고 있고 마케팅 전략드 비슷하다면 하나의 시장을 놓고 서로 점유율 전쟁 즉 제로섬(zero sum) 게임을 해야 한다.

그러나 경쟁은 부정적인 측면만 있는 것이 아니고 또한 극복할 수 없는 것도 아니다. 오히려 상호 전략적 경쟁은 소비자의 관심을 유도하여 수요의 상승을 자극하고, 신기술 개발이나 서비스 개선을 통하여 기업의 체질을 강화할 수 있으며, 차별화된 마케팅 전략을 통하여 독자적인 시장을 확보할 수 있다.

따라서 의료관광마케터는 경쟁자의 장단점을 분석하고 자사의 강·약점과 대비하여 경쟁우위요소를 중심으로 차별화를 시도해야 한다.

2. 내부환경분석

내부환경분석이란 자사에서 통제가 가능한 경영자원에 대하여 분석하는 것이다. 외부분석을 아무리 정밀하게 했다고 하여도 자사의 능력을 냉정하게 파악하지 못하면 헛수고가 될 수 있다. 구체적으로는 기업문화, 시장점유율, 상품, 가격, 유통, 촉진전략과 인적자원, 최고 경영자의 리더십, 자금력 등이 추진하고자하는 마케팅계획을 뒷받침할 수 있는지 점검되어야 한다.

의료관광관리자는 내부적으로 지니고 있는 자원 즉 재무자원, 인적자원, 마케팅능력, 서비스운영 등 내부적 자원을 분석하여 의료관광에 있어 조직의 강점과 약점을 파악할 필요가 있다.

이와 같은 내부환경분석은 강점을 성공의 기회로 연결시키고 약점을 보완하거나 약점으로 야기될 수 있는 위험을 미리 예견하여 이에 대비할 수 있는 기회를 마련하기 위함이다. 다음에서 설명되고 있는 내부자원 중 어느 하나라도 강점으로 부각될 수 있다면 의료관광을 성공적으로 수행할 수 있는 발판을 마련한 것이라 할 수 있다.

1) 재무자원(financial resources)

의료관광에서의 재무자원은 의료관광의 계획, 준비과정에서의 경쟁, 의료관광 운영 등의 전 과정에 필요한 재무적 자원을 뜻한다. 이는 의료관광에 있어 내부적으로 매우 중요한 자원으로서 의료관광의 質을 향상시키는 핵심요인으로 작용하고 성공여부에 영향을 미치기도 한다.

의료관광을 위해 필요한 재무자원을 충분히 활용하기 위해서는 재무자원의 가용성과 현금흐름 및 재무적 안정성이 뒷받침되어야 한다.

2) **인적자원**(human resources)

의료관광에 있어 무엇보다 중요한 내부자원이라고 할 수 있는 것이 인적자원이다. 의료관광관리자는 의료관광의 운영조직, 즉 인적자원을 관리함으로써 내부에서 실행되는 업무를 관장하게 된다.

따라서 훌륭한 인적자원을 갖추고 있다는 것은 의료관광운영에 필요한 준비가 완료된 것이나 다름없다.

3) **물질자원**(physical resources)

의료관광에 필요한 내부자원 중 물질자원은 의료관광 운영 장비처럼 재무자원에 의해 대체될 수 있는 성질의 것도 있으나, 그렇지 않은 것도 있다. 물질자원 중 가장 중요한 것은 장소로서 이는 의료관광 참가자의 수용능력, 접근성 등을 결정하는 요소이다.

또한 참가자를 위한 서비스 운영시설 및 의료관광운영시설을 포함하는 시설과 정보처리에 필요한 컴퓨터시스템 등의 의료관광 운영장비도 중요한 물질자원이라 할 수 있다.

4) **교섭능력**(relation resources)

의료관광시 무형의 자원으로서 중요한 역할을 하는 것이 교섭능력이라고 할 수 있다. 경쟁력 있는 교섭력을 갖기 위해서는 의료관광의 좋은 평판과 이미지를 지니고 있어야 한다. 실패한 이미지를 지닌 의료관광으로는 재방문 및 구전을 기대하는 것이 용이하지 않기 때문이다. 교섭능력에는 행정지원을 포함해 다양한 지원을 기대할 수 있는 행정당국과의 관계, 홍보지원을 기대할 수 있는 매체와의 관계 등이 있다.

표 7-1 SWOT 분석시 고려해야 할 사항

강점(내부적)	약점(내부적)
• 탁월한 능력 • 적절한 재무적 자원 • 좋은 경쟁적 기술수준 • 자사에 대한 호의적인 생각 • 인정받고 있는 시장의 선도자 • 잘 수행되고 있는 기능별 전략 • 규모의 경제 활용 • 비밀기술 • 원가상의 유리점 • 경쟁상의 유리점 • 제품혁신능력 • 입증된 경영능력 등	• 불분명한 전략적 방향 • 쇠퇴해 가고 있는 경쟁적 지위 • 낙후된 시설 • 평균 이하의 수익성 • 관리적 깊이와 재질의 결여 • 주요기술이나 능력의 결여 • 빈약한 전략수행 • 미해결 중인 내부운영상의 문제 • 연구개발투자에서의 열등 • 열등한 제품의 품질 • 경쟁상 불리한 점 • 평균 이하의 마케팅기술 • 전략변경에 필요한 자금동원력의 부족
기회(외부적)	**위협(외부적)**
• 새로운 시장과 세분시장에의 도입 • 제품계열의 추가 • 관련제품으로의 다각화 • 보완제품의 추가 • 수직적 통합 • 더 좋은 전략적 집단으로의 이행력 • 경쟁시장의 화목 • 빠른 시장성장 등	• 새로운 경쟁자의 진입가능성 • 대체품으로 판매량 증가 • 느린 시장성장 • 역행하는 정부의 방침 • 증대되는 경쟁적 압력 • 경기후퇴와 경기변동에의 가변성 • 증대되는 고객이나 공급자의 교섭력 • 역으로 바뀌고 있는 인구통계

위에 설명된 바와 같이 환경분석은 외부의 기회요인과 위협요인을 찾고, 내부의 강점과 약점을 찾아내어 이에 적절히 대처해 나가기 위한 방법이다. 의료관광에서 SWOT 분석시 고려해야 할 사항은 〈표 7-1〉을 통해 알 수 있다.

Ⅱ. 시장조사

시장조사는 마케팅의 출발점이다. 시장조사는 제도화된 방법으로 시장에 대한 정보를 획득하는 것으로 1920년대 미국에서부터 과학적으로 발달하기 시작했다. 미국 마케팅학회(AMA : American Marketing Association)에서는 마케팅조사를 "제품과 서비스를 마케팅 하는데 관련된 문제에 대해서 정확하고 객관적이며 체계적인 방법으로 자료를 수집·기록·분석하는 일련의 활동(Marketing research is the systematic gathering, recording and analyzing of data about problems relation to the marketing of goods and service)"이라고 정의하고 있다.

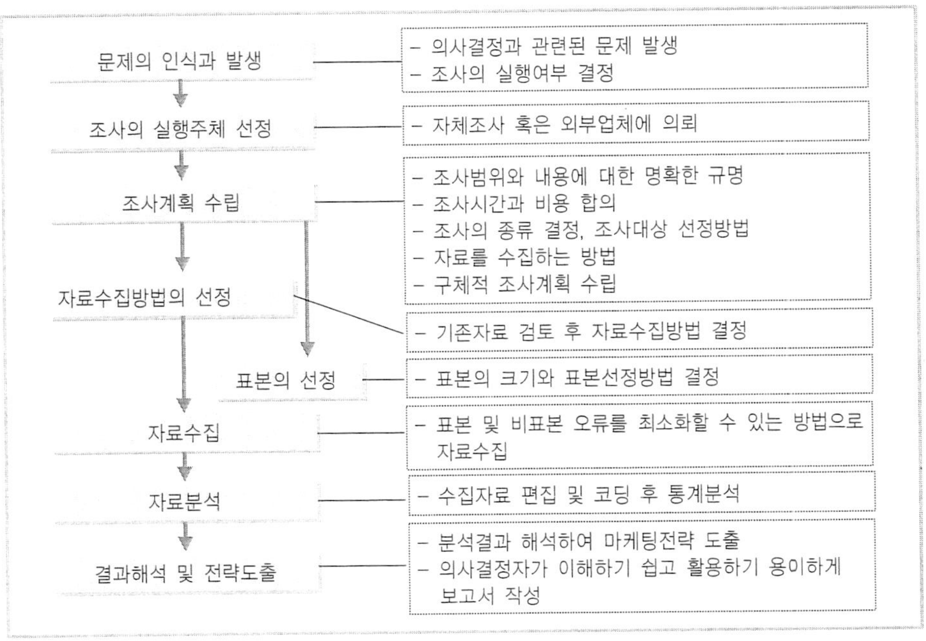

그림 7-3 마케팅조사의 실행과정

시장조사를 통해 수집되는 정보는 객관적이어야 하고 최근의 상황을 잘 반영해야 하며, 현재의 문제를 해결하는데 필요한 내용으로 예언적 가치를 가지고 있어야 한다. 따라서 시장조사는 마케팅 의사결정을 하기 위하여 각종 정보와 자료를 수집하고 체계적으로 분석하여 사업 여부를 객관적으로 판단하기 위한 과정이라고 할 수 있다.

시장조사를 통하여 사업기회 즉 마케팅 기회를 찾아야 하는데, 시장조사과정은 다음과 같이 8단계의 과정을 통하여 수행된다.

1. 조사계획 수립

마케팅 조사의 첫 단계는 의사결정 또는 조사의 목적을 명확하게 규정하는 것부터 출발한다. 즉, 확정된 조사문제는 그것이 조사의 목적이며 조사를 통해 얻어야 하는 핵심적 결과이기 때문에 명확한 문제인식과 정의의 중요성을 아무리 강조해도 지나치지 않다.

조사에 대한 문제제기가 적절하게 이루어진 다음에는 조사의 효율성을 극대화하기 위해 규정된 문제에 대한 종합적인 검토가 필요한데, 이때 고려되는 것이 조사계획이다. 즉, 조사계획은 조사과제를 수행하는 틀(framework) 또는 청사진(blue print)이라고 할 수 있다.

조사계획은 일반적으로 조사목표, 내용, 방법, 조사기간과 예산 등에 관한 계획을 포함하고 있다. 따라서 조사계획은 조사의 목적을 토대로 필요한 정보를 획득하는데 필요한 절차를 기술해보고, 이때 요구되는 조사영역 및 연구내용, 조사방법, 표본설계, 자료수집절차, 분석기법, 예산의 편성과 조사일정 등을 통합적으로 고려해 보는 과정이다.

2. 조사방법

조사방법은 문헌조사, 설문조사(우편, 전화 등), 사례연구, 면담, 실험 등 다양한데, 시장에서 데이터를 수집할 때 판에 박힌 형태로 수집하면 큰 효과는 기대하기 어렵다. 왜냐하면 이미 경쟁사드 이 데이터를 알고 있을 것이기 때문이다. 그래서 데이터 수집에서 중요한 것은 어떤 목적으로, 어떤 정보를, 어느 정도의 시간과 비용을 들여서 수집할 것인가를 명확히 하는 것이다. 자료수집은 1차 자료와 2차 자료로 구분되는데, 1차 자료는 조사자가 직접 현장 활동을 통해 확인하고 창출한 자료이며, 2차 자료는 다른 사람에 의해 이미 발표되었거나 알려진 기사, 뉴스, 논문과 같은 자료를 활용하는 것을 의미한다.

3. 자료 수집

수집될 정보의 내용과 양을 고려하여 대인면접, 전화조사, 우편조사 중 어떤 방법으로 자료를 수집할 것인지 결정한다. 가장 일반적인 형태인 설문지를 통한 자료수집의 경우에는 질문항목을 작성할 때 전문용어의 사용이나 중복되는 질문을 피하는 게 좋다. 또되도록 쉽게 질문항목을 만들고 꼭 필요한 질문만 하도록 한다. 선택형 질문에서는 모든 가능한 응답을 제시해 주는 게 좋으며 조사자 임의로 조사내용에 대한 가정을 하지 않아야 한다. 질문이 많을 경우에는 질문 항목간의 관계를 고려하여 서로 연관성이 있도록 설문항목을 배치하는 것도 필요하다.

4. 자료 측정

측정이란 사람이나 사물 등과 같은 어떤 대상의 속성 또는 특징에 숫자를 부여하는 체계적인 과정으로 정의된다. 정확하고 신뢰성 높은 평가방법으로 측정하는 것은 수집된 자료의 활용에 매우 중요하다. 시장조사를 통해 각 기업은 자사 상품, 경쟁상품이나 기업에 대한 고객의 태도를 객관적으로 평가하여 측정하는 것이 필수적인데 일반적인 측정방법은 다음과 같다.

- 순위법 : 응답자들이 조사대상에 대한 속성들의 순위를 기록하는 방법으로 측정한다.
- 등급법 : 측정대상이 갖고 있는 속성의 정도를 글이나 숫자 등을 이용하여 평가하는 것으로, 등급은 5단계로 구분하는 것이 가장 일반적이다.
- 총합비율법 : 응답자에게 총합점수를 주고 속성에 따라 측정대상에 배분하는 방법이다.

5. 자료 분석

자료의 분석은 수집된 자료의 분석과 요약을 통해 시사점을 도출하는 과정으로서, 수집된 자료와 편집, 코딩 및 통계분석, 해석의 과정으로 이루어진다. 편집은 조사계획에 따른 분석을 행할 수 있도록 완전하고 일관성 있는 자료를 확보하기 위한 작업으로 주로 자료의 정정·보완·삭제 등이 이루어진다. 코딩은 자료 분석을 용이하게 하기 위해서 관찰된 내용에 일정한 숫자를 부여하는 과정이다. 코딩 후에는 표본추출방법과 자료수집방법 및 측정방법을 고려하여 컴퓨터에 입력된 자료의 통계적인 분석을 선택한다. 통계분석방법은 분석기법별로 요구하는 자료의 형태가 다르므로 조사를 계획할 때부터 수집할 자료의 성격과 분석방법을 일관성 있게 고려해야 한다.

1) 자료의 편집

편집은 조사계획에 따른 분석을 행할 수 있도록 완전하고 일관성 있는 자료를 확보하기 위한 작업으로 주로 자료의 정정·보완·

삭제 등이 이루어진다.

2) 코딩 및 분석

코딩은 자료 분석을 용이하게 하기 위해서 부여된 자료의 수치를 입력하는 과정이다. 코딩 후에는 표본추출방법, 자료수집방법, 측정방법을 고려하여 통계분석법을 선택하게 된다. 통계분석방법은 특히 활용된 척도에 따라 그 방법이 상이하게 적용되기 때문에 척도에 대해 정확한 이해가 필수적이다.

3) 통계분석기법 및 해석

수집된 자료의 분석이 이루어진 다음에는 분석결과에 대한 해석이 이루어져야 한다. 동일한 과정으로 얻어진 자료라 할지라도 분석자에 따라 다르게 해석되어 상반된 결론이 유도될 수 있으므로 주의가 필요한 부분이다. 이에 가장 많이 활용되는 통계기법은 빈도분석, 교차분석, T-test, 분산분석, 요인분석, 회귀분석 등이 있다.

6. 조사보고서의 작성

조사보고서는 결론과 함께 도출된 문제점에 대한 대안을 함께 제시하는 것으로서, 마케팅의사결정자의 의사결정에 도움이 되도록 조사결과와 결론을 문장과 도표로 정리하는 것이다. 그러므로 보고서에는 조사결과가 어떤 의미를 가지고 있고 이러한 결과가 실제 의사결정에 어떠한 시사점을 제공하는지에 대해 명확하게 제시되어야 한다. 일반적으로 의사결정자는 그 조사과정 보다는 결과에 관심을 기울이기 때문에 이들의 입장에서 이해하기 쉽게 작성하는 것은 대단히 중요하다.

8 Chapter

STP 전략

Chapter 08 STP 전략

의료관광수요가 증대하고 그 의료관광계층도 다양화됨에 따라 그 수요를 충족시켜서 이익을 추구하고자하는 의료관광기업 또한 비례적으로 증대하고 있다. 그러나 이러한 수요와 공급이 서로 직접 결합되지 못하고 의료관광시장에서 평행선을 긋고 달려간다면 결코 적절치 못한 현상만 유발될 것이다.

의료관광마케팅 전략은 공급자 측에게 수요의 내용을 충분히 파악하게 하는 기능을 제공하고, 수요자 측에게는 보다 시간을 절약하면서 더욱더 경제적이면서 쉽게 의료관광상품을 이용할 수 있도록 하는 기본전략을 수립해야 한다. 그러기 위해서는 세분화, 표적화, 정위화 전략단계를 거쳐야 한다. 이에 따라 의료관광관련기업은 한정된 재원과 인력을 가지고 정확한 표적시장에 맞춰 여타 기업에 비해 차별적이고 집중적인 마케팅 노력을 구사하여야 할 것이다.

의료관광마케팅을 시장에 적용하는 첫 번째 단계는 의료관광시장을 세분화(Segmentation)시키는 전략인데 자신들이 생산하는 의료관광상품이 수요를 일으킬 수 있도록 관광시장에서 여러 가지 기준을 설정하여 나누는 작업이다. 즉, 성별 또는 연령별, 계층별, 지역별 등으로 소비자를 구별하는 단계이다. 시장세분화의 목적은 의료관광 참가목적에 부합되는 표적시장을 선정하여 의료관광을 잠재적 수요자에게 인식시키기 위한 것이다. 서로 다른 특성을 지닌 다수의 집단을 적절한 기준에 의해 분류하는 것을 세분화(segmentation)라고 한다. 특히 최근에 들어서는 세대별 성향 및 소득별 성향이 뚜렷해지는 현상을 나타내고 있는데, 이러한 세분화작업은 의료관광마케팅의 중요한 토대가 된다.

두 번째는 표적화(Targeting) 단계로, 세분화과정을 거친 다수의 세분시장 중에서 의료관광의 참가목적과 의료관광조직의 능력을 고려하여 매력적인 세분시장을 선택하는 것을 표적시장의 결정(targeting)이라고 하며, 세분화한 시장 가운데서 자국 및 자사의 의료관광상품이 가장 두드러지게 선택될 수 있는 시장을 선정하는 단계로서, 예를 들면 계층을 기준으로 한 세분시장에서 상류계층을 표적시장으로 선정할 경우가 이에 해당된다. 이런 세분화와 표적화 단계에 따라 의료관광상품의 질이나 가격 등을 결정하고 명확한 마케팅 기법이나 방향성을 설정한다.

마지막 단계로는 정확한 위치를 정하는 정위화(Positioning) 단계로서 선택된 표적시장의 잠재적 수요자들에게 의료관광을 인식시키는 과정을 포지셔닝(positioning)이라고 한다. 의료관광상품을 사용하는 소비자에게 자사의 상품이 차별화된 이미지로 남게 위치시키는 전략을 의미한다. 특히 경제적 여유가 있는 계층이 주로 선택하고 무형적 특성을 가진 의료관광상품인 경우에 이 전략의 비중이 높은데 병원 및 의료관광관련기업의 이미지가 제품의 선택에 지대한 영향을 미치는 경우가 많다.

이렇게 세분화, 표적시장 결정 및 포지셔닝의 과정을 STP(Segmentation, Targeting, Positioning)과정이라고 하며, 그 절차는 〈그림 8-1〉과 같다.

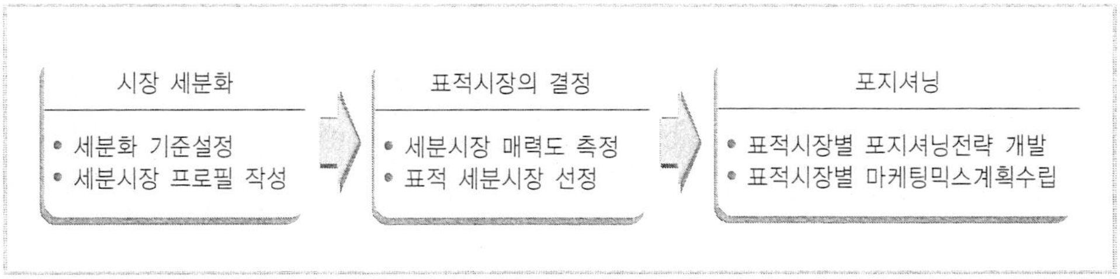

그림 8-1 STP의 절차

STP과정을 수행하기 위해서는 우선 세분화의 기준을 설정해야 한다. 시장세분화에는 지리적 변수, 인구통계적 변수, 심리적 변수, 구매행동 변수 등 다양한 세분화 변수들이 있으며, 그 중 의료관광의 목적과 세부목표에 관련된 변수를 중심으로 세분화 기준을 설정하는 것이다. 세분화기준이 설정되면 이용된 세분화 변수에 따른 세분시장의 프로필을 작성하여 각 세분시장의 특성을 파악하게 된다.

그 다음 단계는 세분화된 시장과 의료관광의 목적을 비교하여 각 세분시장의 매력도를 측정한다. 그 중 매력도가 높은 세분시장을 표적시장으로 결정하게 되는 것이다. 끝으로 선택된 표적시장에 대한 포지셔닝 전략을 수립하게 되며, 이러한 포지셔닝 전략은 마케팅믹스 전략을 수립하는 과정으로 연결된다.

Ⅰ. 시장세분화

의료관광에 참여하는 방문객에 대한 이해를 높이고, 이들의 욕구를 충족시키며, 효율적인 마케팅활동을 수행하기 위해서는 시장세분화(market segmentation)의 과정을 거칠 필요가 있다. 모든 의료관광은 관심이 있는 대상이 한정되어 있기 때문에 한정된 대상에 대한 접근방법과 프로그램이 효율적으로 설정되어야 성공적인 의료관광을 실시할 수 있기 때문이다.

일반적으로 의료관광에 참여하는 수요시장은 지리적·인구통계적·심리적으로 서로 다른 이질적 성격을 지닌 다양한 방문객들로 구성되어 있다. 따라서 이들 중 서로 비슷한 유형(types)의 특성(characteristics)을 지닌 사람들, 즉 동질성(homogeneity)을 지닌 하나의 집단을 형성시키는 과정을 시장세분화라고 한다.

의료관광관리자는 이러한 세분화과정을 통해 의료관광 참여확률이 높은 집단을 찾아내고, 잠재적 세분시장의 수요를 확인하며, 세분시장의 지속가능성과 규모를 인식하여 표적시장에 대한 비용효율성을 점검해 보아야 한다. 이와 같이 시장세분화는 의료관광 조직이 지니고 있는 자원을 모든 소비자에게 투여하여 소진하는 것이 아니라 일정한 특성을 지닌 세분시장 중 가장 매력도가 높은 세분시장에 적은 비용을 투자하여 높은 효과를 얻기 위해 반드시 필요한 과정이라고 할 수 있다.

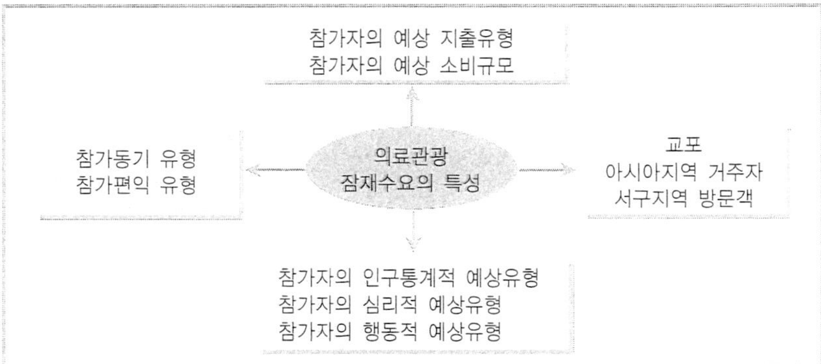

그림 8-2 의료관광 잠재수요의 특성과 유형

1. 시장세분화의 요건

다양한 변수에 의해 의료관광에 참여하는 잠재적 수요에 대한 적절한 시장세분화가 이루어졌다고 해도 세분화된 시장이 모두 가치가 있다고 할 수는 없다. 즉, 세분화된 시장이 표적시장으로 선택되기 위해서는 마케팅활동을 수행할 수 있는 충분한 가치가 있는 특성을 지녀야 하며, 아울러 표적화된 세분시장이 자원을 투입할 경제적 가치가 있어야 하고, 또 이를 효율적으로 투입할 방법이 있어야 하는 것이다.

1) 측정가능성과 규모

의료관광관리자는 세분화된 시장의 규모(size)가 어느 정도인지를 측정할 수 있어야 한다. 세분시장의 측정가능성(measurability)은 의료관광관리자가 의료관광 프로그램의 적절한 구성, 수익의 예측 및 운영계획을 수립하는데 반드시 필요하다.

세분시장의 규모가 경제적 가치가 있어야 표적시장으로 결정할 수 있으며, 이들을 위한 프로그램도 구성될 수 있다. 만약 그 규모를 측정할 수 없는 세분시장 또는 매우 규모가 작은 다수의 세분시장이 표적시장으로 결정되었다면 의료관광관리자는 많은 어려움에 직면할 수밖에 없는 것이다.

2) 접근가능성

시장세분화를 통해 매우 매력적인 표적시장을 선택했다고 하더라도, 잠재적 수요자들에게 접근할 방법이 없다면 이는 그림의 떡과 같은 존재라고 할 수 있다. 즉, 세분시장에 효과적으로 경제적인 접근을 할 수 있는 방법이 있어야 의료관광을 알릴 수 있고, 의료관광의 프로그램을 소개할 수 있으며, 방문객으로서 획득할 수 있는 편익을 알려줄 수 있는 것이다.

2. 의료관광 시장세분화 변수

의료관광관리자는 시장세분화를 위해 집단의 특성이 어떠한 변수들로 구성되어 있는지, 또 어떤 변수에 의한 시장세분화가 중요한 기준인지를 인식하여야 한다. 아울러 알려지지 않은 변수에 의한 특성을 보이는 집단이 존재하는지, 만약 존재한다면 의료관광 수요시장으로서 어떤 가치가 있는지 등을 판단하여야 한다.

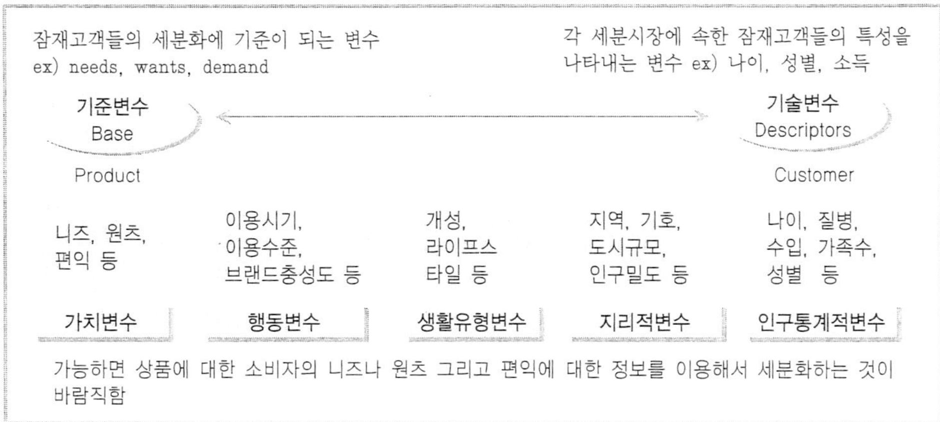

그림 8-3 시장세분화 변수

의료관광 잠재수요의 시장세분화에는 매우 다양한 변수들을 사용할 수 있으나 주로 지리적 세분, 인구통계적 세분, 심리적 세분, 행동 세분, 추구편익 세분 등이 주요변수로 사용되며 이에 대한 세

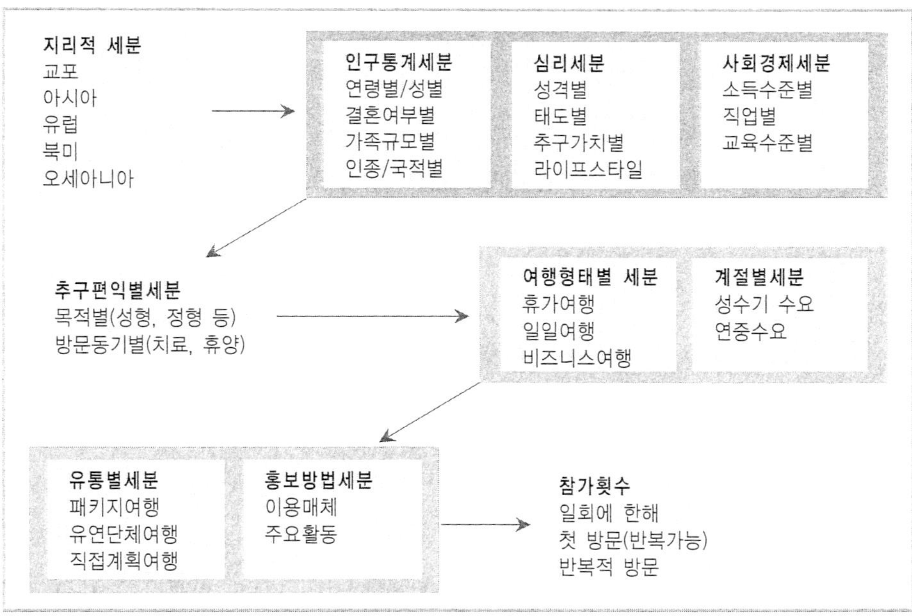

그림 8-4 의료관광 시장세분화의 주요 변수

분화 과정의 변수들은 〈그림 8-4〉의 순서로 나타낼 수 있으며, 변수별로 세분화하는 방법에 대해 알아보고자 한다.

1) 의료관광시장의 지리적 세분화

의료관광 잠재시장의 지리적 세분화(geographic segmentation)는 의료관광의 성격을 정하고 계획함에 있어 중요한 부분을 차지하고 있다. 대부분의 의료관광 수요는 자국거주 외국인 및 외국거주 교포를 대상으로 하는 경우가 많지만, 의료관광의 성격에 따라 외국관광객에 중점을 두어야 하는 경우도 있기 때문이다.

표 8-1 의료관광시장의 지리적 세분화 방법

변 수	지리적 세분방법	
지 역	1차(자국 거주 외국인)	자국 거주 외국인
	2차(교포)	외국에 거주하는 교포
	3차(아시아)	일본, 중국, 동남아
	4차(유럽 및 미주)	미국, 유럽,
도시규모	10만, 50만, 100만, 300만 이상	
인구밀도	수도, 수도권, 직할시, 중소도시, 지방	

의료관광의 지리적 세분시장은 지역과 도시규모 및 인구밀도 등으로 구별할 수 있다. 그중 지역을 중심으로 한 세분시장은 다음과 같은 유형이 있다.

① 자국 거주하는 외국인

② 외국에 거주하는 교포

③ 아시아에 거주하는 외국인

④ 유럽 및 미주에서 참가하는 외국인

의료관광의 주요 방문수요는 ①과 ②의 경우에서 발생하는 경우가 많아 이를 의료관광의 1차 수요대상이라 할 수 있다. 그러나 의료관광이 폭넓은 관심의 대상이 되는 경우 아시아, 유럽 및 미주 거주자를 중심으로 한 ③과 ④의 외국인이 2차 수요대상으로 확대될 수 있다. 이와 같은 지리적 세분화의 적용범위는 의료관광의 규모에 따라 상이해질 수 있다. 또한 1차 및 2차 수요대상에 대한 시장세분화는 다시 배후도시의 규모로 구별될 수 있으며, 규모가 큰 배후도시가 많을수록 의료관광객에 대한 홍보와 유치에 용이하다.

2) 의료관광시장의 인구통계적 세분화

인구통계적 요인은 다른 분야에서도 매우 넓게 사용되고 있는 세분변수로 연령, 성별, 가족규모, 가족 생활주기, 소득수준, 직업, 교육수준, 종교, 국적 등 수요대상의 인구통계적 특성을 이용해 세분화하는 방법이다. 인구통계적 세분화(demographic segmentation)는 대부분의 의료관광에서 중요하게 고려해야 할 변수이다.

또한 인구통계적 변수는 여가활동의 선택과 선호도에서 중요한 의미를 지니기 때문에 의료관광 특성에 따라 반드시 고려해야 하는 변수이다. 성형·피부의료관광의 경우 젊은 연령층 및 여성층의 흥미를 유발시키며, 안과·치과의료관광의 경우 중년층의 관심을 끌기가 용이하고, 한방의료관광의 경우 노인층, 가족단위의 방문객을 유인하기 쉬운 것도 바로 인구통계적 변수와 관련이 있는 것이다.

연령에 의한 세분화는 표에서와 같이 구분되기도 하지만, 좀더 명확한 세분화를 위해 연령을 명시한 세분화방법을 이용하기도 하고, 각 연령대를 다시 구분(초반, 중반, 후반 등)하기도 한다.

여가활동과 소비행동에 커다란 영향을 미치는 요인 중 하나는 가족생활주기라고 할 수 있다. 특히 가족생활주기에 따라 일상생활에서 관심을 두고 있는 분야가 달라지기 때문에 마케팅활동에 고려해야 할 요인이다. 의료관광시장의 세분화에서 그려해야 할 가족생활주기는 〈표 8-2〉에서와 같이 구분될 수 있다.

표 8-2 의료관광시장의 인구통계적 세분화방법

변 수	세 분 방 법
연 령	취학전, 초등학생(저학년, 고학년), 중학생, 고등학생, 20대, 30대, 40대, 50대, 60대, 70대 이상
성 별	남성, 여성
가족규모	1, 2, 3~4, 5 이상, 또는 핵가족과 대가족
가족 생활주기	미혼, 신혼, 젊은 부부, 중년, 장년, 노년단계, 독신기
소득수준	연 1000만원 미만, 1000~2000만원, 2000~3000만원, 3000~5000만원, 5000만원~1억원, 1억원이상
직 업	기술직, 전문직, 사무직, 판매직, 자영업, 농어민, 학생, 주부, 무직
교육수준	대졸이상, 고졸, 중졸, 초등졸
종 교	기독교, 가톨릭, 불교, 유교 외
국 적	한국, 일본, 중국, 동남아, 미국, 유럽 외

3) 의료관광시장의 심리적 세분화

심리적 세분화(psychopathic segmentation)는 눈에 띄지 않는 사회·경제적 지위, 생활양식 및 개인의 성격 등으로서 다른 세분변수에 비해 시장규모의 측정이 용이하지 않은 세분변수이다. 특히 생활양식과 성격에 따른 시장세분화는 시장의 규모를 정확히 판단하기가 매우 어려우며, 촉진도구의 사용에 있어 접근방볍을 찾기가 어렵다. 즉, 시장세분화의 전제조건인 시장의 규모의 측정가능성과 접근성이 부족한 세분화방법이라고 할 수 있다.

표 8-3 의료관광시장의 심리적 세분화방법

변 수	세분화방법
사회계층	상류계층, 상위중산층, 하위중산층, 숙련노동계층, 비숙련노동계층
생활양식	전통적 알뜰형, 합리적 생활만족형, 진보적 유행추구형, 보수적 생활무관심형
성 격	자기과시적, 사교적, 적극적, 권위주의적

심리적 세분화에서 많이 사용되는 변수는 사회계층(social class)이다. 이는 단순히 소득수준에 의해 분류되는 것이 아니라 명예나 권력 등 사회적 지위에 관련되는 사항이 고려된 사회·경제적 측면(socio-economic)의 변수라고 할 수 있다. 우리나라에서 사회계층에 의한 세분화는 상류계층, 상위중산층, 하위중산층, 숙련노동계층 및 비숙련노동계층의 다섯 계층으로 구분되며, 각각의 계층이 선호하는 의료관광의 유형에서 상이한 차이를 보인다.

심리적 세분화는 그 이외에도 생활양식(life style)에 의해 네 가지로 구분될 수 있다. 우선 전통적 알뜰형은 전통적 의식주생활 집단으로서 문화생활보다 건강, 자녀문제, 사업 등에 관심을 가지고 있으며, 비사교적이고, 보수적 가치관의 40~50대가 주류를 이루고 있다. 합리적 만족형은 온건보수집단으로서 윤택한 경제생활, 레저, 취미생활에 관심을 가지고 있고, 20~30대의 기혼여성·중간생활수준계층이 중심인 유형이다.

진보적 유행추구형은 전통적 가치를 거부하는 진보적 성향의 집단으로서 여가생활, 취미생활 관심도가 높고, 20대 미혼남녀·학생·사무직 종사자들이 주류를 이루고 있다. 보수적 생활무관심형은 비적극적·낙관적 집단으로 건강·인간관계·집안일·사회안정에 많은 관심을 갖고 있으며, 50대 이상의 기혼남성이 중심인 계층이다.

심리적 세분화의 또 다른 방법은 성격에 의해 세분하는 방법으로 성격에는 자기과시적 성격, 사교적 성격, 적극적인 성격, 권위주의적 성격 등이 있다.

4) 의료관광시장의 추구편익 세분화

의료관광에 참가하는 방문객들은 각자 추구하는 편익이 다르다고 할 수 있다. 의료관광 수요시장에서 추구편익(benefits sought)에 의한 세분화는 자신이 속한 지역사회와 다른 문화를 접해보고자 하는 집단, 다른 지역에 비해 고도의 의료기술 때문에 참가하는 집단, 다른 지역에 비해 저렴한 의료비용 때문에 참가하는 집단, 의료정보를 얻기 위해 참가하는 집단, 특정지역 방문 및 기념물의 쇼핑을 목적으로 참가하는 집단 등 다양한 형태로 구분될 수 있다.

5) 의료관광시장의 여행형태별 세분화

의료관광에 참가하는 방문객의 여행형태에 따라 의료관광시장을 세분화(medical tourist market segmentation)할 수 있다. 세분변수로는 출발지, 여행상품 형태, 교통수단, 여행기간 등이 이용된다. 〈표 8-4〉에서 설명된 것처럼 다양한 세분변수를 이용해 의료관광에 참가하는 잠재수요 시장을 세분화할 수 있다.

시장세분화에서 중요한 것은 의료관광의 목적과 이를 달성하기

표 8-4 의료관광시장의 여행형태별 세분화

변 수	세분화 방법
출발지	국외 장거리(long-haul)국가, 단거리(short-haul) 국가, 국내출발지
여행상품 형태	패키지상품, FIT상품
상품유통 형태	직접구매, 여행사를 통한 구매
상품가격 수준	중저가, 고급
교통수단	자동차, 항공, 열차
여행기간	단기여행, 장기여행

위해 세부목표에 따라 가장 중요한 세분변수를 설정하는 것인데, 특정변수만을 이용해 수요시장을 세분화하는 것이 아니라 다양한 변수들이 고려되어져야 한다. 의료관광시장의 세분화의 예를 〈그림 8-5〉를 통해 알 수 있다.

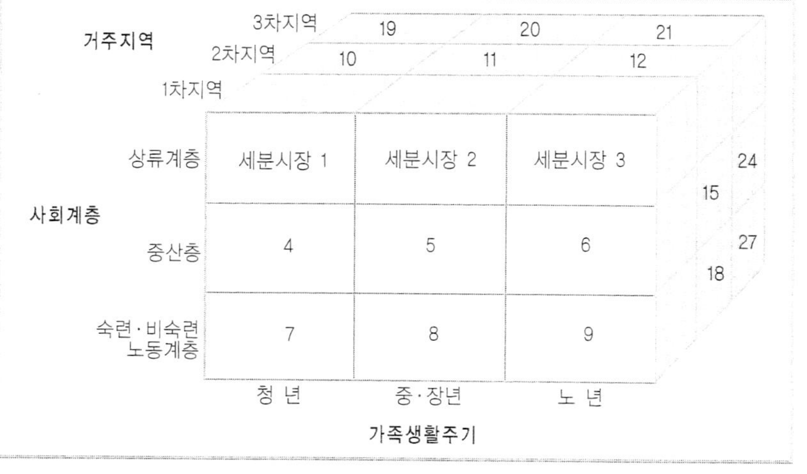

그림 8-5 의료관광시장 세분화의 예

의료관광의 수요시장을 세분화하는 것은 직접관찰(direct observation), 스태프의 인식(event staff's perception), 과거 방문객의 데이터(databases of past visitors), 설문조사(surveys) 등으로 가능하며, 이러한 방법이 병행되어 사용되는 것이 좋다.

Ⅱ. 표적시장

1. 세분시장의 평가

의료관광시장의 세분화에서 설명된 것처럼 의료관광에 참가할 대상으로 많은 세분시장이 존재한다. 그러나 각각의 세분시장이 모두 매력적인 시장이라고 할 수는 없으며, 의료관광의 세부목표 달성이 가능한 세분시장, 실시환경에 부합되는 세분시장, 자원의 투입으로 경제적 또는 비경제적으로 긍정적인 효과를 거둘 수 있는 세분시장을 선택해야 한다.

이를 위해 각 세분시장의 매력도를 측정할 필요가 있으며, 그중 매력도가 높은 세분시장을 표적시장으로 선택해야 한다. 세분시장의 매력도 측정을 위해 〈그림 8-6〉에서와 같이 환경적 요소와 경쟁구조 요소, 세분시장 요소 및 적합성 요소를 고려해 볼 필요성이 있다.

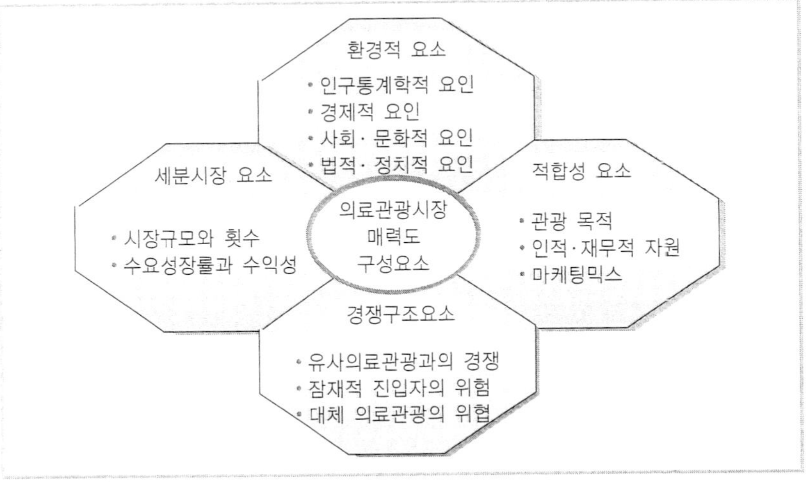

그림 8-6 의료관광시장의 매력도 구성요인

세분시장을 표적화함에 있어 그 시장의 경제적 상태와 경향, 인구통계적 변화, 사회·문화적 욕구, 법적인 제약 또는 정치적 지원 등의 환경적 요소가 고려되어야 하며, 표적화하고자 하는 세분시장이 의료관광의 목적과 부합되는지, 조직이 지니고 있는 인적자원과 재무적 자원으로 운용이 가능한 시장인지, 적합한 마케팅믹스를 적용할 수 있는지에 대한 적합성을 점검해볼 필요가 있다.

또한 세분시장의 규모가 어느 정도인지를 확인하여 일회성 의료관광 또는 일정한 주기 설정이 가능한지의 여부와 수요성장률과 이에 따른 의료관광 실시 수익성 등의 세분시장요인이 고려되어야 한다. 아울러 유사의료관광과의 경쟁구조, 잠재적 진입자의 위험 및 경쟁으로 인한 스폰서십 확보의 용이성 등이 감안되어 세분시장의 매력도를 측정할 필요가 있다.

2. 표적시장의 결정전략

의료관광 수요시장의 매력도가 측정되면 의료관광관리자는 어느 세분시장을 표적시장으로 할 것인지와 얼마나 많은 세분시장을 표적시장으로 할 것인지를 결정해야 한다. 의료관광수요의 표적시장을 선택하는 방법에는 비차별화 마케팅전략과 차별화마케팅전략 및 집중전략이 있다.

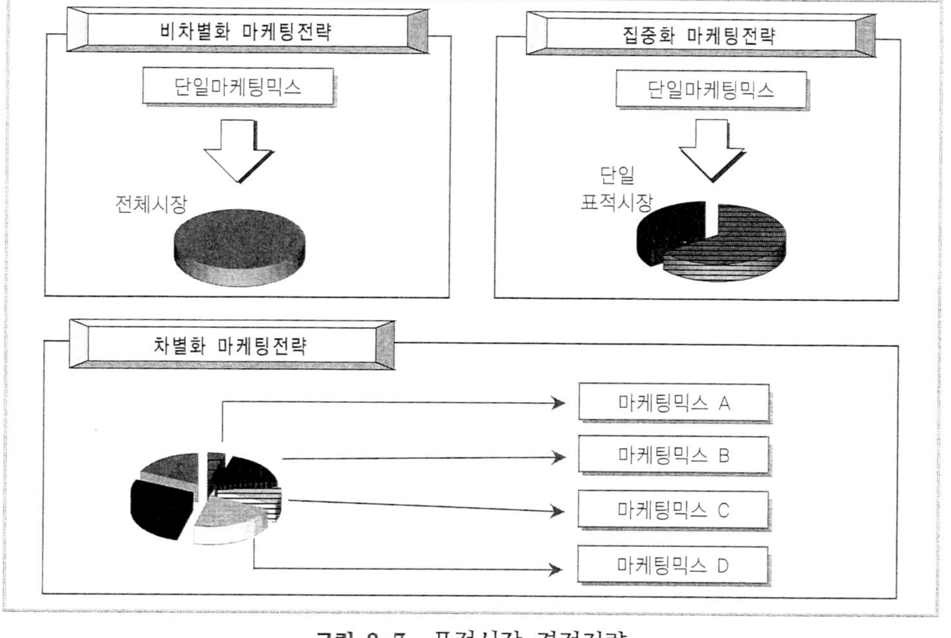

그림 8-7 표적시장 결정전략

비차별화(undifferentiated) 마케팅전략은 수요자 전체시장을 대상으로 구분되지 않은 의료관광 프로그램과 동일한 촉진방법에 의해 불특정 다수의 대중을 대상으로 표적시장을 선택하는 전략이다.

차별화(differentiated) 마케팅전략은 세분시장 중 몇 개의 표적시장을 결정한 후 각각의 표적시장에 부합되는 의료관광 프로그램을 기획·운영하고, 각각의 세분시장에 적합한 촉진도구를 이용해 세분시장에 접근하는 방법이라고 할 수 있다.

집중화(concentrated) 마케팅전략은 매력도가 높은 특정 단일시장을 표적시장으로 선택하고, 그들에게 적합한 의료관광 프로그램을 구성하며, 선택된 시장에 도달할 수 있는 촉진도구를 활용해 특정시장만을 위한 집중적 마케팅활동을 수행하는 전략이다.

Ⅲ. 포지셔닝

세분시장의 평가에 의해 표적시장으로 결정된 잠재적 의료관광 참가자들은 그들의 가처분소득과 시간을 활용한 의료관광을 다른 국가 및 지방으로 선택할 수 있다. 따라서 의료관광관리자는 실시하고자 하는 특정 의료관광에 참여하는 것이 다른 국가 및 지역의료관광 참여와 상이한 차별적이고 특징적인 이미지를 구축할 필요가 있다. 즉, 그 의료관광만의 차별적인 특징으로 인해 의료관광객의 욕구를 충족시킬 수 있다는 인식을 심어주고, 표적시장 내에서 효과적인 마케팅활동을 수행하는 것이다.

표적시장에 의료관광을 포지셔닝하는 방법으로는 참가자에게 가져다 줄 편익을 전달하는 속성·편익에 의한 포지셔닝과, 참가자의 유형과 특성을 제시하는 참가자에 의한 포지셔닝, 국내외에서 실시된 성공적인 유사 의료관광을 언급하거나 비교하는 포지셔닝 등이 있다.

이러한 포지셔닝의 위치를 다른 의료관광과 비교하여 2차원 또는 3차원의 그림으로 작성한 것을 포지셔닝맵이라고 한다. 포지셔닝맵은 의료관광 주최자의 주관적 관점에서 의료관광의 특성을 기준으로 작성하는 것과 잠재적 방문자들이 인지하고 있는 지각을 중심으로 작성된 인지도(perceptual map)가 있다.

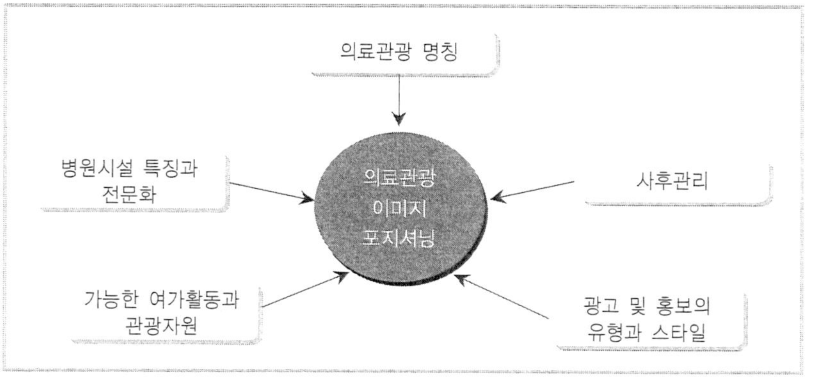

그림 8-8 의료관광 이미지 포지셔닝의 구성요소

의료관광관리자가 주의해야 할 것은 프로그램의 아이디어 또는 운영중심의 사고에 빠지다 보면, 자기중심적인 포지셔닝맵을 작성할 우려가 있다는 것이다. 즉, '의료관광 주최자가 무엇을 준비했느냐'도 중요하지만, '참가자가 원하는 것이 무엇이냐'가 매우 중요한 것이다.

9 Chapter

의료관광마케팅믹스

Ⅰ. 상품(서비스)

Ⅱ. 가격

Ⅲ. 유통

Ⅳ. 촉진(마케팅 커뮤니케이션)

Ⅴ. 사람

Ⅵ. 서비스 과정

Ⅶ. 물리적 환경

Ⅷ. 패키징과 프로그래밍

Ⅸ. 파트너십

Chapter 09 의료관광마케팅믹스

마케팅 믹스(Marketing Mix)개념은 1964년 보덴(Borden N. H.)에 의해서 제기된 이래 맥카시(McCarthy)에 의해 일반화되었다. 대상 관광시장에서 세분화, 표준화, 정위화 분석에서 나타난 결과에 따라 그 시장을 개발하고 판매목표를 세운 후 이를 달성하기 위해 해당 기업에서 이용할 수 있는 모든 수단의 결합을 마케팅 믹스전략이라고 한다.

일반적으로 마케팅믹스는 관리자가 목표를 달성하기 위해 조종하고 영향을 미칠 수 있는 요소들로 구성되어 있다. 4P를 중심으로 한 마케팅개념을 도입한 McCarthy는 그 요소들은 상품(Product), 가격(Price), 유통(Place)과 촉진(Promotion)으로 설정하고 있다.

표 9-1 의료관광 마케팅믹스

구성요소	내 용
상품(Product)	의료관광프로그램, 병원 및 내 서비스
가격(Price)	의료비, 관광비용, 숙박·항공비용
유통(Place)	중간 판매인, 홍보매개체
촉진(Promotion)	광고, 인적판매, 홍보, 판매촉진,
사람(People)	의료진, 참가자, 관광조직
물리적 환경(Physical evidence)	병원시설 및 관광시설
서비스 진행과정 (Process)	도착부터 출발까지의 서비스 진행과정
패키징(Packaging)	관광자원과의 연계, 관광상품화
협력(Partnership)	병원, 여행사, 중앙정부, 지자체

그러나 Cowell(1984)은 4P에 사람(people), 물증(physical evidence), 진행과정(process)을 추가하여 7P를 마케팅믹스로 설정하고 있다. 보건의료서비스의 마케팅 개념은 4P 대신 SCAP로 명명하였으며 서비스(Service; Product의 개념), 수가(consideration; Price의 개념), 접근 및 전달(Access; Delivery, Place의 개념), 촉진(Promotion)으로 분류하였다.

의료관광관리자가 의료관광의 마케팅 목표를 달성하기 위해 관리해야 할 마케팅믹스는 〈표 9-1〉에서와 같이 정리할 수 있다.

이러한 마케팅믹스는 독립된 계획에 의해 실행되는 것이 아니고 의료관광환경과 의료관광조직이 지니고 있는 자원에 따라 실행의 범위와 크기가 제한될 수 있다. 의료관광조직 환경에서의 마케팅믹스는 〈그림 9-1〉에서와 같이 외부환경과 개최조직의 가용자원에 둘러싸여 있음을 알 수 있다.

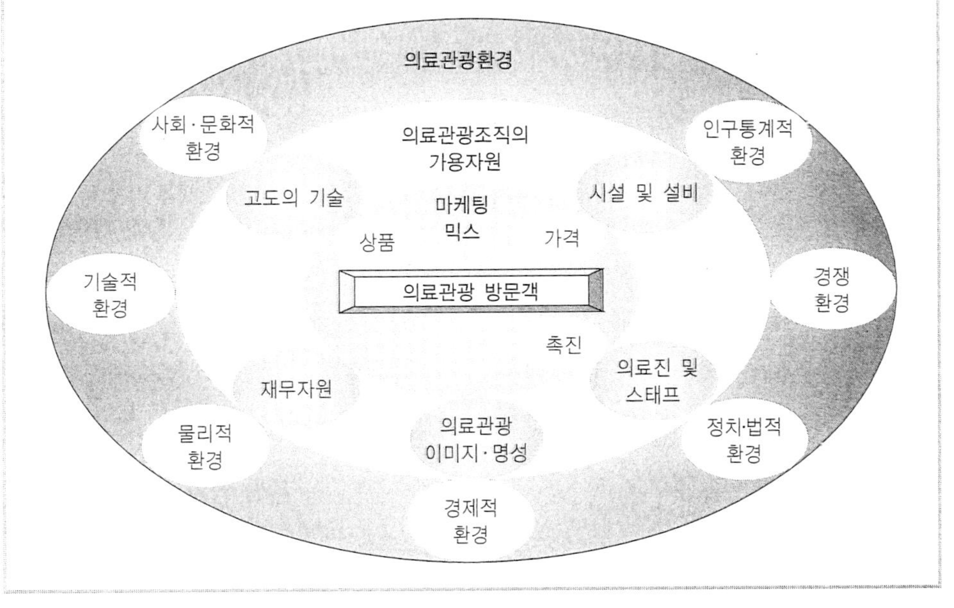

그림 9-1 의료관광 조직 환경에서의 마케팅믹스

의료관광 마케팅에서 상품(product)은 참가자의 입장에서 볼 때의 의료관광에 구성되어 있는 모든 요소들이라고 할 수 있다. 즉, 의료관광에서 제공하는 프로그램, 의료기술과 직원서비스의 질과 수준, 부대시설, 정보교류의 기회, 의료서비스 환경, 의료관광지의 이미지 및 의료관광을 통해 얻을 수 있는 즐거움 등이 포함된다. 다수의 의료관광이 의료관광관리자의 생산지향(product oriented)적 사고로 의료관광객들의 욕구를 충족시키지 못하는 경우가 많다.

의료관광 마케팅믹스에서 가격(price)이란 방문객이 의료관광에 참가하기 위해 지급해야 하는 비용으로 의료비 외에 시간비용, 교통비용, 숙박비용, 식음료비용, 관광비용 및 기념품구입비용 등을 지급하게 된다. 따라서 의료관광에 참여하고자 하는 방문객은 이에 필요한 직접비용과 기회비용을 비교하게 된다.

유통(place)믹스는 의료관광에 참여하기 위해 상품을 판매하고 구매하는 유통(distribution)을 의미한다. 예를 들어 여행상품은 여행사에서 판매할 수도 있고, 병원업무를 대행하는 알선업체에서도 구매할 수 있다. 아울러 'place'는 영어의 단어 뜻 그대로 의료가 시행되는 병원(venue)의 의미로 사용되기도 한다.

의료관광 마케팅믹스에서 촉진(promotion)이란 의사전달(communication)의 의미를 가지고 있어 커뮤니케이션믹스로 부르기도 하며, 이는 마케팅믹스의 4P중 가장 눈에 띄는 마케팅활동(Middleton, 1995)이라고 할 수 있다. 촉진믹스는 의료관광을 알리는 활동 즉 광고, 인적판매, 홍보, 판매촉진 등이 포함된다.

Ⅰ. 상품(서비스)

마케팅에서 상품(Product)이란 기업이 제공하는 잠재고객들의 욕구충족수단으로서, 유형적인 재화뿐만 아니라 형태가 없는 서비스, 그리고 사람, 장소, 조직, 아이디어 등도 고객의 욕구와 필요를 충족시켜 줄 있다는 점에서 상품의 개념을 확대하고 있다.

마케팅에 있어서 가장 기본적인 요소로서 상품에 대한 정확한 지식이 있어야 마케팅의 전략이나 방향을 설정할 수 있다.

특히 의료관광상품인 경우 그 대상물인 의료인프라시설, 교통·숙박시설 뿐만 아니라 장소로서의 관광지와 관광자원, 그리고 서비스까지 모든 것이 포함될 수 있어 한마디로 시장에서 고객의 욕구와 요구를 충족시켜 줄 수 있는 모든 것이라 할 수 있다.

일반적으로 의료관광상품이란 물적 소유권의 변화 없이 무형의 활동, 편익 및 만족을 제공받는 것이다. 의료관광서비스는 무형의 서비스로 가변적이며 인간의 직접적인 육체 및 정신적 노력에 의해 소비자에게 제공되므로 철저한 질적 관리와 신용을 최고의 조직목표로 삼아야 한다. 병원은 표적시장과 소비자의 요구나 욕구를 명확히 파악해야 하며 현재의 의료관광서비스 믹스에 대한 계속적인 평가도 수반되어야 할 것이다. 또한 소비자의 만족과 기대에 부응하여 현재의 서비스를 수정하거나 새로운 서비스를 도입하는 등 서비스의 조정이 필요하다.

1. 의료관광상품 믹스

대부분의 관광기업은 두 가지의 상이한 차원에서 관광상품 믹스를 결정해야 하는데 하나는 기업 전체의 차원이고 다른 하나는 개별적인 시설이나 서비스 차원이다.

1) 기업 전체 차원의 의사결정

(1) 상품믹스와 상품계열의 관계

한 기업이 생산하여 판매하는 모든 상품 또는 제품계열과 품목을 통틀어 상품 또는 제품믹스라고 한다.

제품계열이란 제품믹스 중에서 물리적·기술적 특징이나 용도가 비슷한 제품의 집단을 말한다. 한 기업의 제품믹스는 일정한 넓이와 길이를 갖고 있는데, 제품믹스의 넓이란 기업이 몇 개의 제품계열은 갖고 있느냐 하는 것이고, 제품믹스의 길이는 제품믹스 안에 있는 품목의 수를 말한다.

기업은 자사의 제품 및 서비스 믹스를 확대하거나 그 일부를 제거할 것을 결정할 수 있다.

의료관광기업은 자신이 제공할 서비스의 종류와 제공 정도에 대한 장기적인 계획을 갖고 있어야 한다. 즉, 현재 및 미래의 상품·서비스 계열은 고객에게 만족을 주기에 충분한 것이며, 상품서비스의 구체적 내용을 달리해서 상품 차별화의 정도를 어느 수준에서 유지할 것인지를 판단해야 한다.

따라서 기업의 자원과 목적에 적합하지 않은 상품·서비스 계열은 폐기·수정하고, 현재의 상품·서비스 믹스가 고객만족에 충분치 못하면 새로운 사업에 진출하거나 경쟁기업을 인수·합병할 수 있다. 이 경우 기존상품·서비스 믹스에 미치는 영향을 고려해야 한다. 때때로 기업들은 상황분석 또는 마케팅 조사를 통하여 상품·서비스 믹스의 전부 또는 일부를 향상시킬 시기를 결정한다.

(2) 상표화

상표란 한 기업의 상품이나 서비스가 경쟁사의 상품이나 서비스와 식별될 수 있도록 하기 위해 사용하는 것으로 이는 이름, 상징

(symbol), 도안(design) 혹은 상표마크(brand mark)로 이루어져 있다.

상표는 상품을 구분할 수 있으며 기업은 상표의 광고 등을 통하여 고객들로 하여금 자사의 상품을 사게 하고 계속적으로 애용하게 할 수 있다. 자사상품에 대해 높은 상표충성도(brand loyalty)를 가진 고객을 많이 확보하면 확보할수록 경쟁 우위를 확보할 수 있다.

의료관광상품에서 사용될 수 있는 상표전략은 상표품목 하나하나에 개별상표를 붙여주는 개별상표 전략(Individual brand)과 공동상표(family brand) 아래 모든 품목을 판매하는 공동상표 전략이 있는데, 과거에는 개별상표 전략이 주를 이루었으나 공동상표 전략이 증가하는 추세에 있다.

2) 개별적인 시설과 서비스 차원의 결정

의료관광기업에 있어서 서비스를 제공하는 현장의 종사원들은 매우 중요한 역할을 한다. 그들만으로도 고객 경험의 질을 결정할 수 있다. 이처럼 사람, 즉 서비스 제공자는 의료관광산업에서 중추적 역할을 한다.

의료관광기업은 고객만족을 위하여 두 가지, 즉 첫째는 양질의 상품제공, 둘째는 양질의 서비스 제공을 잘 수행해야 한다. 의료관광상품의 인적 차원은 비록 통제와 표준화가 더 힘들기는 하지만 적어도 다른 요소와 같은 정도의 관심을 받을만한 가치가 있다.

비록 의료관광기업들이 제공하는 많은 것들이 물리적인 시설과 설비 등을 포함하기는 하지만 성공과 실패의 열쇠를 쥐고 있는 것은 양질의 서비스를 어떻게 제공하느냐에 따라 달라질 수 있다.

만족한 고객들만이 되돌아오고, 긍정적인 구전광고는 새로운 고객을 유치하는 가장 강력한 힘을 가지고 있다.

좋은 서비스의 출발은 신규사원을 채용할 때부터이다. 성공적인 의료관광기업으로 성장하기 위해서는 종사원을 채용할 때 인성, 전문지식과 능력, 대인관계기술 등이 겸비되어야 한다. 그리고 두 번째는 오리엔테이션과 각종의 교육훈련 프로그램을 통하여 개선 및 향상시켜야 한다. 세 번째는 동기부여와 직무만족을 제공함으로써 보다 서비스 지향적인 종업원을 확보할 수 있는데, 이에는 정기적인 커뮤니케이션 확보, 적절한 보상과 포상 등이 있다.

2. 의료서비스상품

1) 의료서비스상품의 차원

의료기관은 다양한 전문 직종들이 모여 복잡한 업무과정을 수행하는 조직이지만 고객들에게 전달되어지는 궁극적인 최종 산출물은 의료서비스이며, 이러한 의료서비스는 공급자 개인, 즉 의료진의 판단력과 전문성에 고객이 전적으로 의존해야 하는 대표적인 전문 서비스라고 할 수 있다. 따라서 의료기관의 모든 활동은 의료서비스상품 제공이라는 핵심적 가치를 고객에게 제공하기 위한 지원과정에 포함된다.

의료서비스는 고객들에게 전달되는 핵심적인 편익 혹은 해결안 즉 진단, 치료 및 수술 등에 그 기반을 두는 핵심상품과 의료서비스와 관련된 다양한 활동으로 이루어지는 보조서비스로 이루어진다.

(1) 핵심상품(core product)

의료서비스의 중심적 구성요소로 근본적이면서도 고객추구 편익을 해결하는 특성을 가짐으로써 상품이 본질적으로 수행하는 기능, 즉 고객의 욕구충족 또는 문제해결 차원을 의미한다. 예를 들면, 치통으로 인한 치과병원 방문 접수, 치료, 비용 지불 등의 여러 단계를 거치게 되지만 결국 충치를 발치하는 것이 핵심상품이라고 할 수 있다.

(2) 보조서비스(supplementary services)

핵심상품을 보강하는 역할을 수행하여 의료서비스의 사용을 용이하게 하고 서비스의 부가가치를 주어 고객의 전반적인 경험에 차별화를 제공함으로써 의료서비스의 가치와 소구력을 향상시켜 주는 기능을 하는 서비스를 의미한다. 예컨대 치과병원에서 환자들에 대한 접수 및 진료절차 안내, 진료비 계산절차 등이 이러한 보조서비스에 포함된다.

보조서비스는 크게 두 가지 서비스로 구분할 수 있는데, 하나는 고객들의 핵심상품 사용에 도움을 주거나 서비스 전달에 요구되는 서비스인 이용편의 서비스(facilitating supplementary service)이고, 나머지 하나는 고객에게 추가적인 가치를 부가하는 이용향상서비스(enhancing supplementary service)이다.

보조서비스의 구체적 내용은 〈표 9-2〉와 같다.

표 9-2 보조서비스의 분류

구분	이용편의서비스	이용향상서비스
내용	정보 주문접수 대금청구 지불	문의 환대 고객소유물관리 예외상황 처리

① 정보(information)

상품이나 서비스로부터 완전한 가치를 얻기 위해서 고객들은 이와 관계된 유용한 정보를 필요로 한다. 특히 신규고객 및 잠재적 고객은 정보의 필요성을 많이 느끼게 된다. 어떤 상품이 그들의 욕구를 가장 잘 충족시켜 줄 수 있는가에 대하여 알기를 원한다. 따라서 서비스가 제공되는 장소, 시간, 가격, 그리고 이용방법 등에 관심을 보이게 되며 더 나아가서 예약확인, 이용조건, 주의사항 등에 대한 정보 등도 포함하게 된다. 이러한 정보제공과 관련하여 최근에 가장 받고 있는 것이 웹사이트로 예약접수, 의료상품 및 의료진 소개 등이 다양하게 활용되고 있다.

② 주문접수(order taking)

일단 고객들이 병원을 방문하게 되면 일반적인 서비스에서의 주문접수와 같이 환자로서의 접수 및 등록을 하는 서비스가 이루어지게 된다. 고객의 접수 및 등록을 받는 과정은 상황이 어떠하든지간에 공손해야 하며 아울러 신속하고 정확해야 한다. 즉, 고객들이 시간을 허비하지 않고 정신적 및 물리적 노력이 불필요하게 들어가지 않도록 해야 되며, 이러한 과정에서 시간을 최소화하며 과정처리가 완벽하면서 정확하게 이루어지는 것이 가장 기본적인 요소로 받아들여져야 한다. 의료서비스 상황 하에서는 환자들이 병원에 도착하여 접수 및 등록을 하는 부분이 여기에 해당된다.

③ 청구(billing)

비용청구는 무료로 서비스를 제공하지 않는 한 병원을 포함한 거의 모든 서비스기관들에게 공통적인 사항일 것이다. 부정확하고, 불명료하고, 불완전한 청구는 지금까지 제공되는 서비스에 만족하고 충성심을 보이던 고객에게 상당한 불평, 불만족을 야기하는 빌미를 제공하게 된다. 만약 이와 같은 청구가 불만족스러워하는 고객들에게 발송되기라도 한다면 치명적인 결과가 발생하게 된다. 고객들은 대금청구가 명확하고, 정보 제공적이며, 품목별로 일목요연하게 되어 있으면서도 전체적인 금액을 한눈에 알아볼 수 있도록 된 것을 원한다. 그렇지 못할 경우 고객들은 병원에 대해 우호적인 인상을 가질 수 없게 된다. 따라서 대금청구과정에서 고객들이 원하는 내용이 과연 무엇이며, 또한 고객들이 어떻게 대금청구의 내용이 구성되어지길 원하는가를 파악하여야 하며 청구서 양식도 이런 고객의 욕구를 반영하여 제작되도록 해야 한다.

④ 지불(payment)

대부분의 경우 청구서를 받게 되면 고객들은 지불행동을 하게 된다. 경제가 발전하면서 점진적으로 고객들은 지불행동을 하는데 있어서 보다 쉽고 편리한 지불방법을 원하게 된다. 고객들이 대금을 지불하는 방법에 있어 가장 일반적인 방법은 현금 등을 직접 지불하는 방법이지만 신용카드나 직불카드를 이용하는 방법 등도 지속적으로 증가하고 있다. 그러나 일부서비스 분야에서 동전이나 화폐를 넣어서 이용하는 셀프서비스 기기를 활용하는 방법은 장비고장으로 인하여 불편함을 초래하는 경우도 있으므로 완벽한 장비유지와 신속한 정비지원이 매우 중요하게 작용한다는 점을 알아야 한다.

⑤ 문의(consultation)

정보제공은 고객들의 질문에 대한 단순한 반응인 것에 비하여, 문의는 고객의 요구사항을 정확하게 판단하기 위해서 대화를 나누고 그 요구사항에 부합되는 해결책을 강구하는 것이다. 문의의 가장 간단한 형태로는, 해당분야의 전문가가 고객이 던진 질문에 즉각적으로 행하는 충고가 있다. 이러한 충고를 효과적으로 수행하기 위해서는 적합한 행동방침을 제공해주기 전에 개별고객의 현재 상황을 정확하게 이해할 필요가 있다.

한편, 문의의 또 다른 형태 중의 하나인 카운셀링은 고객들로 하여금 그들 자신의 상황을 보다 잘 이해할 수 있도록 해주어서 자신들에게 알맞은 해결방법이나 실행계획을 세울 수 있도록 해주는 것이다. 따라서 이러한 접근방법은 의료서비스와 같은 서비스에 있어서는 상당히 가치 있는 이용향상서비스가 될 수 있다.

⑥ 환대(hospitality)

환대란 새로운 고객들을 즐거움으로 맞이하고 서비스시설을 재방문하거나 상품을 다시 구매하는 고객들에게 반가움을 맞이하는 것을 의미한다. 예의와 고객욕구에 대한 충분한 배려는 고객들과 전화통화에도 적용되어져야 하고 얼굴을 맞대는 서비스 접점에서는 최고의 표현으로써 반영되어져야 한다. 환대서비스의 품질은 핵심상품과 함께 고객이 경험하게 되는 고객만족과 불만족을 결정하게 되는 중요한 요소로 작용하게 되며 특히 고객참여서비스에서는 더욱 그러하게 된다. 왜냐하면 핵심서비스를 제공받는 고객들에게 서비스제공이 종료되기까지는 서비스현장을 떠날 수가 없어 직원들과의 접촉이 지속적으로 이루어지기 때문이다. 이와 같이 어떤 서비스들은 고객들로 하여금 서비스제공 장소에 들어가서 그 서비스가 완료될 때까지 체류하는 것을 요구한다. 서비스 제공이 우수하다고 평가받고 있는 병원일수록 고객들을 극진하게 대우하며, 특히 그 고객들이 서비스 제공 장소에 오래 머물러 있어야 할 경우는 더욱 그렇다.

⑦ 고객소유물 및 안전유지(safekeeping) 요소관리

서비스제공 장소를 방문하는 동안 고객들은 종종 자신과 동행한 어린아이나 자신이 지참한 개인적 소유물에 대해서 병원에서 배려해주기를 원한다. 실제로 이와 같은 배려서비스가 제대로 제공되지 않을 경우 다시는 해당서비스를 이용하지 않게 되는 경우도 있다. 고객을 배려해주는 또 다른 고객소유물 관리는 매장에서 고객들이 이미 구입한 물품과 관계되는 것으로서 이러한 서비스를 위하여 매장 입구에 보관시설을 운용하는 경우가 많이 있으며 무료

나 혹은 추가적인 비용을 개인이 부담하여 이용하게도 한다.

⑧ 예외상황 처리(exception)

예외상황 처리는 정상적으로 제공되고 있는 서비스 과정의 범위 밖에서 수행되는 보조서비스를 말한다. 빈틈없는 완벽한 비즈니스를 추구할수록 이에 대한 대비로써 우발적인 사왕에 대비한 계획을 사전에 준비하고 이를 처리할 지침을 직원들에게 교육시킴으로써 이에 대한 대처를 즉각적이면서도 효율적으로 할 수 있도록 하고 있다. 예외사항은 4가지 범주로 나누어서 생각해 볼 수 있다.

첫째, 특별주문은 고객이 공식적이거나 통상적인 업무처리 절차의 범위를 넘어서게 되는 어떤 개별화된 내용을 요구할 경우에 발생한다. 둘째, 문제해결은 사고, 지연, 장비 오작동, 혹은 상품 사용에 따른 애로사항 등이 원인이 되며 정상적인 서비스가 제대로 제공되지 않는 경우에 발생한다. 셋째, 불평·제안·칭찬 등의 처리는 여러 가지의 규정과 절차를 요구하고 있는데 불평·제안·칭찬 등에 대해서 직원들은 자연스러운 반응을 보여야 하고 아울러 적절한 대응을 신속하게 할 수 있어야 한다. 마지막으로 보상으로 고객들은 서비스제공이 실패하게 되면 어떠한 형태로든지 간에 보상받기를 원한다. 이러한 보상에는 법적 해결, 환불, 추가적 무료서비스 제공 등이 있다.

⑨ 관리적 의미

여덟 가지의 보조서비스 중 정보와 예약 같은 서비스는 고객들로 하여금 좀 더 핵심서비스의 이용을 용이하게끔 해주며, 나머지 서비스는 핵심서비스의 가치를 더욱 높여주거나 비금전적인 비용을 절감해 주게 된다. 모든 서비스가 반드시 8개의 보조서비스로 이루어지는 것은 아니지만 이러한 보조서비스의 역할이 고객처리 서비스에서 더욱 중요시되며, 환대요소는 고객들과의 밀접한 상호작용을 하게 되므로 그 중에서도 가장 중요하게 작용한다.

일반적으로 가격이 저렴하고 실용적인 서비스일수록 보조서비스는 줄어들게 되며, 고비용적이며 고부가가치 상품일수록 보조서비스의 역할이 중요시되게 된다. 어떤 특정서비스를 위하여 제공되어 지도록 결정된 보조서비스는 나름대로 정해진 규격과 기준하에서 지속적으로 관리되어지고, 운용되어져야만 핵심서비스를 원활히 보조할 수 있다.

Bruhn과 Georgi(2006)는 서비스상품을 핵심서비스, 보조서비스, 서비스프로그램 등으로 구성되어 있는 것으로 보고 있다. 고객들의 서비스상품 구매시, 원스톱 쇼핑 혹은 풀 서비스 제공을 원하는 것과 관련하여 서비스 프로그램을 별도의 요소로 구분하여 보조서비스와 함께 핵심서비스를 연결해주는 서비스상품 피라미드 모델을 다음과 같이 제시하였다.

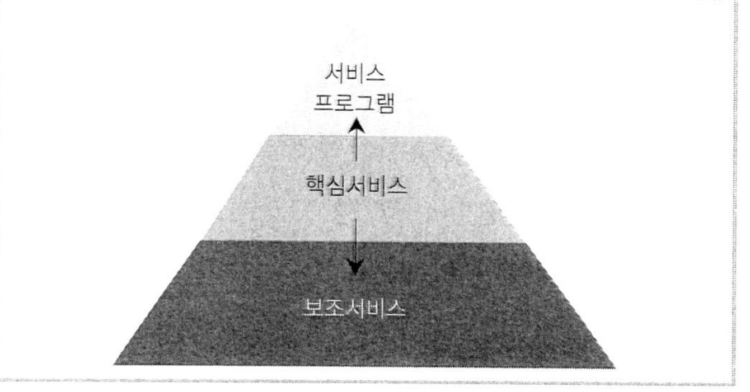

그림 9-2 서비스상품 피라미드

(3) 전달과정(delivery process)

전달과정은 핵심상품과 보조서비스를 전달하여 주는 역할을 수행하는 것으로써 각기 다른 서비스 구성요소가 고객들에게 전달되는 방법, 서비스 전달과정 중 고객의 역할과 관련된 특성, 서비스

전달과정의 소요시간, 제공되어져야 할 서비스의 수준과 스타일 등을 고려하여야 한다.

이러한 서비스의 전달과정은 서비스 운영절차, 서비스 직원 및 시설과의 고객접촉 정도, 보조서비스의 요구 정도가 각각 다르게 적용된다. 예를 들어, 고객참여 서비스는 다른 어떤 서비스보다도 보조서비스가 더 많이 요구되는데, 이러한 서비스는 고객이 직접 서비스 전달을 현장에서 받아야 하기 때문이다.

입원서비스의 핵심적인 편익은 일정기간 병실에 머무르면서 치료를 받는 것으로서 서비스 수준, 스케줄, 프로세스의 특성, 정리 정돈된 병실, 편의품의 제공 등과 같이 고객들이 나름대로 기대하는 것과 그들 자신 혹은 병원의 역할에 의하여 구성되어진다. 핵심상품을 중심으로 하는 보조서비스들은 병원의 예약으로부터 진료지원 및 행정지원과 같은 요소들이 포함되게 된다. 또한 의료서비스의 전달과정도 이러한 요소들과 함께 좀 더 구체화되어야 한다. 비싼 병실일수록 편의시설 및 공간, 음식 등의 보조서비스의 수준도 더 높게 유지되어야 한다. 예를 들어, 환자가족을 위한 별도의 공간 제공, 집무실 등이 제공되기도 하며 일부 최고급 병실에서는 초특급호텔 수준의 내부 인테리어, 별동의 회의실, 24시간 보안요원들에 의한 보안서비스 등을 제공하고 있다.

2) 의료서비스상품 믹스 및 수명주기

(1) 의료서비스 상품믹스(product mix)

의료서비스 상품믹스란 어떤 특정 의료서비스 기관이 고객들에게 제공하는 모든 의료서비스 상품 및 품목 일체를 말한다. 어느 의료서비스 기관의 상품믹스를 분석하는 것은 마케터의 입장에서 마케팅 전략을 어떻게 수행할 것인가에 대한 지침과 관련되는 것으로써 매우 중요하다.

의료기관이 의료소비자에게 제공할 수 있는 모든 상품계열과 상품항목들을 총칭한다. 서비스상품믹스결정은 각 서비스상품계열과 상품항목을 어떤 내용과 형태로 구성할 것인지를 결정하는 것이다. 의료서비스 기관의 상품믹스 구조는 〈그림 9-3〉에서 보는 바와 같이 크게 3가지 측면에서 세분하여 살펴볼 수 있다. 첫째, 서비스상품믹스의 넓이는 해당의료기관이 취급하는 상품계열의 수를 말하며 둘째, 길이는 각 상품계열의 상품 수를 말하고 마지막으로 깊이는 특정상품 계열내의 각 상품이 제공하는 품목의 수를 나타낸다.

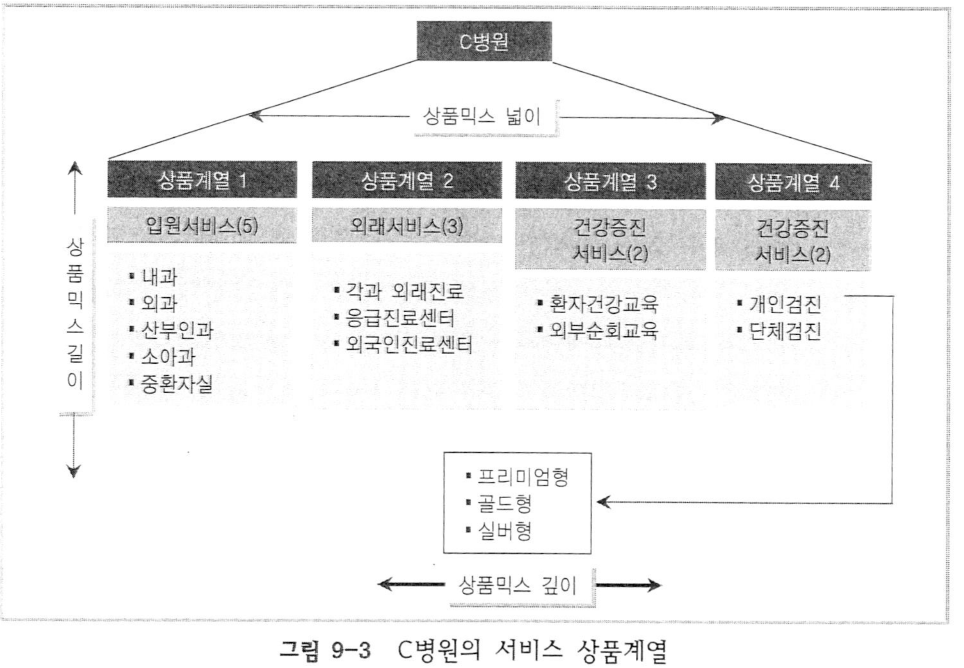

그림 9-3 C병원의 서비스 상품계열

① 서비스 상품계열(product line)

서비스 상품의 기능이나 대상이 유사한 집합을 의미하는 것으로 상품믹스의 넓이라 할 수 있으며 얼마나 다양한 상품을 제공하는

가를 설명해 주는 요소이다. 〈그림 9-3〉에서 보는 바와 같이 C병원의 서비스 상품계열은 입원, 외래, 건강증진, 건강검진 서비스와 같이 총 4개 분야라고 할 수 있다.

② 서비스 상품항목(product item)

서비스 상품항목은 개별서비스 상품단위를 의미하며 상품믹스의 길이라고 할 수 있다. 서비스상품항목은 입원서비스 계열의 5개 중 총 12개로 구성되어 있다. 한편 깊이는 각 상품항목들이 제공하는 서비스의 수를 의미하는 것으로서 상품계열 4의 개인검진인 경우 프리미엄형, 골드형, 실버형 등 3가지 유형이 있으며 이는 개인검진의 등급별 서비스 수준을 나타낸다.

(2) 의료관광서비스 상품의 수명주기

서비스도 수명주기가 있다. 서비스수명주기(service life cycle : SLC)도 상품수명주기(product life cycle : PLC)처럼 도입기(introduction stage), 성장기(growth stage), 성숙기(maturity stage), 그리고 쇠퇴기(decline stage) 등 4단계로 구성되어 있다.

① 도입기

새로 개발된 서비스가 시장에 처음 제공 되어질 때의 시기를 말한다. 서비스는 소규모 투자로 사업시작이 가능하며 소비자들의 인지도가 높아지게 되면 금방 사업이 확대될 수 있다. 이러한 서비스의 특성은 시장도입에 따른 재정적 위험을 감소시켜주며 대부분의 경우 실패 시에도 비용부담은 상대적으로 적게 든다. 도입기동안 대부분의 새로운 서비스들은 경쟁자들이 거의 없는 상태이다. 그러나 서비스상품의 경우 특허권이나 이에 준하는 법률적 권리가 거의 보호되지 않기 때문에 경쟁자들에 의한 복제나 모방이 쉽고도 빠르게 생겨난다.

② 성장기

성장기 동안 해당서비스산업은 급속하게 성장한다. 새로 개발한 서비스를 제공하고 있는 대부분의 병원은 현금흐름이 흑자가 되는 것을 보게 된다. 그 서비스산업은 확대되고 수요가 높기 때문에, 그 서비스를 제공하는 병원들은 일반적으로 가격대를 높일 수 있게 된다. 높은 가격대는 높은 마진을 보장해주기 때문에 수익성이 좋아지게 된다. 그러나 수익성이 지속적으로 높아질 수 있다는 가능성 때문에 그 서비스시자에 신규로 들어오는 병원들도 많아져서 경쟁이 치열해지며 특정 세분시장이 부상하게 된다. 이러한 상황 때문에 병원들은 보다 더 본질적인 경쟁우위를 개발할 필요가 있게 된다.

③ 성숙기

서비스 수명주기가 성숙기에 이르면 그 서비스 산업의 매출은 더 이상 늘지 않게 된다. 그럼에도 불구하고 병원이 시장점유율을 높이거나 매출을 증대시키는 유일한 방법이 경쟁병원과 무엇인가를 차별화하는 것이기 때문에 경쟁은 더욱 치열해지게 된다. 이렇게 치열해진 경쟁의 결과는 해당 서비스산업 전체의 이익감소로 이어지게 된다. 서비스 수명주기의 성숙단계에서 취약한 경영구조를 갖는 병원은 시장에서 퇴출되며 고객들 또한 병원간의 차별화 요인들을 발견하기 힘들게 된다.

④ 쇠퇴기

쇠퇴기 동안에는 매출액이 하강곡선을 그리게 된다. 이러한 매출감소는 이미 개발된 새로운 기술이 원인이 되는 경우가 많이 있다. 수요가 감소하고 있기 때문에 많은 병원들은 그 해당 서비스를 자신들의 상품에서 제외시키고 있다. 따라서 경쟁은 오히려 둔화되게 되며, 현금흐름 또한 떨어지게 되면서 대부분 병원들의 이익도 줄어들게 된다.

한편, 서비스의 수명주기상 쇠퇴기에 있는 서비스를 제공하고 있는 병원들은 일반적으로 5가지 대안을 갖게 된다. 첫째, 시장에서 철수하는 것으로 철수의 타이밍을 잡는 것이 매우 중요하다. 둘째, 수확하는 것이다. 이는 그 서비스로부터 최대한의 수익을 거두려고 하는 것이다. 셋째, 가지치기로 수익성이 가장 악화된 서비스는 단절시키고 반면 수익성이 양호한 서비스를 유지시키는 것이다. 넷째, 긴축으로 수익성이 떨어지는 부분은 매각하거나 폐쇄시키고 수익성이 좋은 부분은 유지·확대시키는 것이다. 마지막으로 부활인데 기존 표적시장이나 또 다른 표적시장에 소구할 수 있도록 새로운 서비스를 찾아내는 것이다.

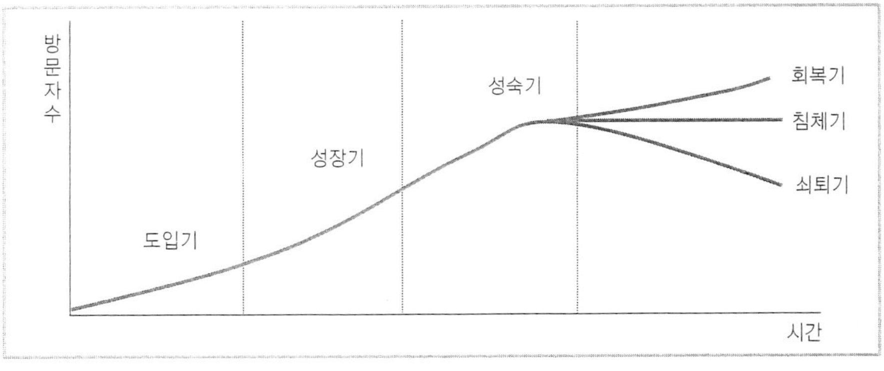

그림 9-4 의료관광상품의 수명주기

3) 의료서비스상품 믹스전략

(1) 의료서비스상품 전략의 중요성

의료서비스 상품 전략은 의료서비스를 어떤 고객에게 어떤 수준과 내용으로 제공할 것인지를 결정하는 것으로서, 의료기관의 수익성 결정, 고가의 인력 및 장비와 관련된 의사결정, 의료기관의 이미지 결정에 미치는 영향 등과 같이 의료기관의 경영전략에 중요한 의미를 갖는다. 이러한 중요성을 감안할 때 의료서비스의 상품 전략은 마케팅믹스의 가장 중요한 요소이자 경영과 직결되는 마케팅 전략과제로써 다루어져야 한다.

이제까지 대부분의 의료기관에서는 전략적 차원에서 접근하기보다 전통적인 의료제공 체계의 틀 속에서 수동적이고 관행적으로 받아들여 온 측면이 있다. 그러나 향후 의료시장의 경쟁강도가 심화됨에 따라 경쟁우위를 확보할 수 있는 전략으로서 의료서비스 상품의 중요성은 더욱 높아질 것으로 전망되므로 창의적이고 적극적인 의료서비스 상품전략에 대한 접근이 요구되고 있다.

(2) 의료서비스상품 믹스전략

의료서비스상품 믹스전략이란 의료이용자들에게 어떤 내용을 가진 서비스를 어떤 제공과정을 거쳐 어떤 이미지로 전달할 것인지를 계획하는 것으로 다음과 같은 사항들에 대한 답을 구하고 실행하는 것이다.

- 전체 서비스상품믹스를 어떻게 설정하고 향상시킬 것인가?
- 전체 서비스믹스 중 각각의 서비스상품을 어떻게 설정하고 향상시킬 것인가?
- 서비스상품의 주기에 따라 각 서비스상품을 어떻게 설정하고 향상시킬 것인가?

병원에서 상품믹스를 결정하는 것은 결과적으로 병원의 성과와 관련되기 때문에 대단히 중요하다. 또한 이미 제공하고 있는 서비스들이라도 그 성과를 주기적으로 평가하여 성과가 나쁜 서비스 상품 항목이나 상품계열의 경우, 축소 또는 폐지를 검토할 수 있다. 따라서 서비스 상품믹스를 결정할 때 그 서비스가 해당 병원에 기여하는 바를 합리적으로 분석·평가하여야 한다. 과거와 같이 백화점식 진료과목의 배열로는 경쟁적 우위를 점하기 어렵기 때문에 병원의 핵심서비스, 상품선도자 또는 이미지 상승 상품들을 선정하고 이를 중심으로 집중적인 투자전략을 취하는 경향이 증가하고 있으며 효과적인 의료서비스 상품믹스 결정이 중요한 전략적 과제가 되고 있다.

서비스 상품믹스를 결정하기 위한 자료로는 병원의 성과나 생산성 등과 같은 객관적인 자료를 이용할 수도 있지만, 소비자에 의한 평가정보도 중요하다. 소비자들에게 경쟁병원보다 우월한 평가를 받는 서비스는 그 병원의 상품선도자나 이미지 상승상품의 역할을 할 수 있는 가능성이 높다. 또한 소비자들에게 인지도가 높거나 기대수준이 높은 서비스 중에서 소비자들의 평가 결과가 만족스럽지 못하거나 불만이 많이 제기되는 의료서비스에 대해 우선적으로 개선하기 위한 전략을 실시할 필요가 있다.

(3) 의료서비스 진행 도식화

서비스 운영에 있어 시간은 인원할당 및 스케줄 작성 목적의 운영적 측면뿐만 아니라 고객들의 관점에서도 매우 핵심적인 역할을 하는 요소로 볼 수 있다. 따라서 서비스 기획에서 각각의 서비스 요소에서 얼마나 시간을 소요할 것인가를 사전에 파악하는 것은 매우 중요하다. 고객들은 서비스 기관에서의 다양한 서비스들 중에서 비생산적인 활동으로 인식되는 서비스 행동이나 절차를 없애거나 최소화하려고 한다.

서비스 진행도식화는 고객들에게 전달되어지는 서비스에 포함되어 있는 여러 서비스의 진행절차와 특성을 보여줄 수 있는 기법으로 고객서비스 경험의 모든 것에 대하여 이해하도록 해 준다. 마케터의 입장에서는 특히 이러한 서비스진행 도식화작업을 통하여 핵심서비스와 보조서비스적인 요소들을 구분할 수 있게끔 만들어 주게 된다.

예를 들면 병원에서는 의사의 진료 및 처치와 관련된 서비스들이 핵심적인 서비스를 구성하고 예약, 주차장 이용, 환자접수 및 등록, 의료서비스 비용청구 및 지불, 약제과에서의 약품수령, 자동현금 출납기나 편의점 등 각종 편의시설 이용 등으로 보조서비스가 이루어지게 된다. 위와 같은 병원에서의 여러 가지의 다양한 서비스에 대하여 서비스 진행 도식을 준비하다 보면 해당 서비스의 핵심적인 편익과 보조서비스가 무엇으로 구성되어 있는지, 해당 서비스의 가시적인 부분과 비가시적인 부분은 어떻게 구성되어 있는가를 알 수 있게 되어 마케팅 전략을 어떻게 수행할 것인가에 대하여 단서를 얻게 된다.

4) 한국 의료서비스의 품질 경쟁력

한국은 선진국 수준의 높은 의료기술과 시설 면에서 경쟁력을 갖추고 있으므로 '의료관광대국'으로 성장 가능성이 크다고 할 수 있다. 한국은 미용, 성형 분야의 품질경쟁력이 높은 것으로 나타났고, 특히 안과, 피부과, 성형외과, 치과 등 비보험 진료의 비중이 큰 분야가 상대적 수준이 높은 것으로 나타났다.

미용·성형분야 평균 의료기술 수준은 90점(미국 100점)으로 이는 선진국과 비슷한 수준이며, 성형외과의 대표적 시술인 지방흡입과 이식술은 선진국을 능가하는 것으로 평가되고 있다.

한국인들이 주로 걸리는 6대 암(위, 간, 폐, 대장, 유방, 자궁)은 독자적인 신기술 개발로 치료기술 수준이 높으며, 난소암, 백혈병, 설암, 방광암, 전립선암 등도 선진국에 근접하고 있는 것으로 파악되었다.

표 9-3 국내 의료기술수준

국내우수 진료과목	임상기술 우수영역	미국대비 (100점) 기술수준
치과	임플란트 수술, 악교정수술, 3차원 영상분석	91
신경외과	뇌혈관내 수술, 디스크 수핵 용해술, 비흡습적 디스크 수술	89
재활의학과	근전도 검사, 연하곤간 치료	89
안과	라식·라섹 수술, 백내장, 녹내장 수술	89
이비인후과	두경부 종양수술, 만성 중이염수술, 부비종 내시경수술, 인공 와우이식술	86
진단방사선과	간암 색전술, 폐결핵 진단, 경동맥 스텐트술, 간질환 및 폐질환의 영상진단, 뇌졸중 혈관내 치료	81
성형외과	미세혈관 수술, 지방흡입·이식술, 안검성형술, 비성형술, 안면윤곽수술, 유방재건술, 수지접합술	90
피부과	박피술, 피부레이저 치료, 보톡스 시술, 모발 및 자가 표피 이식술	85~92

출처 : 산업연구원(2004), 대한의학회(2004)

Ⅱ. 가격

아담스미스(Adam Smith)는 시장에서의 보이지 않는 손(Invisible Hand)이라는 가격이 시장에서 소비와 공급을 조절한다고 하였는데, 이와 같이 가격(Price)이란 소비자가 자신의 필요와 욕구를 충족하기 위해 시장에서 제품을 구입하려 할 때 판매자에게 그 반대급부의 금전적 대가로서 지불하는 것이라 할 수 있다.

가격이란 상품의 가치를 측정할 수 있을 뿐 아니라 소비자에 대한 만족도의 평가도구이기도 하다. 소비자는 제품의 질과 가격이 비례한다는 일반적인 상식을 가지고 제품을 구매하기 때문에 그 가격에 걸 맞는 제품의 구성요소가 결부되지 않는다면 이는 곧 불만의 요소가 될 뿐만 아니라 차후 제품 선택에 악영향을 미칠 수 있는 부분이다.

따라서 가장 적절한 가격결정을 위해서는 기업의 내적 요소인

원가, 마케팅 방향, 조직의 내부적 특성과 외적 요소인 시장의 규모와 특성, 경쟁업체, 외부적 제약요소 등을 면밀히 분석하여 가격결정을 해야 한다.

의료서비스에서는 제공한 제품 또는 서비스 대가로서 소비자가 공급자에게 지불하는 금전적 가치를 가격(수가)이라고 한다. 가격이 직접 소비자에 의해 지불된다면 가격은 서비스 이용의 장애가 되지만 가격이 직접 지불되지 않는다면 소비자는 수가에 무관심하게 되고 가격이 서비스 이용 결정에 중요한 변수가 되지 않는다. 특히 의료보험의 도입으로 수요량은 가격에 더욱 둔감하게 되었다.

의료수가 결정방법은 병원 및 기업마케팅에 있어서의 가격결정이론이 그대로 적용되는 것은 아니다. 의료서비스는 고객들의 주문내용이 변동성이 크고 환자를 상대하는 의사들의 서비스 내용결정의 재량권이 크며 전문성이 높고 가격결정요인의 변동성이 커짐에 따라 가격변화가 심해진다.

의료서비스의 가격결정요인은 욕구를 발생시킨 문제 상황의 파악(진단)과 해결방안의 모색(처방)으로 구성된다. 따라서 의사들은 병원활동의 많은 부분을 조정함으로써 가격에 영향을 미칠 수 있는 것이다. 또한 병원의료수가의 결정에 있어서 너무 비싸거나 너무 싸다고 인식되지 않도록 주의하여야 한다. 너무 값싼 의료수가는 고객들로부터 그들이 제공하는 서비스의 질을 의심 받을 수가 있고, 너무 비싸면 일반 고객들로부터 외면당할 수가 있기 때문이다. 그러나 소비자에게 높은 가치가 있다고 판단되는 부분에 높은 가격을 설정함으로써 다른 부분의 손실을 보충할 수 있을 것이다.

오늘날과 같이 경쟁이 심화되고 더욱 가격경쟁적인 상황에서는 의료비가 경쟁중심적 가격설정전략에 따라 결정되어야 하나 경쟁의 압력이 가격결정에 큰 영향이 되지는 않는다.

의료서비스의 질 관리에 소요되는 총비용에는 양질의 의료를 위한 기획, 관리, 개선을 위한 비용과 질이 낮은 진료 때문에 발생하는 비용까지도 포함되는데, 다른 산업과 마찬가지로, 의료서비스에도 질 낮은 진료 때문에 많은 비용을 지불해야 하며, 특히 불충분한 의사소통으로 인하여 부담해야 하는 손실비용이 크다. 결국 이러한 손실비용은 의료이용자인 환자의 부담으로 돌아가게 된다.

따라서 의료조직이 해야 할 중요한 일은 먼저 낭비와 재작업, 그리고 고객을 잃기 때문에 발생하는 질이 낮은 의료에 의한 총비용을 감소시키는 것이며, 그 다음은 절약한 자금의 일부를 활용하여 예방과 업무설계에 투자하는 것이다.

의료관광비용은 상품의 가격으로서의 기능을 지니고 있어, 저가를 결정하게 되면 관광객의 방문횟수를 최대화하여 접근성을 확대(increase accessibility)하는 기능을 갖게 된다. 이렇게 비용을 최소화하는 결정은 상품 홍보 등의 목적을 지닌 의료관광에 이용된다.

또한 의료관광의 비용을 높은 금액으로 책정하게 되면 상류계층의 세분시장(upscale segment market)을 유인하고 접근성을 축소(decrease accessibility)함으로써 시장을 분할하는 기능을 갖게 된다.

의료관광의 비용을 결정하는 데는 다양한 방법이 사용될 수 있으며, 비용 수준에 영향을 미치는 요인도 다수 존재한다. 주요 영향요인으로는 새로운 시설과 설비의 투자, 인건비, 정부 또는 지방자치단체의 재정적 지원 등이 있다. 의료관광 비용은 투여된 금액과 수입으로 확보된 금액을 고려하여 그 수준을 결정하게 된다.

1. 의료관광비용 측정 - 손익분기점 분석

의료관광 비용 책정에서 반드시 거쳐야 하는 과정이 손익분기점 분석(break-even analysis)라고 할 수 있다. 이 분석은 예상수입과 비용수입을 비교하는 방법으로 고정비용과 가변비용을 나누어 분석한다. 특히 고객수가 많아질수록 가변비용이 증가하는 의료관광의 경우 가변비용을 감안하여 산출하는 것은 필수적이다. 〈그림 9-5〉은 일반적인 의료관광의 손익분기점을 분석한 예이다.

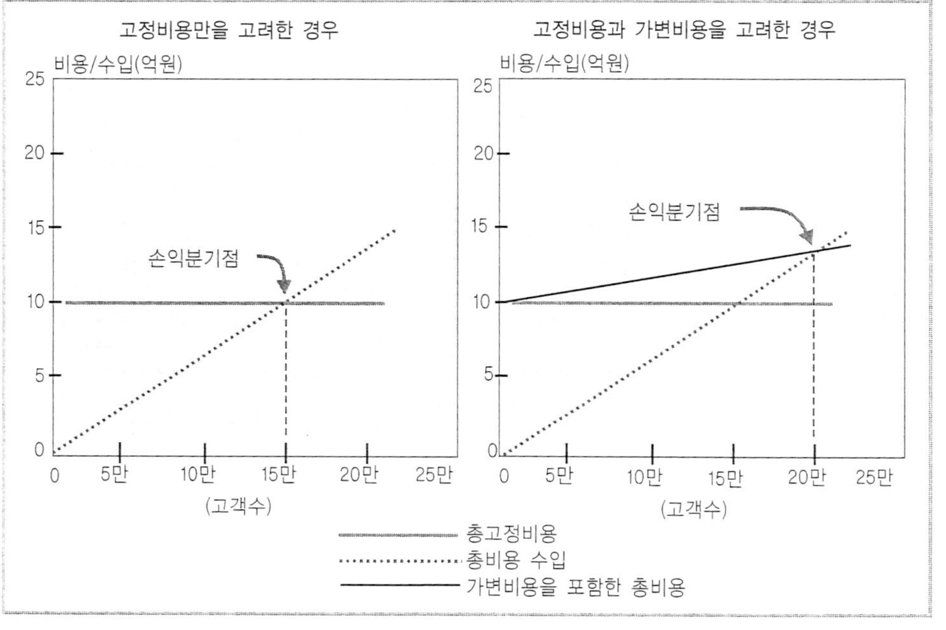

그림 9-5 의료관광 비용 손익분기점의 예

2. 의료관광비용 산정방법

의료관광 준비과정에서 투입된 비용과 의료관광 운영시 발생되는 비용에는 고정비용과 가변비용이 있다. 따라서 수익을 목표로 하거나 기회비용이 고려된 의료관광의 경우 의료관광을 통한 최소 수익금의 기대치가 있다. 이를 고려하여 비용을 책정할 경우 비용기준의 비용 산출방식(cost-recovery pricing)을 이용한다.

물론 수익발생의 원칙도 의료관광의 성격에 따라 다소 상이하게 나타날 수 있다. 의료 및 관광서비스를 목적으로 하는 의료관광의 경우 수익발생을 목표로 설정하는데, 의료관광으로 발생되는 운영 비용과 사회기반시설 및 부대시설에 대한 투자규모가 크기 때문에 비용수입과 별도로 지역 및 국가에 영향을 미치는 경제적 효과에 대한 목표를 별도로 설정하여야 한다. 비용 산정기준은 아래의 공식과 같이 나타낼 수 있다.

$$\frac{\text{INT X r}}{\text{TV}} + \frac{\text{TOC - Income}}{\text{TV}}$$

- TV : 총예상 방문객수
- INV : 의료관광을 위해 투자된 비용
- r : 투자에 대한 목표수익률
- TOC : 의료관광운영을 위해 지급되는 고정비용과 가변비용의 합계
- Income : 비용을 제외한 수입(스폰서, 매체방영료, 행사장내 영업권의 판매 등)

그림 9-6 비용 산정기준

위의 공식에서 투자에 대한 목표수익률 r값은 수익을 목표로 하는 의료관광의 경우 일반적인 은행이자율보다 높을 것이다. 그러나 공공서비스를 목표로 하고 있는 의료관광의 경우 r=0, 또는 r≦최소이자율로 되어 의료관광 운영비용에 대한 부담만을 고객에게 책정하게 된다.

3. 한국 의료관광서비스의 가격 경쟁력

한국은 선진국 수준의 높은 의료기술에 비하여 현재의 의료보험 체제하에서 가격경쟁력이 높다. 의료비는 전반적으로 낮은 편이고, 대표적인 처치술 및 수술비는 미국 대비 1/10, 일본 대비 1/5 수준이다.

또한 검사료도 미국 대비 1/3~1/20, 일본 대비 1/2~1/5 수준으로 나타나고 있다. 의료허브 구축에 힘쓰고 있는 싱가포르와 비교해도 가격 측면에서는 1/2 수준이다.

Ⅲ. 유통

1. 의료관광상품의 유통

유통(Place)이란 제품이나 서비스가 최종소비자에게 전달될 수 있도록 하는 과정과 일체의 상호의존적 조직 체계를 의미하는데, 현대사회가 복잡·다양화되면서 의료관광상품의 유통경로도 시장에서 생산자로부터 직접 소비자로 전달하는 원시단계에서부터 인터넷을 통한 사이버 시장에서의 전달경로까지 다양한 방법으로 진행되고 있다.

의료관광상품의 경우, 생산과 소비가 동시에 이루어진다고 해서 유통경로를 무시할 수 있는데, 적절하고 효과적인 유통시스템을 구사해야만 최대의 효과를 거둘 수 있다. 즉, 가장 일반적인 방법은 병원 및 여행사, 알선업체에 직접 방문 또는 전화로의 예약인데, 구매단계부터 여행 도·소매업자·정부의 관광기구·각종협회·인터넷 등의 다양한 경로가 존재하기 때문에 자사의 의료관광상품에 맞는 유통경로를 구축해야 한다.

2. 의료관광서비스 접근경로

1) 의료관광서비스의 개념 및 특성

(1) 개념

일반적으로 접근경로란 특정제품이나 서비스가 생산자로부터 소비자에게 전달되는 과정을 용이하게 지원하는 활동으로 정의한다. 이러한 개념을 의료서비스에 적용해보면 의료서비스 분야의 접근경로란 의료이용자들이 의료서비스를 원활하게 이용할 수 있도록 지원하는 활동들을 총칭하는 것으로 정의할 수 있다. 그러나 실제 의료서비스 접근경로와 관련된 논의는 의료이용자들이 의료서비스를 이용하는 경로에 국한된 활동들을 지칭하는 경우가 많으며 이는 크게 2가지 분야로 구분해 볼 수 있다.

첫 번째 범주는 의료이용자가 의료기관을 선택하고 방문하는 경우 의료기관에 대한 접근경로를 의미한다. 이는 다시 물리적 접근, 시간적 접근, 정보에 대한 접근의 3가지로 구분할 수 있는데, 최근 많은 의료기관들이 관심을 가지고 개선노력을 기울이는 분야이며 향후 경쟁우위요소로서 그 중요성이 더욱 강조될 것으로 보인다.

두 번째 범주는 의료이용자가 거치게 되는 의료기관들과의 관계와 의료이용경로에 대한 관심으로써 의료시장 내에서의 접근경로인 조직단위의 접근경로가 이에 해당하는데, 환자의뢰체계, 프랜차이즈시스템, 집단개원, 병원합동관리제도, 분원시스템 등이 있다. 이는 의료서비스에서는 생소한 분야로 상대적으로 관심이 적었다고 할 수 있다.

환자의뢰체계 등이 의료정책 차원에서 제도화되어 있기는 했으나 마케팅 전략 차원과는 다소 거리가 있었던 것이 현실이었다. 최근에는 경영전략차원에서 분원시스템이나 프랜차이즈 시스템이 도입되면서 이 분야에 대한 인식이 변하고 있으며 향후 경쟁이 심화될 경우 조직차원의 공격적인 접근경로 전략이 다양하게 시도될 것으로 전망된다.

(2) 특성

의료서비스에서의 접근경로를 이해하기 위해서는 접근경로의 특성들을 살펴볼 필요가 있으며 의료서비스는 일반제품의 접근경로와 비교하여 다음과 같은 차이점을 가지고 있다. 첫째, 서비스

전달과 생산이 동시에 일어나며 이로 인해 접근경로가 짧고 재고가 존재하지 않기 때문에 창고기능이 필요 없는 접근경로 과정의 특성이 있다. 둘째, 유형제품의 경우 유통경로의 끝에서 제품을 구매하게 되지만, 의료서비스 소비자는 전달과정의 처음부터 끝까지 참여하고 때로는 의사결정을 하기도 한다. 셋째, 서비스는 소유될 수 없기 때문에 서비스제공자는 소비자가 서비스를 받는 각 경로를 통제할 수 없으며 여러 경로로 동시에 서비스를 제공할 수도 없게 된다. 넷째, 의료서비스의 공공재적 특성과 의료정보를 보호하자는 입장에서 접근과정에 정부의 정책적 규제가 작용하며 이러한 규제는 때때로 경쟁을 제한하는 결과를 초래하기도 한다. 마지막으로 의사의 주관적 판단에 따라 의료서비스 내용이 결정되기 때문에 1차 의료기관 의사들이 최종 서비스 제공자인 병원에 대해 중간상의 의미를 갖는다고 볼 수 있다.

2) 의료관광서비스의 물리적 접근

(1) 이용경로

환자에게 의료서비스를 제공하는 방식이나 유형을 서비스 이동경로라고 한다. 가장 전통적인 접근방식은 가볍고 완치기간이 짧은 경우에는 간단한 외래방문을 통해, 그리고 좀더 심각하거나 충분한 진료가 필요할 경우에는 의료기관에 입원하여 진료 받는 것이 일반적이었다. 그러나 최근에는 의료기관에 입원하여 수술서비스를 받아야 할 질병임에도 불구하고 외래서비스를 통해 해결하고 가정에서 회복을 꾀하는 통원수술 서비스가 추세를 이루고 있다. 이는 의료서비스 내용의 변화인 동시에 환자에 대한 서비스 제공방식의 변화를 의미한다. 또한 컴퓨터통신이나 인터넷을 통한 상담과 진료, 전화를 통한 상담과 진료, 원격진료시스템 등도 종전의 공간적 제약을 뛰어넘어 새롭게 대두되고 있는 서비스 이동경로의 사례들이다.

(2) 의료기관의 위치

의료기관들이 적절한 입지조건에 대해 관심을 갖기 시작한 것은 마케팅에 대한 논의가 있기 전부터이다, 특히 의료기관의 입지조건이 진료성과와 밀접한 관련이 있으며 의료소비자를 대상으로 한 연구들에서 의료기관을 선택할 때 지역적인 편의성이 중요한 요건으로 제시되면서 의료기관의 입지조건 분석은 마케팅 전략의 핵심주제로 대두되고 있다. 지역 내 의료기관 수의 증가로 경쟁강도가 심화되면서 과거와는 달리 개원을 준비하는 의사나 의료기관 경영자들은 의료기관의 위치나 주변여건에 대해 높은 관심을 보이고 있으며 제한된 자료를 이용하여 입지분석을 시도하는 경우들이 늘어나고 있다.

(3) 서비스 제공 장소로서의 물리적 시설

무형성이라는 특성을 안고 있는 서비스산업에 있어 물리적 시설은 서비스 유형화에 결정적인 역할을 할 수 있다. 시설에 대한 이미지나 운영에 있어 비교적 보수적인 입장을 가지고 있던 의료계에 고급스럽고 전통적인 병원이미지를 탈피한 인테리어 시도가 추세로 자리잡아가고 있다. 이 추세노력을 통해 병원이미지와 인지도가 향상되며 시설과 외형이 의료서비스에 대한 평가에 얼마나 중요한 역할을 하는지를 입증해주게 된다.

Bitner(2006) 등은 서비스산업에 있어 물리적 시설이나 환경의 중요성을 강조하면서 이를 '서비스 스케이프(service scape)' 라고 명명한 바 있다. 서비스 스케이프란 "서비스가 제공되고 조직과 고객의 상호작용이 일어나는 환경으로 서비스의 제공, 전달을 촉진하는 유형재"를 의미한다.

3) 의료관광서비스의 시간 접근성

전통적으로 접근경로에서는 주로 공간적인 문제가 관심사가 되어 왔으나 현대사회에서 시간비용의 중요성이 높아지면서 신속성, 즉 원할 때 이용할 수 있는 시간적 적절성이 접근경로 전략의 중요한 과제로 대두되고 있다.

(1) 진료시간

진료시간은 주로 의료공급자의 근로시간 제한과 의료기관의 경영상의 이유로 인해 제한되어 왔으며 의료공급자 입장에서 진료시간대가 정해져 온 것이 현실이었다. 그러나 불가피하게 정규 진료시간을 활용할 수 없는 의료 이용자들이 늘어나면서 이들의 편의를 위해 진료시간을 연장하는 의료기관이 증가하고 있다.

특히 진료시간의 변경은 의료시장 점유율을 증대시키려는 경영전략의 일환으로 시행되는 경우가 많으며 야간진료서비스는 물론이고 아침에 조기진료를 하는 의료기관도 출현하고 있다. 이러한 전략은 서비스의 특성 중 저장 불가능성으로 인해 수요가 집중되는 것을 분산시키려는 효과와도 관련되어 더욱 활성화될 것으로 보인다. 또한 시간적 접근과 공간적 접근을 높이기 위한 전략으로 24시간 전화정보서비스를 통해 고객의 접근 편이성을 높이는 전략도 모색되고 있다.

(2) 대기시간 및 예약시간

의료기관을 이용하는 환자들이 이구동성으로 지적하는 '3시간

대기, 3분 진료' 얘기는 그동안 의료서비스에 대해 소비자가 가장 불만족해하는 문제가 무엇인지를 단적으로 보여주는 말이다. 의료기관에서는 이러한 소비자들의 인식을 심각한 문제로 받아들이고 대기시간 단축을 위한 여러 가지 방안들을 모색해 왔으며 그 결과 최근에는 대기시간이 점차 감소하는 추세에 있다. 대기시간 감소를 위해 많이 활용하는 방법으로 예약시스템을 들 수 있으며 그 외에 탄력적인 공급인력 배치(예 : 수요가 집중되는 시간대에 진료의사 수 확대), 업무과정의 자동화(예 : 약국 자동화, 수속절차의 전산화), 시설의 분산화(예 : 검사시설의 층별 배치) 등이 있다.

그 외에 '서비스에서의 대기시간 관리전략'은 첫째, 대기고객을 차별화하는 방안으로서 단골고객이나 중요한 고객들에게 서비스의 우선권을 부여하거나, 차별화된 가격에 따라 우선권을 부여하는 방안 등이 있다. 둘째, 절대적인 시간관리 외에 환자들의 심리적인 대기시간을 관리하는 방안이다.

4) 의료관광서비스의 정보 접근성

정보기술의 발달로 정보의 전달경로나 유형이 다양화되면서 보다 손쉽게 소비자에게 정보를 전달할 수 있는 마케팅 전략들이 활발하게 활용되고 있다. 미국병원들의 텔레마케팅은 소비자들에게 전화를 걸어 적절한 시기에 필요한 것으로 예상되는 의료정보를 안내해주는 방법이다. 이러한 정보의 제공은 환자의 정보접근성을 용이하게 함으로써 의료기관에 대한 친밀성과 신뢰성을 높이는 부수적 효과를 기대할 수 있어 중요한 마케팅 기법으로 관심을 끌고 있다.

그러나 의료기관이 소비자에게 전화로 접근하는 방식은 소비자들이 사생활을 침해한다는 부정적인 측면을 야기하게 되었고 이에 따라 의료기관에서는 소비자가 의료기관에 전화를 걸도록 유도하는 방식으로 전환하고 있는 추세이다.

(1) 의사에 대한 정보제공

소비자에게 의사의 전공분야나 예약가능 시간 등의 정보를 제공해주는 서비스이다. 미국에서는 이러한 서비스를 전문용역업체에 의뢰, 환자예약체계와 연계·운영함으로써 전화한 사람의 25~30%를 예약환자로 확보하는 효과를 거두는 병원들이 있다.

(2) 건강상담서비스

미국 성빈센트 병원에서는 건강문제로 의료에 조언을 얻고자 하는 사람들을 위하여 '간호사에게 물어보세요'라는 프로그램을 마련하여 간호사가 환자들의 전화상담을 받으면서 의료정보를 제공하고 있다. 이 사업이 시작된 이후 9,000건의 상담을 받았으며, 초음파나 내시경 검사를 포함한 여러 검사들에 대한 안내를 녹음하여 24시간 제공하는 서비스도 실시하고 있다.

Ⅳ. 촉진(마케팅 커뮤니케이션)

촉진(Promotion)이란 소비자에게 자사의 상품을 알리고 다수의 경쟁상품 속에서 자사의 상품을 선택하게 하여 최종 구매까지 이끌어 내는 시장 개척수단이라 할 수 있다.

의료관광의 촉진이란 계획된 비용 내에서 의료관광 참여를 유도할 목적으로 해당 의료관광에 대해 실제 및 잠재방문객을 대상으로 정보를 제공하거나 설득하는 마케팅노력의 일체를 말한다. 촉진은 아무리 훌륭한 상품 및 서비스로서의 의료관광이라고 하더라도 이를 잠재방문자에게 알리는 것이 중요하므로 의사전달(communication) 과정이라고 말하기도 한다.

일반적으로 촉진믹스에는 광고, 퍼블리시티, 판매촉진, PR, 인적판매 등이 포함되며, 촉진믹스가 수행하는 역할은 의료관광의 인지도 향상, 긍정적 이미지의 형성, 경쟁의료관광과 관련된 위치결정, 표적시장에 관련정보 제공, 의료관광수요의 창출 등이다.

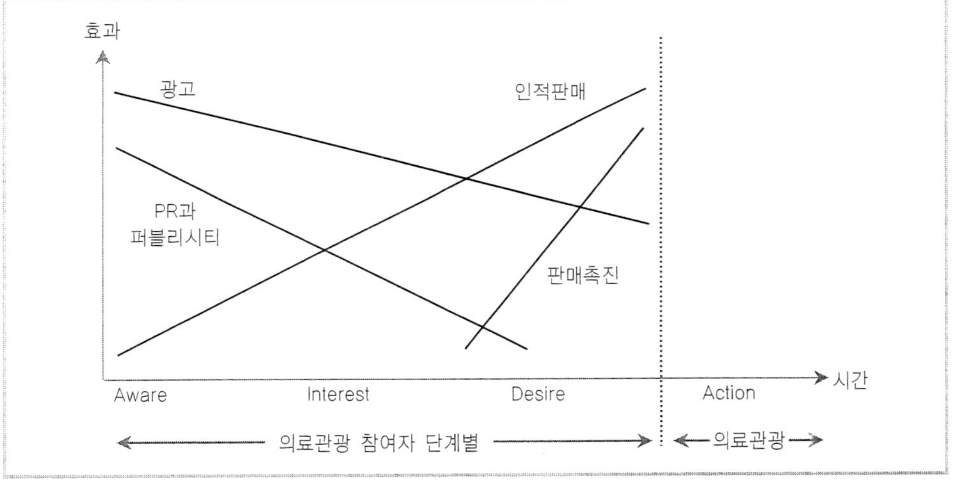

그림 9-7 촉진수단의 효과

1. 마케팅 커뮤니케이션 믹스의 구성

1) 마케팅 커뮤니케이션 믹스의 이해

서비스는 재화와는 달리 많은 부분이 고객들과 직원들의 접촉으로 인해 구성되기 때문에 마케터가 관리해야 할 커뮤니케이션 요소가 상당히 많다. 이러한 다양한 요소들은 마케팅 커무니케이션의 형태에서 보는 바와 같이 크게 접촉형태와 표준화정도에 의해서 구분되어진다. 접촉형태는 고객과 직원들과의 접촉형태를 의미하는 것으로, 현장직원에 의해서 고객들과 1:1로 대면접촉하는 형태로부터 TV·인터넷 등의 미디어를 통한 접촉으로 구분될 수 있다. 한편, 표준화의 정도는 서비스공급업자의 고객들에게 보내는 커뮤니케이션 수단들의 표준화 정도를 의미하는 것으로서, TV 등을 통해서 보내어지는 오직 단 하나의 포맷이 있는가 하면 고객들 개개인을 접촉하면서 발생하는 개인별 포맷도 있게 된다.

이러한 두 가지 형태에 의해서 구분되는 마케팅커뮤니케이션 도구는 서비스 현장에서 직원과 고객의 커뮤니케이션인 개인적 커뮤니케이션, 다이렉트 메일과 같은 맞춤화 커뮤니케이션, TV 등을 통한 매스커뮤니케이션 등으로 구분된다.

2) 마케팅 커뮤니케이션 믹스의 구성

병원을 비롯한 여러 서비스기관의 마케터들은 많은 종류의 커뮤니케이션 형태를 접하게 되는데 이를 총괄적으로 "마케팅커뮤니케이션 믹스"라고 한다. 이런 각각의 커뮤니케이션 요소들마다 그들이 수행할 수 있는 메시지의 형태 및 세분화된 시장들과 관련된 나름대로의 특징을 가지고 있다.

마케팅커뮤니케이션 믹스에 포함되는 것으로는 인적 커뮤니케이션과 비인적 커뮤니케이션의 2가지로 구분할 수 있는데, 인적 커뮤니케이션은 두 당사자 간 양방향으로 메시지가 오고가는 경우로써 인적판매, 고객서비스, 고객교육, 텔레마케팅, 구전 등이 이에 해당된다고 할 수 있다. 한편 비인적 커뮤니케이션은 좀 더 규모가 큰 집단을 표적으로 하여 오직 한 방향으로만 커뮤니케이션이 진행된다. 이러한 비인적 커뮤니케이션을 구성하는 광고, 판매촉진, 홍보 및 PR, 교육적 자료, 병원디자인 등 5개 요소들의 세부적인 활동들은 〈표 9-4〉와 같다.

표 9-4 마케팅커뮤니케이션 믹스의 구성요소

		비인적 커뮤니케이션				
		광고	판매촉진	홍보 및 PR	교육적 자료	병원 디자인
인적 커뮤니케이션	인적판매	방송	샘플링	보도자료	웹사이트	표지판
	고객서비스	광고	쿠폰	기자회견	메뉴얼	내부장식
	고객교육	인터넷	선물	이벤트	브로슈어	차량, 장비
	텔레마케팅	옥외광고판	경품	후원	대화식 소프트웨어	사무 문구류
	구전	다이렉트메일	상품	미디어보드	음성메일	직원복장

그러나 기술적인 발달로 인해 이러한 인적 커뮤니케이션과 비인적 커뮤니케이션 사이에 중간적인 성격을 가진 커뮤니케이션이 나타났는데 이는 고객들의 데이터베이스를 활용하여 다이렉트 메일, 이메일 메시지 등과 같이 고객 개인의 개별화된 내용을 담아서 마케팅 활동을 수행하는 방법이다. 여기에는 고객들의 생일 및 결혼기념일 등과 같이 개인신상과 관련된 인사성 내용과 과거 고객들이 이용하거나 구매하였던 서비스 상품과 관련된 내용을 근거로 하여 수행되어진다. 이와 유사한 방법으로 상호 행동적 소프트웨어, 음성인식 기술, 양방향 대화가 가능한 컴퓨터음성 활용방법 등이 있다.

최근에는 기술의 발전에 힘입어 고객들은 자신들이 선호하는 방법과 시기에 서비스 상품을 결정할 수 있게 되었다. 이는 이전에 서비스기관들이 가지고 있었던 여러가지 권한들이 점차적으로 소비자들에게 이동하고 있음을 의미한다. 이러한 발전추세에 힘입어 TV, 라디오, 인터넷 등에서의 마케팅커뮤니케이션의 변화가 진행되어 가고 있다.

2. 메시지 원천의 구분

표적고객이 받는 커뮤니케이션 메시지가 모두 서비스 공급자로부터만 받는 것은 아니다. 예를 들면 구전, 미디어 기사, 사설 등은 서비스 기관의 외부로부터 오며, 이들 서비스기관의 직접적인 통제를 벗어나 있게 된다. 한편 내부 원천으로부터 나오게 되는 메시지는 다시 생산채널을 통해 나오는 메시지와 마케팅채널을 통해 나오는 메시지로 구분되어진다.

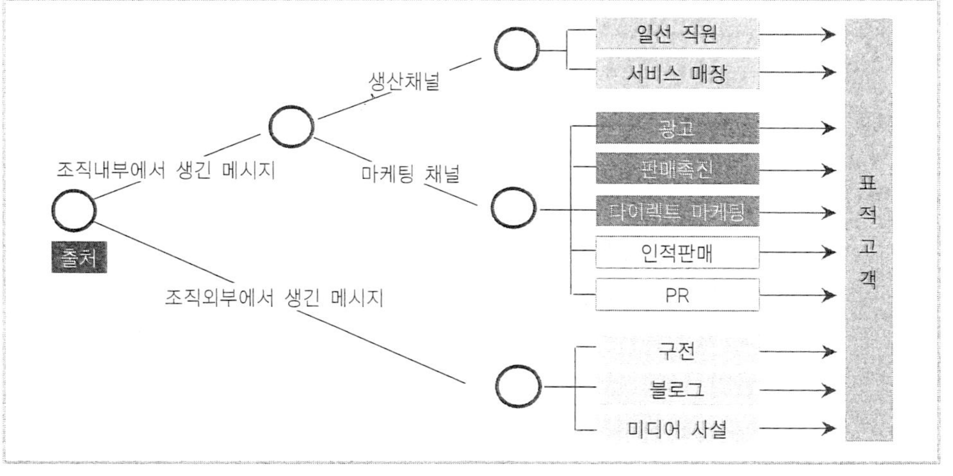

그림 9-8 메시지 원천의 구분

1) 생산채널로부터의 메시지

생산채널을 통해 나오는 메시지는 서비스기관 내에서 형성되어진 커뮤니케이션과 주로 서비스 아울렛 및 일선직원에 의해 제공되어지는 서비스 자체의 생산채널로 구성된다.

(1) 일선직원의 서비스

서비스 현장의 일선직원들은 고객들을 대면하거나, 전화를 통해

서비스를 제공하게 되는데 이러한 직원들을 고객이 어떻게 인식하느냐에 따라서 병원에 대한 인식이 형성되게 된다. 특히 신규고객들은 효율적인 서비스 이용방법과 문제해결방법 등에 대해서 현장직원들에게 도움을 받게 됨에 따라 병원에 대한 인식이 확실하게 형성되어진다. 한편, 동일한 서비스제공업자가 다양한 서비스를 제공하는 경우 고객들에게 여러 가지 서비스 상품을 이용토록 추천하게 되는데, 명확한 전략이 수립되고 시행되지 않을 경우에는 실패할 가능성이 높다.

(2) 고객교육

서비스가 기업 대 기업 서비스이거나 복잡한 서비스의 경우에는 고객들이 서비스 제품을 익숙하게 이용하게 하기 위해서 혹은 최상의 상태로 이용하게 해야 하는데, 이를 위해서 서비스 상품을 어떻게 이용해야 하는지에 대한 공식적인 교육과정을 제공하게 된다. 이러한 고객교육은 현장에서 서비스상품을 담당하는 현장직원들에 의해 수행되는 경우가 많다.

(3) 서비스매장

서비스매장은 서비스상품을 제공하는 유형적 점포를 의미하는 것으로서, 의도되었거나 의도되지 않았더라도 서비스 전달환경 그 자체로도 고객들에게 해당 서비스기업의 이미지가 전달되게 된다. 시각적으로 접하게 되는 서비스 매장의 물리적 디자인을 서비스스케이프라고 하는데, 이러한 것도 고객들에게 메시지를 전달하게 된다. 따라서 기업디자인 자문관들은 간혹 서비스 스케이프 디자인에 관한 자문을 요청받게 되는데, 이는 주로 서비스 시설내의 각종 간판, 장식, 바닥재, 비품배치, 유니폼 등의 가시적인 요소를 시설의 내 · 외부 인테리어와 어울리게 하는 것과 관련된 것이다. 이를 통해 병원과 같은 서비스 기업은 포지셔닝을 하고 바람직스러운 방향으로 고객의 서비스 경험 특성을 형성하게 한다.

2) 마케팅채널로부터의 메시지

(1) 광고

광고(Advertising)란 일정한 대가를 지불하고 매스미디어를 이용하여 상품 또는 기업의 이미지를 전달하는 커뮤니케이션의 한 수단이다. 광고는 의료관광관련기업이 표적 집단에게 정보를 제공하거나 설득하기 위해서 의료관광에 관해 유료로 대중매체를 이용해 알리는 모든 활동이라고 할 수 있다. 의료관광 광고에는 매체광고, 안내서의 제작과 배포, 소식지(newsletter)의 제작과 배포, 비디오와 시청각 자료의 배포 등 매우 다양한 종류가 있다.

광고는 이름을 밝힌 스폰서가 기업에게 제공하는 상품의 판매를 촉진하거나 이미지를 제고하는 것으로 주요 광고매체는 TV, 라디오, 신문, 잡지, 옥외광고판, 그리고 인터넷 등이다. 인터넷 광고는 더욱 중요성이 커지고 있고, 기업의 광고예산은 많은 부분을 차지하고 있으며 전통적인 마케팅 수단과 동시에 실행해야 한다. 이러한 광고는 소비자 마케팅 커뮤니케이션 중 주도적인 형태로 서비스 마케터가 고객과 접촉하게 되는 최초의 요소이며 해당상품에 대한 고객들의 인지, 정보 제공, 고객 설득, 기억 등의 역할을 수행하게 된다. 따라서 서비스 상품에 대한 실제적인 정보를 제공하고 서비스 상품의 내용 등에 대해서 고객들에게 인지시켜 둠으로써 핵심적인 역할을 수행한다고 볼 수 있다.

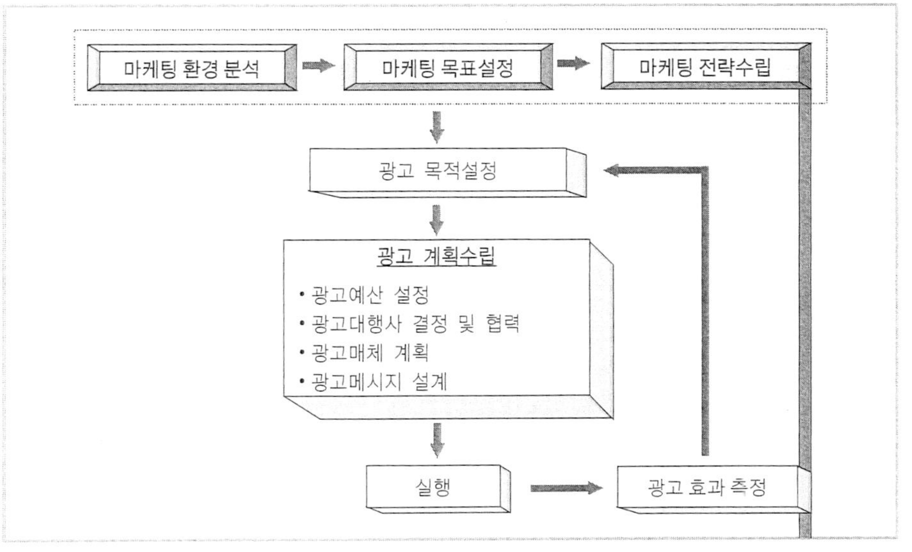

그림 9-9 광고시행의 흐름도

오늘날 서비스 광고에 대한 지침은 제품과 비교해서 차별화되고 있는 서비스의 특성에 근거해서 만들어지고 있다. 서비스의 특성은 무형성, 생산과 소비의 동시성, 이질성, 그리고 특정고객에 대한 맞춤화 등을 생각해 볼 수 있다. 서비스 특성과 관련된 광고요소들은 첫째, 서비스가 무형적인 것이기 때문에 유형적인 것을 통한 구체성이 제시되어야 한다. 둘째, 서비스의 동시성, 소멸성 때문에 고객과 서비스 제공자 사이의 상호작용이 이루어져야 한다. 셋째, 서비스는 제품에 비하여 상대적으로 이질성이 강하기 때문에 증거제시가 이루어져야 한다. 넷째, 서비스는 특성상 행위과정이기 때문에 서비스 절차가 서비스 구매에 영향을 미칠 수 있다.

광고는 다양한 매체를 통해 실행할 수 있다. 의료관광 광고에서 주로 이용되고 있는 매체는 신문, 라디오, 텔레비전, 잡지, 인터넷 등이다.

표 9-5 주요 광고매체의 장단점

광고매체별	장 점	단 점
TV	• 다수대중에 대한 생생한 시청각효과 • 의료관광 신뢰도 향상 • 빠른 침투속도 • 자발적인 참가유도	• 높은 비용부담 • 광고시간의 제약 • 중요시간대 확보의 어려움 • 기록성이 없다
라디오	• 음악청취취향에 따른 표적화 가능 • 높은 빈도의 반복노출 가능 • 영상매체에 비해 저렴한 비용 • 지역적인 조정 가능 • 비교적 짧은 광고 제작기간	• 광고시간의 제한 • 기록성이 없다 • 청취자의 낮은 관심도와 전달률 • 시각적인 메시지 전달 불가능 • 청각과 기억력에만 의존
잡지	• 다양한 색상의 광고 가능 • 의료관광특성에 따른 표적화 가능 • 오랫동안 지속되는 광고효과 • 비교적 낮은 비용	• 독자의 낮은 관심과 eyecatch • 적시광고의 어려움 • 광고메시지 변경의 어려움
신문	• 적시광고 용이성과 짧은 준비기간 • 지역적인 조정 가능 • 다양한 정보의 양 게재가능 • 정보소지 가능	• 표적고객 선정의 어려움 • 짧은 광고수명 • 높은 광고비용
DM (Direct Mail)	• 정확한 표적화 가능 • 즉각적인 반응 • 제작형식과 우송의 융통성	• 자료의 입수·유지·관리의 어려움 • 정크메일의 증가 • 수신자 일인당 높은 비용
전단 (Flyer)	• 비교적 낮은 단위 제작비용 • 기초정보의 손쉬운 형식 이용	• 전달의 어려움 • 낮은 관심과 폐기 용이성
포스터	• 왕래가 빈번한 장소게시 용이 • 장식으로 이용 • Eyecatch의 용이성	• 찢겨질 가능성이 높다. • 정보 전달내용의 한계성
브로슈어 (Brochure)	• 다량의 정보전달 가능 • 관광객 지향적	• 비교적 높은 제작단가 • 많은 양의 폐기와 낭비
현판, 현수막, 배너	• 낮은 제작비용과 짧은 제작기간 • Eyecatch의 용이성	• 정보전달 양의 제한 • 게시허가 및 게시기간의 제약
인터넷	• 젊은 층 중심의 접근 용이 • 정보의 수정용이 • 다량의 정보전달 가능	• 제한된 접근성과 수요자

(2) PR

PR(Public Relations)은 어떤 조직이나 상품과 관련하여 긍정적인 관심을 유발하는 뉴스 제공, 기자회견, 특별한 이벤트의 개최, 뉴스가치가 있는 활동에 대하여 제3자를 통한 후원을 통해 호의적인 지역 및 병원 이미지를 만드는 활동을 의미한다. 주요 PR수단으로는 언론관계, 상품홍보, 기업커뮤니케이션, 로비 그리고 카운셀링 등이 있다.

PR에는 여러 가지 수단이 사용된다. 가장 대표적인 수단이 뉴스이다. PR담당요원은 자기병원 및 상품·서비스에 대해서 유리한 뉴스를 발굴하거나 만들어 낸다. 뉴스내용은 자연적으로 발생할 수도 있지만 PR요원이 뉴스를 만들어 낼 수 있는 이벤트나 활동을 제안할 수도 있다. 또 다른 PR수단은 특별행사인데, 컨퍼런스, 언론사 순방, 개원행사, 팸투어 등을 들 수 있다.

표적시장의 고객들에게 도달하고 영향을 주기 위하서는 PR요원들은 인쇄물을 이용하기도 하는데 연례보고서, 브로슈어, 기고, 그리고 사내뉴스나 잡지 등이 이에 포함된다. 병원 정치성 프로그램의 일환으로서 이용되고 있는 병원에 로고, 소개책자, 업무서식류, 명함, 건물, 유니폼, 그리고 병원 소유의 승용차 및 구급차 등은 모두 마케팅 커뮤니케이션 수단으로서 활용할 수 있다.

홍보(publicity)는 협의의 PR이며 PR의 가장 대표적인 수단인데 광고와 달리 별도의 비용을 지급하지 않고 의료관광을 신문, TV 등 언론매체를 통해 알리는 것이다. 홍보는 마케팅 발주처와 직접적으로 이해관계가 없는 매스미디어나 공공기관에 의해서 발행, 보도되는 지면 또는 공중파, 케이블 매체를 이용하여 자사의 상품이나 기업에 대해 기사, 보도, 화제 거리를 다루게 함으로써 병원 및 기업의 상품이나 이미지, 의료관광의 긍정적 이미지를 간접적으로 알리는 활동이다.

특히 지나치게 많은 광고로 인해 고객들의 반응이 둔해지고 광고를 기억하지 못하는 가운데 홍보를 통한 커뮤니케이션은 소비자들에게 신뢰를 형성하고 병원의 긍정적인 이미지를 구축하는데 많은 기여를 한다.

이는 병원 및 기업에서 직접적인 경비를 부담할 필요가 없고 공신력이 있는 기관에서 행하는 것이기 때문에 일반광고와는 달리 높은 신뢰성을 느낄 수 있다. 이는 지자체나 해외의 관광청에서 촬영장소를 제공하여 지역 이미지 제고, 보도자료(press release)의 작성과 배포, 뉴스 콘퍼런스, 친선대사의 임명 등 다양한 방법으로 실행할 수 있다.

의료관광의 경우에도 홍보가 필요한데, 매체이용자들이 관심을 갖고, 그 부분을 집중적으로 관찰하므로 의료관광관리자는 퍼블리시티를 적극적으로 활용할 필요가 있다. 그러나 퍼블리시티를 활용하기 위해서는 의료관광이 뉴스로서 충분한 가치가 있어야 하고, 구독자 또는 시청자의 관심을 끌만한 기사가 되어야 하며 보도자료가 명확해야 한다.

(3) 판매촉진(Sales Promotion)

판매촉진(sales promotion)은 통상 판촉이라고 칭하는데 광고, 인적판매, 홍보를 제외한 모든 촉진활동을 의미한다. 이는 서비스 상품의 즉각적인 구매나 판매를 권장하기 위해서 행해지는 단기적인 인센티브로서 쿠폰, 프리미엄, 가격할인, 그리고 고객의 구매와 미디어에 대한 관심을 자극하는 다른 여타의 행위 등으로 이루어진다.

판매촉진은 소비자에게 직접적으로 다가서는 전략이지만 인적판매처럼 직접 소비자에게 상품을 판매하기보다는 상품 및 회사의 인지도를 높여 구매의욕을 증진시키는 방법이다. 이러한 판매촉진은 가격지향적인 것과 비가격지향적인 유형으로 구분될 수 있는데 가격 지향적 판매촉진은 가격할인, 환불·상환으로 구성되며, 비가격지향 판매촉진은 샘플, 쿠폰, 프리미엄, 경연대회 및 경품, 단골

고객프로그램 등이 있다.

판매촉진은 매출을 자극하는 가장 좋은 수단으로 그 비중이 점차 높아지고 있지만, 판촉에 대한 지나친 과신은 병원과 브랜드 자사에 해를 끼칠 수 있다. 서비스 충성도는 해당 서비스에 대해 상대적으로 좋은 태도를 가지고 반복적으로 구매를 하는 것을 말하는데 이와 관련된 용어로 의사충성도(spurious royalty)라는 것이 있다.

판매촉진은 마케팅 전략에 따라 다양하게 나타나지만, 의료관광을 촉진시키기 위하여 수행하는 활동으로는 국가정부 및 지자체, 지역의 병원, 여행사 등이 참석하는 국제회의, 의료관광설명회 및 전시회 등을 개최하거나 의료관광객을 조직·구성할 수 있는 사람들을 초청하여 지역을 답사시키는 팸투어(familiarization tour)를 시행하기도 한다.

가격할인의 경우, 경쟁지역 및 병원이 비슷한 전략을 쓰거나 대체서비스가 등장하게 되면 소비자는 바로 다른 서비스로 구매를 전환하게 되므로 자주 사용하지 않는 것이 좋다.

(4) 인적판매(Personal Selling)

인적판매는 판매를 하고 고객관계를 구축하는데 있어서 기업의 대리인이 행하는 대면방법으로 직접 고객을 찾아 대화를 통해 구매를 유도하는 활동이기 때문에 다른 촉진활동과는 달리 고객과 상호접촉을 통해 고객의 욕구에 유연하게 적용할 수 있다. 한편 고객의 입장에서는 직원을 통하여 서비스 기관과 접촉할 수 있으며 글로는 설명하기 어려운 기술이나 복잡한 정보를 얻을 수 있다. 이 방법은 잠재적 고객에게 선호되는데, 상품에 대한 확신을 주기 때문에 구매행동을 유발시키는데 가장 효과적인 촉진수단이다. 그러나 상대적으로 느리고 고객 한 사람당 소요되는 비용이 많이 들며, 유능한 직원을 관리하고 유지하는데 제한이 따르므로 많은 고객을 상대로 하는 상품에서는 적합하지 않은 수단이라 할 수 있다.

(5) 트레이드쇼(Trade Show)

트레이드쇼는 전시 및 컨벤션센터 등에서 개최되는 각종 전시회들을 말하는 것으로, 기업간 시장에서는 홍보의 대중적 형태이며 중요한 개인적 판매기회를 갖게 된다. 많은 서비스산업분야에서 트레이드 쇼는 여러 미디어로부터 주목을 받게끔 도와주며, 기업고객들에게는 해당 분야에서 최근에 출시된 서비스 상품을 발견하는 기회를 제공해 준다. 의료관광분야에서도 전시를 통해 홍보하고 있다.

(6) 다이렉트마케팅(Direct Marketing)

다이렉트마케팅은 우편이나 전화, 팩스, 이메일, 그리고 특정 소비자에게 직접적인 반응을 얻기 위한 커뮤니케이션의 도구들과 관련된다. 이러한 채널들은 잠재적 고객들 중에서 초세분시장의 고도로 표적화 되어 있는 고객들에게 개인적 메시지를 전달하게 된다. 이러한 직접적인 전략은 병원이 고객들에 대한 세부적인 고객신상이나 성향과 관련된 데이터베이스를 가지고 있는 경우 가장 성공적으로 운용될 수 있다. 이와 관련하여 최근 들어 각광받고 있는 분야 중의 하나가 고객들이 자발적으로 참여하게 되는 승인마케팅이다. 승인마케팅은 기존의 다수지향적인 무차별 마케팅에서 벗어나, 고객 지향적인 신뢰성을 바탕으로 한 표적마케팅의 한 방법이기 때문에 배너광고나 스팸메일보다 높은 클릭율과 신뢰성으로 브랜드를 강화할 수 있는 장점이 있다. 고객들 스스로 정보획득 및 커뮤니케이션을 위하여 이메일 등과 같은 개인정보를 허용하기 때문에 자신이 원하는 정보를 받는 것에 대하여 만족할 뿐만 아니라 광고 노출에 대해서도 긍정적인 반응을 보이게 되어 병원의 입장에서는 고객점유율이 증가하는 효과가 있다.

3) 외부기관

병원과 병원이 제공하는 각종 의료서비스에 대한 가장 강력한 메시지 중의 일부는 병원의 외부로부터 오게 되는데, 마케터는 이러한 메시지를 통제할 수가 없게 된다.

(1) 구전

구전은 다른 고객들로부터의 해당서비스에 대한 권유와 추천으로서, 통상적으로 병원 자체에서 제공되어지는 어떤 촉진활동보다 더 강력한 구매의사결정의 영향력을 미치게 된다. 고객들이 제품 구매시 인식하는 위험이 크면 클수록 고객들은 올바른 의사결정을 위해 구전에 의존하게 된다. 그리고 해당서비스에 대한 지식이 좀 더 없는 경우에도 이 분야에 대해 잘 알고 있는 전문가들보다 구전에 의존하는 경향이 더 강하다. 이러한 구전은 서비스가 진행되는 시점에서도 이루어지게 되는데, 예를 들어 어떤 서비스를 제공받게 되면서 이에 대한 이야기를 주고받는 경우에도 고객들의 행동과 만족에 영향을 미치게 된다.

긍정적 구전이 상품판매에 강력하면서도 신뢰가 높은 역할을 수행하기 때문에 많은 기업들은 다양한 전략을 구상, 고객들에게 긍정적 구전발생을 유도하도록 한다.

구전커뮤니케이션은 고객이 서비스에 대한 기대를 형성하는데 있어서 강력한 원천이 되는데, 여기에는 개인적 원천, 전문가 원천, 파생된 원천의 3가지 원천이 있다. 개인적 원천으로는 친구, 친척, 동료들이 있고, 전문가 원천으로는 의사, 교수 등을 들 수 있다. 파생된 정보원천은 제3의 정보원천이라고도 하는데, 어떤 상품에 대하여 사용경험자의 긍정적인 이야기를 듣게 되면 기대수준이 향상되는데 약품광고 등에서는 이러한 증언을 많이 사용한다.

(2) 블로그

blog라는 말은 web(웹)과 log(일지)의 합성어로 대중적인 인기를 얻음으로써 온라인상의 새로운 구전형태로 자리 잡고 있다. 블로거들은 한정된 분야에서 특정한 토픽에 몰입함으로써 나름대로 전문성을 가지고 자신들의 경험을 이야기하며 답변과 질문을 하는데, 특히 서비스기관에 대한 소비자의 경험담이나 특정기관 및 상품에 대한 긍정적이거나 부정적 의견을 제시한다.

(3) 신문보도

신문보도는 의료서비스 기관의 PR활동에 의해 신문의 독자적인 취재에 의해 기사화되는 경우이다. 예를 들어 병원의 부당행위나 부적절한 진료행위 등에 대해 심층기사를 통한 보도 등이 이에 해당되는데 마케터의 입장에서는 이에 대한 대응방안도 수립하여 병원의 이미지에 대한 피해를 최대한 줄여야 한다.

3. 마케팅 커뮤니케이션의 윤리적 측면

마케팅 커뮤니케이션을 통해 고객들에게 전달된 메시지 속에는 고객들이 받게 될 서비스의 품질과 관련된 내용들이 포함되는데, 이러한 서비스 상품이 처음의 약속과는 달리 고객들의 기대에 못 미쳐서 제대로 지켜지지 않았을 경우 고객들은 실망하게 된다. 특히 고객들의 실망감과 노여움은 이러한 서비스를 위해 자신들의 비용, 시간, 노력 등을 투입하였을 경우에는 더욱 그러하다.

일부 비현실적인 마케팅 약속은 운영 및 마케팅 부서사이에서 발생하는데, 고객들이 합리적으로 기대할 수 있는 서비스 수행수준과 관련하여 미흡한 내부커뮤니케이션에 의해 야기된다. 또 다른 경우는 비윤리적인 광고주와 판매원이 교묘하게 판매를 하기 위해 과장된 약속을 하면서 발생하는데, 이는 기만적 촉진활동으로서 사람들로 하여금 실제로 받는 것보다 훨씬 더 많은 혜택 및 기회 등을 받을 수 있겠다는 생각을 갖게끔 만들면서 발생하게 된다. 이들은 소비자보호기관 및 거래위원회, 전문 저널리스트에 의해 제지된다.

마케팅 커뮤니케이션과 관련된 또 다른 형태의 윤리적 측면에서의 문제는 공격적인 마케팅 활동으로 인해 고객들이 원하지 않은 상황에서 개인의 사생활이 침해되는 경우이다. 텔레마케팅, 다이렉트 메일, 이메일 등의 마케팅 활동이 지나칠 경우에는 혹시 고객들 자신이 이전에 관심을 갖고 있던 분야나 상황이었더라도 자신의 프라이버시가 침해되었다고 인식하여 이러한 마케팅 활동을 불편하게 생각되는 경우도 있다. 미국은 연방거래위원회에서 소비자 보호법안인 "Do Not Call Registry"와 같은 법안을 제정하여 소비자가 그들의 주소 및 이동통신전화번호를 텔레마케팅 리스트에서 제거해줄 권리를 갖도록 하고 이 권한은 5년 동안 유효하게 하였다.

4. 병원디자인의 역할

경쟁이 심한 서비스 분야에서는 상호명이나 로고 등을 활용한 디자인에 관한 관심이 높은 편이다. 또한 많은 기업들이 회사의 명칭보다는 트레이드마크를 회사의 주요로고로 사용한다.

의료서비스 분야에서도 마찬가지로 병원의 고유한 색상, 로고, 직원들의 유니폼, 외형적 시설의 디자인 등에 의해 해당병원에 대한 기억이 오래 동안 남아있게 된다. 많은 병원들은 병원 내 모든 유형적 요소들을 활용하여 병원의 통일되고 독특한 시각적 외양을 유지함으로써 고객들에게 병원의 바람직스러운 이미지를 쉽게 인식할 수 있도록 하고 있다. 병원 디자인 전략은 주로 외부기관에 의뢰하여 시행되고 있으며 이를 통해 병원의 모든 운영과 연계하여 인식 가능한 주제를 고객들에게 제공하는데 목표를 두고 있다.

이러한 병원디자인은 특히 경쟁이 치열한 상황 하에서 좀 더 해당병원을 돋보이게 하여 고객들에게 깊이 인식되도록 할 필요성이 있을 경우 더욱 중요성이 크다. 병원도 다른 서비스 기관과 마찬가지로 현대사회에서 점차 거대화, 전문화, 조직화되어감에 따라 병원마다 통합된 커뮤니케이션 시스템이 절실히 필요하게 되었다. 이에 종래의 보수적이고 수동적 이미지에서 탈피하여 보다 합리적이며 적극적인 경영전략의 일환으로 병원관리에 병원이미지 통일화계획이 적용된 것이다.

특히 병원이미지 통일화 계획은 심벌과 마크, 로고타입, 병원색상, 글자모양의 체계, 공식적인 문장을 핵으로 하여 유사한 병원과 뚜렷이 구별될 수 있는 식별성, 시각적 임팩트, 조형성 등의 면에서 면밀히 검토된 병원의 시각적 커뮤니케이션을 위한 디자인 통합계획을 의미한다. 따라서 병원이미지 통일화 계획은 고유한 개념공식가지고 과학적이고 진취적인 전문의료기관으로서 신선한 이미지를 부각시키고 시각적 통합체계를 이룸으로써, 병원관리를 체계화해야 한다. 이러한 병원 이미지 통일화 계획체계를 도입함으로써 과학적이고 전문화된 병원의 독특한 이미지를 구축하여 신뢰감을 향상시키게 된다.

Ⅴ. 사람

사람(People)이야말로 의료관광마케팅에서 가장 중요한 변수라고 할 수 있다. 이는 유·무형의 의료관광 상품이 소비자에게 전달되는 과정에서 그 매개변수로 사람이 항상 존재하기 때문이다. 특히 서비스와 결부되어지는 '사람'이라는 요소는 제품의 질을 유지시키는 가장 중요한 포인트이다. 최근 들어 이러한 사람에 대한 인식을 새롭게 하고 표준화된 서비스의 산출을 위해 많은 병원 및 의료관광관련기업에서 막대한 비용을 인적 자원관리에 투입하고 있는 현실이다.

서비스 운영의 성공을 위해 올바른 인적자원 관리전략이 필요하다. 따라서 이를 위해 직원을 어떻게 채용하고 동기를 부여해서 유지할 것인가에 대해 고심한다. 또한 서비스 직원은 우수한 서비스 제공을 통한 고객만족, 생산성, 매출액 제고 등 3가지 차원에서 그들의 직무를 수행하게 된다.

한편, 직원들과 관련한 내부고객만족도 중요하나, 이러한 직원만족이 필요조건이기는 하지만 우수직원 확보만큼 충분조건은 아니라는 점을 인식하여야 한다. 병원과 같은 서비스기관에서는 "올바른 출발은 올바른 사람을 채용하는 것에서부터 시작된다."라는 말이 더욱 더 적용된다. 적임자만이 가장 강력한 자산이라고 할 수 있다.

1. 적임자의 채용

적임자의 채용은 인력시장에서 가장 우수한 인원들로 구성된 인력풀에서 경쟁하여, 가장 우수한 지원자를 선택하여 해당 직위에 앉히는 것을 의미한다. 이를 위해서는 먼저 지원자들로부터 선호 받는 병원이 되는 것이 우선이다. 선호 받는 병원이 되기 위해서는 지역사회에서의 좋은 이미지 구축, 고품질의 서비스 제공 등이 포함되며 지원자는 이러한 요소들을 통해 자신이 해당 병원의 구성원이 되는 것에 자부심을 느끼게 된다. 선호 받는 병원이 되기 위해서는 다양한 훈련기회를 제공하고 승진기회를 주며, 내부지원을 잘해주고, 매력적인 인센티브를 도입하고, 직원이 자부심을 느끼는 좋은 서비스를 제공하여야 한다.

또한 병원의 입장에서 최상의 직원만큼 좋은 자원은 없는데, 우수한 지원자들이 병원을 매력적으로 생각하여 근무해보고 싶은 마음을 갖게 하여 최상의 적임자를 채용해야 한다. 전문 서비스 분야에서는 가장 중요한 인력충원 기준으로 기술, 자격증, 전문성 등을 꼽고 있으나 최근에는 이러한 자격 외에 직원이 가지고 있는 따뜻한 마음씨를 더욱 중시하고 있다.

2. 최상의 자원 식별

서비스기업들은 지원자 중 최상의 적임자를 선발하기 위해 다양한 방법을 이용하게 되는데 여기에는 지원자의 행동관찰, 인성검사, 다중구조화 면접 시행, 현장 직무체험 기회 제공 등이 포함된다.

3. 적극적인 직원교육

우수한 직원들을 선발하게 되면 교육에 대한 투자를 통해 뛰어난 성과를 창출할 수 있게 된다. Schneider와 Bowen(1995)은 "다양하고 능력있는 인재시장에서 지원자들을 끌어들이고, 효율적인 채용기법을 활용하여 최적의 직원을 채용한다. 그리고 그들을 교육과 훈련을 통해 최상의 직원으로 양성한다."고 하였으며, 서비스 직원들은 직원교육을 통해 조직문화, 목표, 전략, 개인상호간 통해 기술 S기능, 제품/서비스 지식 등을 배우게 된다.

4. 일선직원들에 대한 권한위임

서비스기업에서는 직원들이 올바르게 직무를 수행하도록 교육하고 직원들에 대한 신뢰감을 바탕으로 그들에게 실질적인 권한을 주어 현장 직무에서 스스로 알아 처리하게끔 한다. 권한위임은 고객에게 서비스하기 위해 직원들에게 권한, 수단, 도표, 기술을 주는 것을 의미한다. 권한위임의 핵심은 직원들에게 고객에 대한 의사결정의 권한을 주는 것이지만, 그것만으로는 충분하지 않고 직원들에게 의사결정을 할 수 있는 지식과 수단 그리고 적절한 의사결정을 할 수 있도록 인센티브를 주어야 한다.

그러나 병원의 모든 직원이 권한위임을 원하는 것은 아니며 많은 수의 직원들은 그들의 직무에서 개인적 성장과 발전을 추구하지도 않으며, 자신의 주도적인 입장에서 직무를 수행하기 보다는 특정한 지시 하에서 근무하는 것을 선호하는 경우도 있다. 이런 경우에는 통제와 개입이 필요하다.

따라서 일선직원에 대한 권한위임은 직원들의 보상, 권한, 정보의 공유, 부가적인 지식에 대한 개입정도의 수준에 따라서 여러 수준으로 전개될 수 있다. 이러한 권한위임의 수준은 3가지로 구분할 수 있는데, ① 공식화된 프로그램을 통해 직원들이 현장에서 근무하면서 느낀 내용을 바탕으로 조직에 건의 및 제안을 하는 제안제도에 의한 개입(suggestion involvement) ② 직원들의 여러 직무들이 좀 더 다양한 직무기술을 활용할 수 있게끔 재구성하는 방법으로 주로 팀 단위로 이뤄지는 직무개입(job involvement) ③ 조직 내의 모든 정보는 직원들과 함께 공유되며 직원들은 팀 단위 직무, 문제해결, 비즈니스 운영과 관련된 기술을 향상시키며 작업관리 결정에 참여하는 고관여 개입(high involvement) 등이 있다.

5. 최상의 서비스 운영팀 구축

많은 서비스기관은 특성상 지속적인 고객서비스과정을 제공해야 하기 때문에 조직 기능 전반에 걸친 팀 단위로의 근무가 요구된다. 팀은 팀 구성원들 간에 지식을 공유하고 서로 간에 의사소통을 용이하게 해 주며 직원들이 뭉쳐서 일하기 때문에 고객만족이 높아진다.

특히 병원에서는 최상의 서비스 전달 창출을 위해 팀내 상호협력, 경청, 코치 및 격려, 이해 등이 필요한데, 이는 기술 및 훈련에 의해 이뤄진다.

6. 동기유발 및 생동감 있는 직원 육성

적임자를 선발하고, 교육시키고, 권한을 위임하여 효과적인 서비스 팀으로 편성 후, 그들의 우수한 서비스 제공여부에 관심을 가져야 하는데, 직원들의 직무성과는 개인의 능력과 동기부여가 함께 어우러져 나타나게 된다. 체험, 교육, 권한위임, 팀운영 등의 보상시스템에 의한 동기부여와 우수 서비스직원에 대한 보상은 서비스직원 유지에 가장 효과적인 방법 중의 하나이다.

경제적 보상은 단기적으로 동기부여 효과가 있지만, 장기적·지속적인 보상방법들은 직무만족, 자신에 대한 인식 및 소속감, 목표달성 등을 들 수 있다.

7. 최상의 서비스 유지를 위한 서비스리더십 및 문화 완성

우수한 서비스를 제공하기 위해서는 병원의 관리 하에 지속적으로 발전되고 보강되어져야 하는 강력한 조직문화가 필요하다. Berry

(1995)는 조직에서의 리더십은 직원들에게 열정을 제공하고 창조성을 가져오게 하며 그들의 역량과 직무에 대한 몰입을 이끌어낸다고 하면서 우수한 서비스 조직에서 발견하는 핵심가치들은 우수성, 혁신, 즐거움, 팀워크, 존경, 성실, 사회적 기여 등이라고 하였다.

강력한 리더십은 일선직원에 초점을 맞추며 그들의 문화와 메시지를 직원들에게 전파하기 위해 노력한다. 또한 서비스리더는 내부마케팅 수단으로서의 직원들에 대한 교육, 병원의 각종행사 등의 서비스 문화를 구축하기 위하여 다양한 수단을 활용하게 되는데, 상급관리자와 현장직원들과의 내부의사소통은 병원 조직문화 달성에 핵심적인 역할을 하게 된다.

Ⅵ. 서비스 과정

1. 서비스 과정에 대한 이해

서비스 과정(Service Process)이란 서비스가 전달되어지는 절차나 메카니즘 또는 활동들의 흐름을 의미하는 것으로 서비스 운영체계와 서비스 경로가 어떻게 연계되어 고객들에게 서비스 경험 및 결과물을 창출하는가를 말한다. 특히, 서비스 제공자와 고객 간 서비스 접촉빈도가 높은 고접촉서비스에서의 서비스 과정은 고객들 자체가 서비스 운영체계의 한 부분으로 통합되어 운영됨으로써 더욱 중요하게 작용하게 된다.

일반적으로 미흡하게 구성된 서비스 과정은 낮은 품질의 서비스를 전달하거나 서비스시간을 지연시키게 되므로 고객들의 불편을 초래한다. 또한 서비스 일선직원들에게는 올바른 직무수행을 방해하여 낮은 생산성을 초래하는데, 이는 서비스 실패의 가능성을 증가시키게 된다.

서비스 마케터의 입장에서 서비스과정이 어떻게 이루어지고, 서비스 운영체계의 어떤 부분에서 서비스와 고객이 어우러지는지에 대해 살펴보는 것은 매우 중요한 직무 중의 하나이다.

서비스는 환자의 이송이나 의료장비의 수리 등과 같이 일정한 결과물을 갖는 경우도 있지만 대부분의 서비스는 일련의 과정이며, 흐름의 형태로 전달되어진다. 따라서 서비스과정은 서비스 상품 그 자체이기도 하면서 동시에 서비스 전달과정인 유통의 성격을 가지게 된다.

서비스과정에서의 고객은 과정 자체에 참여하게 되는 일정한 역할을 수행하기 때문에 단지 서비스 결과물만을 평가하는 것이 아니라 서비스를 제공받는 전 과정과 거기서 얻어지는 경험을 훨씬 더 중요하게 받아들인다. 이러한 서비스과정과 직원들의 업무처리 능력은 고객의 눈에 가시적으로 보이게 되므로 이러한 요소들은 서비스의 품질을 결정하는 매우 중요한 역할을 하고, 구매 후 고객만족과 재구매 의사에 결정적인 영향을 끼칠 수 있다.

그렇기 때문에 서비스 과정을 설계할 때에는 고객이 느끼는 점들에 대해 특별히 주의해야 하고 반드시 고객의 관점에서 접근해야 한다.

2. 서비스 청사진

서비스 청사진은 역할이나 관점이 상반된 사람들이 서비스에 대해 이해하고 그것을 객관적으로 다룰 수 있도록 하기 위해 서비스 시스템을 명확히 나타내고 있는 도표 또는 지도라고 할 수 있으며 서비스개발의 설계단계에서 특히 유용하게 활용된다. 이러한 서비스청사진은 서비스를 제공하는 과정, 고객과 직원의 역할, 고객과의 접점, 그리고 서비스 요소들을 동시에 묘사함으로써 서비스를 시각적으로 볼 수 있게 된다.

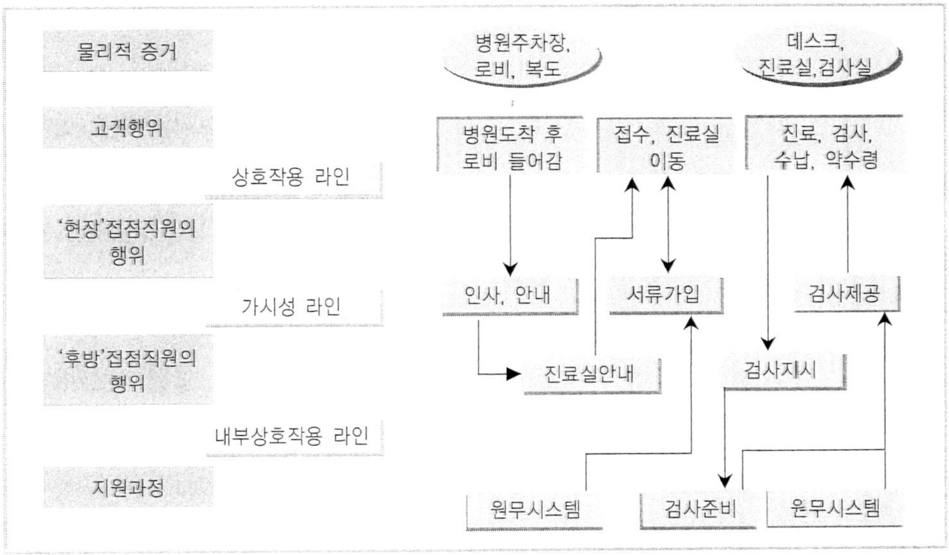

그림 9-10 병원에서의 서비스청사진 구성요소

또한 서비스청사진은 고객이 체험하게 되는 서비스 환경이고 업무수행의 지침이며, 서비스 제공과정의 단계를 나누는 방법이기도 하다. 서비스는 물체가 아닌 일종의 체험이란 점에서 특히 서비스 청사진은 서비스를 유용하게 설명할 수 있는 도구이다.

서비스청사진의 주요요소는 고객의 행동, 현장 및 지원부서 직원의 행동, 그리고 지원과정이 주요요소이다.

고객의 행동에는 고객이 서비스를 구매하여 소비하고 평가하는 과정에서 고객이 수행하는 단계, 선택, 활동, 상호작용 등의 활동이 포함된다. 고객이 서비스과정에서 체험하게 되는 행등 전체가 고객행동 영역으로 청사진에 나타난다. 병원의 예를 들면 고객은 병원의 선택, 예약전화, 주차, 예진, 의사와의 만남, 처방된 약 수

령, 진료비 수납 등의 행동을 한다.

직원의 행동에는 두 가지 영역이 있다. 첫째는 고객의 눈에 띄는 현장직원의 행동이며, 둘째는 고객에게 직접 보이지는 않지만 현장직원들을 후방에서 지원하고 있는 직원들의 행동이다. 전자에는 주차관리인의 주차안내, 서비스코디네이터의 초기상담, 의사와 간호사의 진료, 진료비 계산 등이 있고, 후자에는 예약전화를 연결해 주는 교환원, 진료지원을 위해 혈액분석이나 각종 검사업무를 수행하는 진단검사실의 직원, 전산, 시설 및 원무분야의 직원들의 지원활동 등을 들 수 있다.

지원과정은 서비스를 제공하는 현장직원을 지원하기 위한 내부적 서비스로서 의사의 보다 정확한 진료를 돕기 위한 임상병리센터나 직원의 친절교육을 위한 교육센터 등을 들 수 있다.

위의 네 가지 주요 행동영역은 세 가지의 수평라인으로 구분된다. 첫째는 상호작용 라인(line of interaction)으로 고객과 조직 간의 직접적인 상호작용이 발생하는 것을 기준으로 하는데, 고객과 기업이 상호작용할 때는 수직선을 내려 고객과 직원과의 관계가 성립한다는 것을 표시한다. 상호작용 수평라인과 수직라인이 교차하는 어느 때에 고객과 조직 또는 서비스 제공자와의 직접적인 만남이 발생한다. 둘째는 가시성 라인(line of visibility)으로 고객에게 보이는 서비스 활동과 보이지 않는 활동을 구분하는 선이며, 이 선을 기준으로 하여 서비스의 물리적 환경을 제공받는지 여부를 바로 알 수 있다. 셋째는 내부 상호작용 라인(line of internal interaction)으로, 이것은 접점직원의 활동과 여타 지원부터의 활동으로 구분하게 된다. 수직라인과 수평라인이 교차하는 점이 내부서비스 접점이다.

서비스 청사진을 작성하는 가장 일반적인 방법은 서비스 현장에서 일어나는 과정을 그림으로 제시하는 것으로 개발단계는 〈그림 9-11〉과 같다.

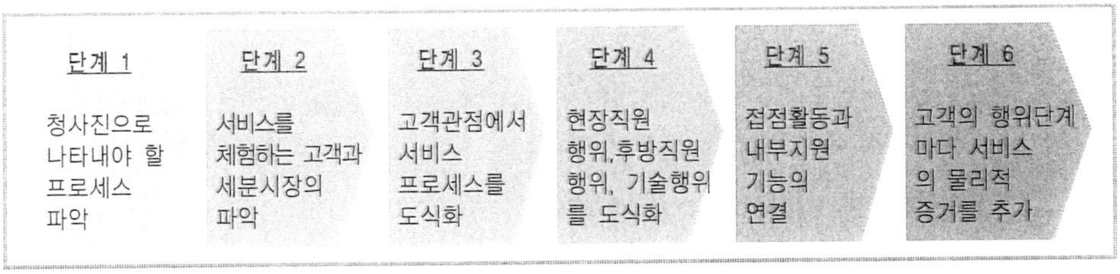

그림 9-11 서비스청사진 작성단계

Ⅶ. 물리적 환경

의료서비스의 물리적 환경(Physical environment)은 복잡하고 다양한 요소로 구성되는데, 주변요소, 공간적 배치와 가능성, 표지판, 상징물과 조형물 등이 있다.

표 9-6 의료서비스 환경

서비스 스케이프	기타 유형적 요소
〈시설 외부〉 • 시설의 외형, 외부 디자인 • 간판 등의 안내표지판 • 주차장 • 주변 환경 〈시설 내부〉 • 내부 장식과 표지판 • 벽의 색상 • 가구 • 시설물 • 실내공기/ 온도	• 직원 유니폼 • 광고 팜플릿 • 병원 소개책자 • 청구서 • 메모지 • 영수증 • 상품안내서 • 처방전 • 약품포장봉투 • 진료차트

1. 주변요소

주변요소는 시각, 청각, 후각, 미각, 촉각과 같은 인간의 오감에 관련된 요소로, 음악, 향기 등과 같은 환경의 배경적 특성들을 일컫는다. 이러한 주변요소는 때로는 사람들이 인식하지 못하는 경우에도 무의식적으로 정서적 상태·인식 혹은 태도 및 행동에 영향을 미치게 된다. 이렇게 수많은 요소로 구성되는 주변요소는 고객들에게 어떤 요소 하나하나가 별도로 다가오는 것이 아니라 전체적으로 통합되어서 인식되어지는 게스탈트(gestalt : 모든 대상을 부분이 아닌 조직된 덩어리로 지각하는 경향) 개념으로 다가오게 된다. 이러한 이유 때문에 관리자가 의도하는 서비스 환경을 창출하기 위해서는 수백 가지의 다양한 디자인과 미세한 부분까지도 함께 통합하여 운용하여야 한다.

이러한 최종적인 분위기는 고객들이 서비스 시설을 무드 있는 시설로 인식하게 되는데, 이러한 주변요소로는 음악, 향기, 색채 및 조명, 서비스 시설의 사이즈 및 형태, 온도 등을 포함한다. 이러한 여러 요소들이 통합되어 고객들에게 적절하게 인식됨으로써 바람직한 고객들의 반응을 이끌어내게 된다. 인간의 오감은 미묘한 차이에도 신속하고 강력하게 반응한다. 따라서 음악, 향기, 색상, 조명 등을 적절히 활용하게 되면 소비자들의 감성에 보다 쉽게 호소할 수 있다. 그러므로 이러한 요소들을 소비자들의 욕구나 목표, 소비자들의 특성, 그리고 제품의 특성 및 브랜드 컨셉 등을 파악하여 일관성 있고 시너지 효과를 낼 수 있도록 적절히 활용해야 할 것이다.

1) 음악

음악을 마케팅에 처음 이용한 것은 호텔의 로비나 사무실 등에서 조용하면서 쾌적한 환경을 만들기 위함이었으나, 점차 서비스 시설이나 매장에서 서비스와 관련하여 고객의 인식 및 행동에 강력한 영향을 미치게 되었다. 예를 들면 느린 박자의 음악은 빠른 박자의 음악보다 레스토랑 등의 서비스 시설에 더 오래 머물게 하고, 친숙하지 않은 음악이 친숙한 음악보다 쇼핑객들로 하여금 더 많은 쇼핑을 하게 된다.

한편, 음악을 효과적으로 사용하게 되면 고객이 서비스를 기다리는 시간에도 대기시간에 대한 인식 측면에서 좀 더 짧은 시간으로 인식하게 되며, 고객만족을 증대시키는 효과가 있다. 병원의 수술 대기실에서도 듣기 편한 음악은 환자들의 심신을 안정시켜 스트레스를 감소시키는 효과가 있다. 현재 우리나라의 여러 병원에서도 나름대로 활용하는 클래식 음악의 효과를 실험적으로 증명한 사례들이 있다.

2) 향기

음악과 마찬가지로 향기도 어떤 특정한 심리상태로 사람들의 사람들을 유도하며, 이 특정한 심리상태가 사람들의 항동에 영향을 미치게 된다. 이런 향기는 서비스 시설에 배어 있으면서 고객들이 의식적이거나 혹은 무의식적으로 인식하는 요소이다.

이러한 서비스 시설의 향기는 고객들의 감정적 혹은 평가적 반응, 기분에 강력한 영향을 미치며 또한 매장 내 행동 및 구매의사에도 영향을 미치게 된다.

후각연구가인 Hirsch(1991)는 10년간의 연구를 통해 향기 및 미각을 잘 이용하면 인간의 행동을 효율적으로 관리할 수 있다고 했는데, 예를 들어 치과 진료실의 대기시간의 느낌을 이완시키거나, 체육관에서 좀 더 강한 훈련이 되게끔 활력을 불어넣을 수 있게 된다는 것이다.

3) 색

소비자들이 자극을 받아들이는 과정은 감각, 주의, 지각, 이해의 순으로 진행된다. 따라서 감각은 매우 중요한 자극 수용기관이다.

이 오감 중에서 가장 중요한 것이 시각인데, 인간의 오감 중 가장 발달한 기관이기도 하다. 소비자가 제품에 대해 가지는 첫인상의 60%는 색상에 의해 결정된다고 한다. 색은 자극적, 정적, 표현적, 감정적, 교란적, 문화적, 격정적, 상징적 특성을 가지고 있어 생활 모든 면에 파고들어 많은 영향을 미치고 있다.

색상을 이용하여 서비스 시설 내부의 고객이 느끼는 온도를 조절할 수가 있는데, 일반적으로 따뜻한 색은 기분 및 환기상태를 돋우어주면서도 근심정도도 높여주게 된다. 반면에 차가운 색은 환기상태를 감소시켜주며 평온함, 안정감, 애정 및 행복감 같은 감정을 이끌어낸다.

표 9-7 색에 대한 연상 및 반응

구분	따뜻한 정도	자연 상징물	색에 따른 일반적 연관과 반응
빨간색	따뜻한	지구	고 에너지와 열정: 흥분 및 자극
주황색	가장 따뜻한	일출	감동, 표현, 온정
노랑색	따뜻한	태양	낙관주의, 순수함, 지적임, 분위기 고조
녹색	시원한	성장, 잔디와 나무	교육적인, 회복시키는, 무조건적인 사랑
파란색	가장 시원한	하늘과 바다	안정, 고요함, 충성심
남색	시원한	일몰	화해와 신성함
보라색	시원한	바이올렛 꽃	신성함, 스트레스 제거, 내적인 안정을 만듦

서비스 환경 하에서 색에 대한 선호도는 사람마다 다르겠지만 일반적으로 따뜻한 색에 대해 더 끌리는 것으로 나타났다. 따뜻한 색은 빠른 의사결정에 도움을 주고, 저관여 상황의 의사결정 및 충동구매에 가장 적합한 색이며, 차가운 색은 고관여 상황의 의사결정에 시간이 필요한 경우에 도움이 된다.

한편, 사람들이 생활을 하는데 있어 중요한 것 중의 하나는 빛이다. 빛은 인간의 사고와 행동에 큰 영향을 미치기 때문에 서비스

매장에서는 특히 조명에 관심을 기울일 필요가 있다. 밝은 빛은 자극적이어서 사람들로 하여금 활동적으로 만드는 반면, 적당한 빛은 차분하고 안정적인 분위기를 만들어 주게 된다.

의료서비스기관에서 조명과 색을 적절히 활용하여 고객들의 서비스 경험 및 고객 만족을 향상한 사례로서 미국 플로리다주의 Health Park Medical Center를 들 수가 있다. 이 병원에서는 주변에서 쉽게 접할 수 없는 다양한 색상의 조명으로 꿈길 같은 느낌을 주는 로비를 설계하여 환자들이 아픈 몸을 이끌고 근심스러운 마음으로 병원을 들어서게 될 때 입구에서부터 그들에게 조명을 받게 하여 좀 더 활동적이고 원기가 넘치는 느낌을 갖도록 하였다. 또한 로비 벽면은 높은 채도의 파랑, 초록, 보라, 빨강, 주황 및 노랑색의 램프로 장식하여 환자들에게 좀 더 활기찬 느낌을 제공하였다.

2. 공간적 배치와 기능성(special layout & functionality)

서비스 환경하의 공간적 배치와 기능성은 고객의 요구 및 특정 목적을 수행하는 측면에서 특별히 중요하게 여겨진다. 공간적 배치는 가구, 수납공간, 장비 및 기계류의 정렬되는 모양이나 크기를 말하며 이들 간의 공간적 관계를 말한다. 기능성은 고객과 직원의 목적 달성을 용이하게 하는 능력을 뜻하는 것으로 상기 물품들이 서비스 업무의 수행을 용이하게끔 하는 정도를 의미한다. 이러한 공간적 배치와 기능성은 고객들의 구매행위, 고객만족 그리고 서비스 기관의 업무수행에 영향을 미친다.

서비스 환경의 공간배치와 기능성은 직원에 대한 의존 없이 자신이 직접 서비스를 수행해야 하는 셀프서비스 환경에서 특히 중요하다. 따라서 ATM, 셀프서비스 식당, 주유소, 인터넷 표시의 기능성은 고객만족에 결정적인 영향을 미치게 된다.

3. 표지판, 상징물과 조형물(sign, symbol & artifacts)

서비스 시설의 외적인 요소들이 회사의 이미지를 전달하거나 특정구역 및 부서, 출입구의 안내, 금연 및 줄서기 안내 등의 행동지침을 제공함으로써 외재적·내재적 신호로서의 역할을 수행한다. 서비스시설에 처음으로 내방하는 고객들은 시설내의 표지판, 상징물과 조형물을 이용하여 각종 시설 등을 이용하는 경우가 많으며, 이를 통해 서비스 과정 및 시설에 대한 수준과 형태, 그리고 기대감에 대한 단서를 얻는 경우가 많다.

고객들이 서비스시설의 표지판, 상징물과 조형물로부터 올바른 의미전달을 못 받게 되면 서비스 진행이 불확실해지거나 불안감을 가져오므로 바람직한 서비스 전달이 어려워지게 된다. 이러한 표지판, 상징물과 조형물이 혼란스럽게 되어 있으면 특히 경험이 없거나 처음 내방하는 고객들은 간혹 길을 잃어버려 서비스 실패를 경험하게 된다. 대부분의 사람들은 병원, 공항, 쇼핑센터 등에서 표지판, 안내판 등의 시설에 익숙하지 않을 때, 길찾기 등의 애로를 겪게 되는 경우가 많다.

서비스시설 환경의 설계자들은 서비스 전달과정에서 고객들이 명확하게 안내될 수 있도록 표지판, 상징물과 조형물을 설계해야 한다. 특히 서비스현장 내 직원들이 부족하거나, 셀프서비스의 비중이 높거나, 신규고객이나 이용 빈도가 낮은 고객들이 비율이 높아진 경우에는 표지판, 상징물과 조형물의 역할이 더욱 중요하게 작용한다. 이러한 상황 하에서 표지판, 상징물과 조형물은 고객들에게 서비스과정이 어떻게 이루어질 것인가를 예측하게 해줌으로써 서비스과정이 명확하게 이루어지게끔 하는 역할을 하게 된다.

4. 의료서비스 환경요소로서의 직원관리

서비스 직원과 고객들의 외양 및 행동은 서비스 환경으로부터 창출되는 서비스시설에 대한 인상을 강화시키기도 하고 떨어뜨리기도 한다. 대부분의 고객들은 서비스제공자에 의해 창출되어지는 주변 분위기 뿐 만 아니라 그들의 외양이나 행동에 의해서도 영향을 받게 되기 때문에 이에 대해 특별히 신경을 쓰고 있다.

서비스 직원들의 용모는 제공받게 될 서비스 품질에 대한 고객들의 인지적 신념에 종종 영향을 미친다. 직원들이 고객들에게 전달하게 될 이미지를 통제하기 위해서 병원은 직원들에게 유니폼을 입도록 하고 있는데, 이는 직원들의 용모를 인지적이고 감정적인 모델로 고객들에게 전달하도록 하는데 목적을 두고 있다.

서비스직원들의 행동과 분위기가 고객들에게 영향을 미치는 반면, 고객들의 행동과 분위기도 서비스 직원들에게 영향을 줄 수 있다. 신경질적이거나 기분이 저조한 고객보다는 기분이 좋은 상태에 있는 고객들에게 더 나은 서비스를 제공하게 된다.

5. 의료서비스 환경의 통합관리방안

서비스매장의 직원 개개인은 대체로 고객반응을 결정하는 모든 디자인의 전체적인 형태로 인식된다. 고객들은 서비스 환경을 통합적으로 인식하므로 어떤 한가지의 요인만으로 고객들이 선호하는 서비스를 제공할 수는 없으며, 서비스 시설의 디자인과 여러 요인들을 통합하고 배치하는 것이 효과적이다.

서비스 환경의 우수성은 시설 형태, 색상, 집기류, 조명, 촉진수단, 전반적인 브랜드 인식 및 서비스 기관의 포지셔닝 등과 같은 여러 요소들과의 조화여부에 달려 있다. 서비스 환경은 고객들에게 통합적으로 보이도록 설계가 되어야 하는 것으로서, 어떤 시설의 일부만 분리해가지고는 최적의 효과를 거두기 어렵기 때문이다.

또한 서비스 환경이 아무리 멋지고 우아하게 디자인되더라도 철저하게 고객의 입장에서 생각하지 않으면 투자만큼의 효과를 거두지 못하게 되는데, 고객들이 불편을 겪게 되는 서비스 환경의 문제점은 주변여건과 환경적 디자인 요소의 2가지로 분류할 수 있다. 주변여건에는 청결치 못한 매장, 너무 더운 실내온도의 매장, 매장 요소악취 등이 있고, 환경적 디자인 요소에는 필요한 것을 찾을 수 없게 되어 있는 시설, 부적절한 안내표지, 너무 작은 장소 등이 있다.

따라서 고객들이 불편을 겪게 되는 서비스 환경의 각종 요소들을 발견하고 해결하는 방안을 제시하면 다음과 같다. 첫째 서비스 직원 및 관리자를 활용하여 고객들의 행위와 반응 등을 살펴보고 좀 더 나은 서비스 시설 환경을 위한 아이디어를 얻는다. 둘째, 설문지, 제안 등을 통해 직원들과 고객들의 각종 요구사항을 접수하고 처리 및 활용함으로써 서비스 환경을 위한 아이디어를 얻는다. 셋째, 서비스 환경하의 어떤 특정한 부문의 현장실험을 조작하여 얻는 효과를 활용할 수 있다. 예를 들면, 여러 음악 및 향기 등의 형태와 종류를 사용하였을 경우 고객들이 지출하는 구매시간 및 비용, 고객만족 수준 등을 평가하거나 혹은 현장에서 쉽게 변경할 수 없는 매장 내 색상, 공간 배치, 각종 설비의 스타일 및 디자인 등에 한해서 컴퓨터를 활용하여 가상체험을 하게 함으로써 변화에 대한 고객들의 반응을 측정할 수도 있다. 그리고 넷째로 서비스과정이 진행되는 동안 고객의 움직임에 따라 여러 디자인 요소들과 유형적 요소들에 대하여 문서화시킨 서비스청사진 기법을 적용해본다.

6. 의료서비스 환경전략을 위한 지침

1) 물리적 환경의 전략적 영향력을 파악하라.

물리적 환경이 효과적인 환경전략이 되기 위해서는 그 전략이 병원의 목적 및 비전과 정확히 연계되어야 한다. 따라서 병원의 전략 수립자는 병원의 목적이 무엇인지를 이해해야 하며, 그런 후 어떠한 물리적 환경이 병원의 목적을 지원할 수 있는지를 결정해야 한다. 이를 위해서는 병원의 기본적인 서비스 개념과 내·외부의 목표시장이 정의되어야 하고, 병원의 장기적인 비전이 마련되어야 한다.

2) 서비스의 물리적 환경을 청사진에 표시하라.

서비스청사진을 활용하여 서비스를 도식화하는 것으로, 서비스 청사진은 서비스 환경을 효과적으로 묘사하며 직원, 서비스 과정, 물리적 환경 등에 관한 내용을 파악할 수 있으며 서비스 제공에 관한 내용을 시각적으로 볼 수 있다. 또한 서비스 청사진을 통해 서비스 제공에 수반된 행동, 서비스 과정의 복잡성, 물리적 환경과 관련된 사람들의 상호작용 등을 이해할 수 있다.

3) 서비스 스케이프의 전략적 역할을 분명히 하라.

서비스 스케이프는 실제적으로 서비스 제공 혹은 마케팅에서 중요한 역할을 수행하고 있는데, 특정 상황에서 서비스 스케이프가 수행하는 역할을 분명히 하는 것은 기회를 파악하는데 도움을 주며, 시설 설계에 관한 의사결정에 참고가 될 수 있다. 따라서 고객체험을 창출하기 위해 서비스 스케이프의 전략적 역할을 명확히 한다.

4) 물리적 환경의 기회를 파악하고 평가하라.

일단 서비스 환경의 현재 유형과 역할에 대한 이해가 이루어지면, 가능성 있는 변화와 개선을 파악할 수 있게 된다. 예를 들어, 물리적 환경이 고객의 기대를 충족시키지 못하거나 병원의 이미지 촉진에 공헌하지 못할 경우 전체적인 전략에 변화가 필요하게 된다. 현재 물리적인 환경이 목표시장의 욕구와 선호에 적합한지를 평가하여야 한다.

5) 물리적 환경을 최신화하고 현대화할 수 있도록 준비하라.

서비스환경, 특히 서비스 스케이프는 자주 또는 정기적으로 최신화하고 현대화 할 필요가 있다. 비록 병원의 비전, 목적, 목표가 변하지 않더라도 시간이 지나면 최신화와 현대화가 불가피한 경우가 생긴다. 즉, 시간이 경과함에 따라 유행하는 색상, 인테리어, 스타일 등도 따라서 변하기 때문에 최초 병원에서 의도한 메시지를 서비스 스케이프가 제대로 전달할 수 없게 되므로 이러한 요소들을 지속적으로 최신화 하여야 한다는 의미이다.

6) 기능간 협업(cross-functional) 참여를 추진하라.

고객에게 바람직한 이미지를 알리는데 있어서 병원은 목표고객이 원하고 이해할 수 있는 서비스 환경을 제공하고 이들 간의 일관성을 유지하는 것이 중요하다. 이러한 문제와 관련, 물리적 환경 전략에 대하여 Kasper와 Gabbott(2006)는 기능간 협업팀으로 접근하여 여러 부서의 다양한 의견을 하나의 팀 안에서 나름대로 수렴하여 가장 합리적인 안을 제시하는 것이 필요하다고 제기하였다.

여기에 포함되는 기능으로는 마케팅, 시설디자인, 인적자원관리,

재무, 정보기술, 물자관리 분야로 구성할 것을 제시하고 있는데, 이러한 제 기능간의 협업적인 활동을 통해서만이 병원에서 제시하고 있는 서비스 스케이프의 이미지가 제대로 일관되게 고객들에 전달될 수 있기 때문이다.

Ⅷ. 패키징과 프로그래밍

패키징(Packaging)과 프로그래밍(Programming)은 의료관광산업만의 독특한 마케팅 믹스 구성요인이다. 이것들은 관광제품 및 서비스의 특성인 서비스의 즉각적인 소멸성과 수요·공급을 일치시키는 문제를 극복하도록 돕는데 사용될 수 있기 때문이다.

관광기업에서 패키징의 개념은 다양한 서비스를 고객에게 소구력 높게 제시되도록 묶고 관광객들이 이용하기 편리한 제공물이 되도록 결합하는 것을 의미한다. 즉, 관광기업들이 상호 관련되거나 보완관계에 있는 서비스를 단일가격 체계 내에 결합하는 과정을 패키징이라 부르고 이를 관광객에게 제시하여 관광행동을 구체적으로 일으키게 하는 상품을 패키지 상품이라고 한다.

의료관광서비스를 구매하는 관광객은 여러 가지 개별적 서비스를 따로 구입하는 것보다 포괄적인 시스템으로 구입하는 경우가 많다. 이러한 요구에 부응하기 위해 패키지 상품에 어떤 서비스를 포함시킬 것인가 하는 문제는 의료관광기업에서 매우 중요하다. 왜냐하면 패키지 상품에 내재된 특정 서비스에 의료관광객이 불만족하면 패키지 전체에 대한 불만으로 이어져 반복구매를 회피함은 물론, 부정적인 구전의 형성에 참여할 가능성이 크기 때문이다.

패키징 프로그램의 다른 중요한 특징은 서비스와 제품을 해당목표시장의 욕구와 일치시키는 수단을 제공한다. 예를 들어 관광산업은 모든 여러 특별관심단체(Special Interest Group)를 위한 다양한 패키지 상품을 제공한다. 패키징은 목적지 믹스의 많은 요소들을 묶고 여러 개의 관광조직체의 서비스와 제품을 결합한다는 측면에서 또한 중요하다. 패키지는 하나의 가격으로 여러 개의 서비스와 제품을 포함하는 관계로 고객에게 편리하다.

한편, 프로그래밍(Programming)도 의료관광관련기업 및 병원에서 중요하다. 프로그래밍은 고객소비를 증가시키거나 특정 패키지나 의료관광서비스에 매력성을 첨가시키기 위해서 특별활동과 이벤트 혹은 다른 종류의 프로그램을 제공하는 것을 의미한다.

프로그래밍은 현재 관광기업이 제공하는 서비스에 추가적인 소구가 부여되도록 특별히 기획된 행사나 활동을 의미하므로 의료관광객의 구매를 자극하는 한편, 그들이 특정 서비스나 서비스 패키지에 지속적인 관심을 갖도록 만드는데 유용하다.

상당수의 패키지는 프로그래밍 요소를 자체에 포함하고 있으므로 패키징과 프로그램은 불가분의 관계에 있다. 예를 들면 의료관광에는 항공편 예약, 현지관광, 숙박 등은 물론이고 의료(수술 및 시술, 한방)프로그램이 포함되어 있기 때문이다.

패키징과 프로그램이 의료관광 마케팅에서 차지하는 역할과 중요성은 막대하다. 패키징과 프로그래밍이 상호 결합되면 병원 및 의료관광관련 기업은 다음과 같은 이점이 있다.

첫째, 서비스 제공자는 핵심서비스의 수요증대와 함께 부수적 서비스의 수요도 창출시킨다. 패키지 가격을 통한 원가의 절감은 의료관광수요를 자극한다.

둘째, 패키지 가격을 통해 시너지 효과(synergy effect)를 발생시키므로 저렴한 가격으로 의료관광 서비스를 제공할 수 있다.

셋째. 병원 및 의료관광 관련기업은 수요를 균등화시킬 수 있으며, 1인당 소비액을 증대시킴은 물론 반복구매를 유도하여 수익성을 향상시킨다.

넷째, 다양한 욕구를 가진 특정수요 집단에 적합한 시장세분화 전략을 구사할 수 있으며, 서비스를 보완하여 매력적인 서비스 상품을 창출시킨다.

패키지 프로그램 상품이 성행하게 된 이유를 고객 측면과 참여 병원 및 의료관광 참여업체의 측면에서 보면 〈표 9-8〉과 같다.

표 9-8 패키지 프로그램 성행이유

대상	내용
고객 측면	■ 편리성 - 관광객의 구매행위 단순화, 다수의 서비스를 단일가격으로 구매 ■ 경제성 - 비용절약이 가능한 경제적 이익, 구성요소 선택의 어려움과 번거로움 해결 ■ 서비스 품질의 지속적 확보 가능 - 다양한 패키지 프로그램의 내용과 품질을 상호 비교 가능하여 선택의 폭이 넓어짐 ■ 특화된 관심사항을 만족시킴 ■ 관광효과 제고
참여 업체 측면	■ 수요 균등화 - 비수기의 업무량 증대, 평균비용 절감 ■ 특별한 목표관광 시장에 대한 소구력 향상 ■ 업무량의 예측 가능과 효용성 개선 ■ 시설물, 매력물, 행사자원의 완벽한 사용 - 항공기, 호텔 등의 유휴성 방지 ■ 새로운 시장성향에 관한 정보 파악의 가능과 융통성 확보 ■ 빈번히 여행하는 관광객에게 적극적으로 접근 ■ 체재일수 및 관광 소비량의 증대 ■ 관광객의 만족도 향상 ■ PR 및 홍보효과 제고

Ⅸ. 파트너십

의료관광기업에서 파트너십(Partnership :전략적 제휴 또는 제휴마케팅)이란 공동목적을 가진 몇 개의 자율적인 병원 및 관광기업들이 부분적으로 사업영역과 특정자원을 공유하는 유연한 결합을 의미한다. 이러한 결합은 경쟁관계가 날로 심화되어 가고 있는 오늘날의 관광업계에서 영역이 다른 관광기업의 자원을 활용함으로써 마케팅 비용을 절약하고, 이용객의 유치를 더욱 적극화하여 수입증대를 도모하므로 유용한 대안으로 평가받고 있다.

파트너십은 2가지 이상의 관광목적지 혹은 조직체를 포함하는 협조마케팅 프로그램을 의미한다. 이처럼 2가지 이상의 관광기업이 관련되었을 때 패키지는 제휴개념이 되고, 제휴광고 또는 공동광고는 대표적인 제휴마케팅의 사례가 된다. 국제적으로 경쟁이 격화되고 있는 의료관광산업에서도 다른 조직체와 함께 자원을 공유하는 것은 성공에 도움을 준다. 병원들은 항공사, 호텔, 여행사들과 제휴하여 유치 및 홍보를 위한 공동마케팅을 실시하고 있다. 협조광고(cooperative advertising)의 예를 들면 캐리비안 제도의 섬들은 '작은 스위스(little Switzerland)'개념을 광고하기 위해 힘을 합쳤다.

전략적 제휴 또는 파트너십은 제휴참가 의료관광관련기업들로 하여금 각종 자원의 상호보완을 통해 다양한 이익을 창출시킨다. 기술과 정보의 공유, 위험 분산, 규모의 경제성, 그리고 관광기업의 조직 활성화를 통해 자기업의 비용구조와 수요구조에 유리한 영향을 미친다. 그러나 의료관광관련기업의 전략적 제휴는 보상도 크지만 이에 못지않게 위험도 수반된다. 전반적으로 제휴관계는 관광기업간의 이해관계의 결합이며, 인간관계의 확대이므로 갈등요인이 상존하기 마련이다.

제휴에 따른 위험을 극복하고 효과적인 전략적 제휴목적을 달성하려면 참여관광기업들은 자사의 전략적 위치와 제휴의 당위성 분석 → 최적 파트너 선정 → 성공적인 제휴를 위한 협상지침의 준비 → 다각적인 협상전략의 모색 → 협상내용의 구체화 → 법적 구조 및 재무관계의 매듭이란 단계를 거치면서 다음 사항을 철저히 검토하여야 한다.

첫째, 제휴관계를 모색하고 있는 관광기업은 자기업을 중심으로 어떠한 관광기업과 제휴를 맺어야만 시장의 요구에 가장 효과적이고 적합한가를 분석해야 한다. 이와 함께 파트너 간에 비용과 위험을 분산시키면서 상대로부터 기술 및 정보와 관련된 전문성을 확보할 수 있는가를 평가하여야 한다.

둘째, 파트너가 자기업의 취약부분과 약점을 최대한 보완할 수 있는가를 분석하여야 한다.

셋째, 파트너가 현재 경쟁력이 강하며, 관광객들로부터 호의적인 평판을 받고 있는가를 확인해야 한다. 만약 그렇지 못할 경우 가까운 장래에 성장 가능성이 있는 관광기업인가를 확인해야 한다.

넷째, 제휴관계의 성립은 종사원들 간에 미리 충분한 이해가 있어야 하고, 또 그들의 적극적인 협조가 전제되어야 하므로 제휴관계가 종사원들에게 유용한 현장훈련의 기회가 되어야 한다.

다섯째, 제휴관계의 성립 이후 제휴 관광기업의 경영자들은 서로 미래의 발전을 위한 기획 프로그램을 개발할 수 있는 능력이 있어야 하고, 이를 위해 제휴관광기업들은 제휴관계를 맺기 전에 시장공략 방안을 명확히 설정해 두어야 한다.

관광기업간의 전략적 제휴는 제휴 참가기업 수에 따라 단일형, 복합형, 그룹형으로 구분되며, 그 특징과 목적은 〈표 9-9〉와 같다.

표 9-9 제휴유형과 유형별 특징

구분	단일형	복합형	그룹형
파트너	■ 단일 파트너 ■ 경우에 따라 우위 혹은 열위	■ 단일 또는 소수 파트너 ■ 대등한 입장	■ 전세계의 다수 파트너
목적	■ 약점의 상호보완 ■ 외부경영자원의 이용	■ 규모의 경제 추구 ■ 해외 신규시장에의 접근 ■ 새로운 가치창출	■ 융합을 통한 새로운 가치 ■ 새로운 경쟁무대 창출
지시의 흐름	■ 주로 일방적	■ 한 방향/쌍방향	■ 다방향
경쟁	■ 개별 관광기업 간의 경쟁	■ 제휴 내의 협조와 경쟁 ■ 제휴그룹간의 경쟁	
경쟁력	■ 상호보완에 의한 경쟁과 지위의 유지	■ 상호 의존성 및 시너지 효과에 의한 통합 경쟁력 추구	■ 상호융합을 통한 새로운 경쟁력 기반창출 및 확보전략의 성격
전략의 성격	■ 성장전략의 한 수단		■ 전사적 차원의 성장전략 또는 주요부분으로 인식

10 Chapter

마케팅 통제 및 평가

Chapter 10 마케팅 통제 및 평가

Ⅰ. 마케팅 통제

오늘날의 비즈니스 환경은 항상 많은 변수를 포함하고 있다. 기술의 발전과 함께 시장은 시간과 공간을 무한대로 확대하고 있으며 소비자들의 취향과 요구는 갈수록 다양해지고 그만큼 기업간의 경쟁은 더욱 치열해지고 있다. 이렇게 급변하는 환경 속에서 병원 및 관광기업의 마케팅 전략 역시 많은 도전에 직면하고 있다.

마케팅의 통제는 평가와 수정을 의미한다. 이것은 바로 기업이 당면한 경영의 리스크를 최소화하기 위한 노력이다. 정치·경제·사회적으로 오늘날의 기업은 직접적으로 통제할 수 없는 많은 변수를 가지고 있기 때문에 부정적인 환경이 조성되었을 때 이에 신속하게 대응할 수 있는 유연한 마케팅 활동이 반드시 필요하다.

사업상 항상 계획대로 일이 진행되는 것이 아니기 때문에 진행중인 마케팅 활동에 대한 통제는 지속적이며 신속하고 또한 효과적으로 이루어져야 한다. 결국 마케팅 활동의 평가와 수정은 그 자체보다 그 이후의 활동이 더 중요함을 전체 직원들이 공유해야 한다.

1. 마케팅 통제의 의의

마케팅관리의 통제란 모든 의사결정에 관한 지속적이고 체계적인 평가 및 감독을 의미한다. 통제행위는 기업 내 모든 활동의 진행과정과 기업의 현 상태를 점검하고 그에 대한 평가기준을 설정하는 것이다.

이와 같은 통제활동을 통하여 마케팅관리자는 의사결정에 대한 조기수정이 가능하며, 마케팅행위에 대한 체계적이고 편견이 개입되지 않는 점검이 이루어질 수 있는 것이다. 즉, 통제행위는 계획과 실행의 완료 후에만 가능한 것이 아니고 기업 활동상의 전 과정을 지속적으로 점검함으로써 기업활동 과정에서도 통제가 나타난다.

마케팅 계획과 통제는 상호 불가분의 관계에 있다. 이는 서로 유기적으로 작용하며, 마케팅 실행이 이루어질 때 비로소 마케팅 전략은 효율적으로 수행될 수 있게 된다.

2. 마케팅 통제과정

마케팅 통제과정은 평가기준을 설정하고 실제 결과에 대한 정보를 분석·평가하여 이러한 결과에 따라 전략을 수정하는 과정으로 이루어진다.

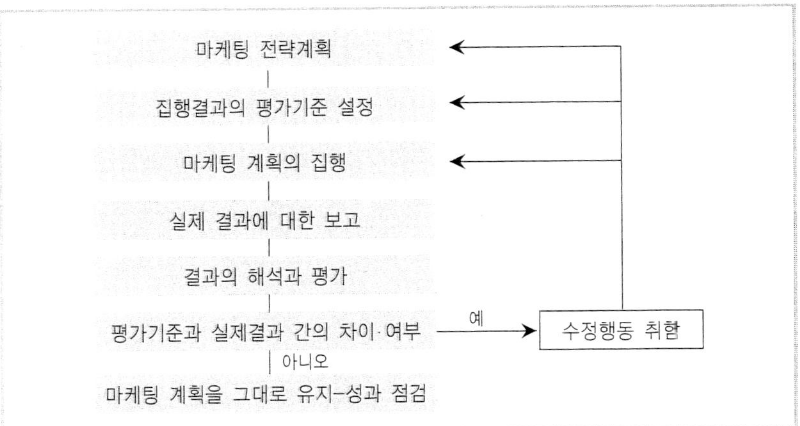

그림 10-1 마케팅 통제과정

마케팅 통제시스템은 집행결과에 대한 보고, 결과의 해석과 평가, 그리고 평가기준과 계획에 대한 수정의 단계로 이루어진다.

마케팅 활동의 통제과정을 통해 기업은 다음과 같은 긍정적인 효과를 기대할 수 있다.

첫째, 시스템적 접근과 분석을 통해 과학적 마케팅 활동이 가능하다.

둘째, 기존 활동의 개선과 보완을 통해 마케팅 비용을 절감하고 효율적으로 사용할 수 있다.

셋째, 마케팅 성과에 대한 적절한 보상 근거를 제공하고 긍정적 기업문화를 정착시킬 수 있다.

구체적인 마케팅 통제과정은 크게 4단계로 볼 수 있는데, 첫 번째 단계는 마케팅 성과의 평가기준 설정이고, 두 번째 단계는 평가일정의 준비이며, 세 번째 단계는 실제결과의 평가이다. 그리고 네 번째 단계는 목표와 성과의 차이점 확인 후 수정이다.

1) 마케팅 성과의 평가기준 설정

평가기준은 실제의 전략집행결과가 처음의 계획대로 실행되었는지 분석하기 위한 기준으로서, 조직이나 사업단위별, 또는 기업의 총목표별 등으로 구분한다. 평가기준은 상품의 양, 서비스 단위, 작업시간이나 속도, 불합격품의 수량 등과 같은 물리적이고 양적인 것으로 표현하거나 비용수익투자액과 같이 금액으로도 표현할 수 있다. 세부적인 기준으로는 경쟁기업과 비교, 매출기준, 순수익 기준, 시장 점유율 기준 등을 활용할 수 있다.

평가요소는 특히 복수의 기준을 가지고 측정하는 것이 좋으며, 상품·조직·기타환경에 대한 특수성을 고려하면서, 고객만족지수(CSI), 목표관리방식(MBO) 등과 같이 전체 조직원들이 수긍할 수 있는 객관적인 지표를 가지고 실시해야 한다. 특히 목표관리방식

(MBO: Management By Objective)에 따라 수립되면 효과적이다. 이는 최고경영자에 의해 전반적인 기업목표가 세워지고, 상사와 부하직원이 기업목표와 일치하는 세부적인 목표를 함께 개발하며, 상사와 부하직원은 함께 성과를 평가한다.

2) 평가일정 준비

평가시기와 횟수, 평가단 구성을 포함하여 평가일정을 준비한다. 평가단에는 평가의 객관성을 높이기 위해 사내 직원 뿐 아니라 전문적인 지식과 경험을 갖춘 사외 인사를 함께 참여시키는 것이 좋다.

3) 실제 결과의 평가

통제과정에서 가장 중심적인 단계로 실제 결과를 평가기준에 따라 분석하고 점검하는 단계이다. 실제결과를 적절히 평가하여 그 평가결과를 신속히 보고하는 것은 효과적인 통제활동에 필수불가결한 조건이다.

마케팅 관리자는 평가기준과 실제 결과와의 비교를 통해 평가가 어느 정도 달성되었는지를 평가할 수 있다.

4) 목표와 성과의 차이점 확인 후 수정

이상적인 마케팅 통제과정을 위해서는 정기적으로 진행 중인 마케팅 활동을 점검할 필요가 있다. 왜냐하면 모든 마케팅 활동이 항상 계획대로 진행되는 것은 아니기 때문이다.

특히 마케팅 목표와 성과 사이에 차이가 많은 경우에는 원인분석과 함께 현재의 마케팅 목표와 계획을 수립해야 한다. 목표로 했던 시장점유율이 목표 설정 당시에는 실현 가능한 것이 되었다면 목표시장점유율을 현재보다 낮게 책정하여 실제 결과와의 격차를 조정할 수 있다. 하지만 목표시장점유율이 충분히 달성될 수 있었음에도 불구하고 달성되지 않았다면 판매를 담당하는 사람들에게 동기를 부여시키고, 마케팅 믹스를 조정하여 격차를 조정한다. 물론 차이가 적을 경우에는 현재의 마케팅 목표를 유지하면서 문제가 되는 부문만 일부 수정하고 기존의 마케팅 계획을 계속 진행시킨다.

이러한 일련의 과정은 모든 조직원들이 공감대를 형성할 수 있도록 객관적인 토대 위에서 지속적으로 이루어져야 한다.

Ⅱ. 마케팅의 평가 및 감사

1. 마케팅의 평가

마케팅의 평가는 단순한 비용절감이 아닌 효율성의 향상이 전제되어야 하며, 단기적인 수치만으로 유효성을 평가하는 것은 바람직하지 못하다. 따라서 전문적인 성과평가 시스템을 이용해 마케팅 활동을 평가하여 문제점을 찾아낸 후 이를 분석하고 시정할 수 있는 프로그램을 개발하여야 한다.

2. 마케팅 감사

기업이 기획한 목적·환경·전략·행동을 평가하는 것으로, 포괄적인 평가방법으로 마케팅 감사를 실시해야 한다. 마케팅 감사는 문제와 기회를 결정하고 기업의 마케팅 성과를 향상시키기 위한 활동 프로그램을 개발하기 위하여 기업 또는 사업부 단위의 마케팅 환경·목표·전략·활동을 체계적·포괄적·독립적·주기적으로 평가해야 한다.

마케팅 감사는 보통 외부기관에 의해 행해지는데, 기업의 거시 환경과 업무환경, 변화추세를 분석하는 마케팅 환경 감사, 목표와 전략의 적절성을 평가하는 마케팅 전략 감사, 마케팅조직의 수익성과 마케팅비용의 효율성을 평가하는 마케팅 생산성감사, 마케팅 믹스의 분석과 평가를 하는 마케팅 기능감사 등이 있다.

11

Chapter

고객만족

Ⅰ. 고객만족경영

1. 고객만족경영의 구성요소
2. 고객만족경영의 전략

Ⅱ. 고객유지를 위한 마케팅

1. CRM(Customer Relationship Management)
2. 데이터베이스마케팅(Database Marketing)
3. 인터넷마케팅(Internet Marketing)
4. 맞춤마케팅
5. 내부마케팅(Internal Marketing)
6. 제휴마케팅
7. 중요고객 마케팅(Frequency Marketing)
8. 프리미엄 마케팅(Premium Marketing)

Chapter 11 고객만족

Ⅰ. 고객만족경영

1. 고객만족경영의 구성요소

제공하는 제품이나 서비스가 고객의 기대를 최대한 충족하는 것을 고객만족(Customer Satisfaction : CS)이라고 한다. 고객만족은 고객에게 신뢰감을 주는 중요한 요소로서, 제품과 서비스에 대한 연속적인 구매로 인하여 제품 및 서비스 제공자는 매출을 증가시키고 그 제품과 서비스가 존속하게 되는 계기가 된다.

고객만족은 1970년대 시장을 잃기 시작한 기업들이 그 손실을 회복하고, 만회하기 위하여 이러한 기본 원리의 사용에서 시작되었다. 고객만족은 병원 및 기업의 이익과 직결되어 있으므로 고객만족의 수준을 높이면 병원 및 기업의 이익이 증가한다.

표 11-1 고객만족경영의 3요소

종류		요소	내용
직접 요소	Hardware (상품)	고객이 직접 접하는 물리적 요소	시설, 장비, 진료환경, 주차장, 부대시설
	Software (고객서비스)	고객과 직·간접으로 접하는 무형의 요소	서비스 내용, 환자 대기시간, 면담시간, 이용편리성, 불만처리, 홍보, 예약시스템, Q&A
간접 요소	Humanware (이미지)	서비스를 제공받으면서 느끼는 요소	태도, 복장, 말투, 친절, 절차, 전화응대

고객서비스 환경은 고객, 조직문화, 종사원, 제품, 전달, 서비스가 그 핵심요소이며, 고객을 만족시키기 위한 요소는 직접적 요소와 간접적 요소로 구분할 수 있다. 직접적 요소는 일반적으로 상품 및 서비스로 구분할 수 있고 여기서 다시 세분화된 요소가 작용하여 고객의 만족 또는 불만족의 결과를 나타낸다. 간접적 요소로는 기업 이미지가 있는데, 이것은 기업이 고객을 통해 이익을 창출하는 조직체이므로 고객이 직면하고 있는 사회적 문제를 공동으로 해결하는 등 사회적 마케팅을 실시하고 있다.

고객만족 경영의 핵심은 고객이라는 단어에 있다. 고객만족 경영전략은 그 의미나 체계의 측면에서 총체적 경영전략의 축소라고 할 수 있을 만큼 특정과정을 따라야 한다.

기업의 목표인 이익을 달성하기 위해서는 마케팅이 중요한 요인이 되고 있는데, 기업의 수익구조는 신규고객의 창조와 기존고객의 확보라는 2가지에 의해서 성립한다. 기존고객을 확보하기 위해서는 그들이 애호하는 것이 무엇인지를 파악하고 이에 대한 대응을 하는 것이다. 고객들은 그들의 욕구를 충족시킨다고 믿는 제품이나 서비스, 회사에 대한 애호도를 유지한다. 고객들은 구매를 한 후 더 좋은 대안이 없다고 생각하면 그 제품에 대한 지속적인 관계를 형성하기 시작한다.

신규고객은 제품을 구매할 때마다 여러 장애에 부딪친다. 제품을 찾기에 불편하다든지, 제품의 장점에 대해 아는 것이 없다든지, 경쟁제품에 대한 좋은 사용경험을 갖고 있다든지 하는 것들이다. 따라서 장애가 무엇인지를 예측하고 제거하며, 또한 장애를 최소한 감소시켜야 한다.

2. 고객만족경영의 전략

고객만족 서비스를 성공적으로 실천하는 병원 및 기업은 경쟁병원 및 기업보다 고객을 더욱 만족시킬 수 있기 때문에 경쟁우위확보효과를 기대할 수 있다. 고객만족 서비스의 효과는 크게 3가지로 볼 수 있는데, 첫째는 재구매 고객 창출이고, 둘째는 비용절감, 그리고 셋째는 최대의 광고효과이다.

1) 재구매고객 창출

성숙된 시장에서는 신규고객의 확보보다는 기존고객이 반복 구매할 때 이익 극대화가 가능하다. 만족한 고객은 반복 구매시에도 같은 상표를 찾게 됨으로써 상표 충성도(Brand Loyalty)를 갖게 되므로 한번 이루어진 고객과의 관계를 평생의 고객으로 유지할 수 있는 가능성이 커지는 것이다. 고객에게 만족을 주고, 나아가 고객이 반복 구매할 수 있도록 해야 한다.

반복구매고객을 확보하기 위해서는 고객의 기업에 대한 의존도를 제고시키는 것이 필요하다. 즉, 전환비용을 극대화시키는 것이 매우 중요한 작업이 되며 이것이 관계마케팅의 출발점이 된다. 그리고 고객에게 최대의 만족을 제공함으로써 고객이 타제품을 선택하지 않도록 제품에 대한 의존도를 높이도록 해야 한다.

일반적으로 서비스에 만족한 고객의 충성도는 그렇지 않은 고객보다 충성도가 높게 나타나고 있으며, 서비스에 완전히 만족한 경우에는 제품에 대해 80%의 신뢰감을 보이고 있다.

2) 비용 절감

신규고객 확보는 많은 노력이 필요하지만, 고객이 처음 소비한 제품에 만족하여 재구매나 반복구매를 하게 되면 그 제품을 구매하도록 설득할 필요가 없기 때문에 판매비, 광고비 등이 크게 절감될 뿐만 아니라 고객 설득에 드는 시간을 A/S나 고객의 불만해결에 사용할 수 있다.

뿐만 아니라 고객의 욕구와 기대치를 예측하여 불필요한 지출을 감소시킬 수 있는 장점이 있으며, 이미 만족한 고객은 가격에 민감하지 않으므로 더 많은 이익을 창출할 수 있게 된다.

3) 최대의 광고효과

제품에 만족한 고객은 구전을 통해 당해제품의 광고효과를 극대화시켜준다. 구매행동에 가장 중요한 영향을 미치는 것은 마케터의 촉진보다 소비자들 간에 자연스럽게 이루어지는 호의적 커뮤니케이션이 더 큰 영향력을 지닐 수 있다. 조사자료에 의하면, 친구, 친척, 전문가들의 말을 듣고 상품을 구입한 비율이 80%까지 이르렀다고 한다. 이와 같이 고객만족은 구전효과로 인해 어떤 대중매체 홍보보다도 뛰어난 효과를 발휘해주며 적은 노력으로 최대의 홍보효과를 추구할 수 있게 해준다.

고객만족이념의 설정을 기초로 하여 거시적 경영환경 분석과 경쟁기업 분석, 고객에 대한 분석, 고객만족 구성요소의 분석 및 평가, MOT(Moments of Truth : 서비스 접점)분석 등이 이루어진다. 그리고 다음으로 고객만족 목표의 설정, 고객만족도 조사와 산출을 하고 끝으로 고객만족 포트폴리오와 고객만족 개선방안 등이 제시되는데, 이는 다양한 부문의 조사와 분석을 통해서 이루어진다.

MOT(Moments of Truth)

고객만족을 위한 경영전략을 수립하고 실천하기 위해서 관심을 가져야 할 주요한 개념이 진실의 순간(MOT: Moments of Truth)이다. 서비스 접점(encounter)이라고 말하고 있으며, 고객이 서비스 기업, 종사원, 커뮤니케이션, 기술, 그리고 제공되는 서비스 등과 접촉을 시작하는 시점을 말한다.

모든 기업들에게 MOT는 중요하겠지만, 서비스 기업에서 고객 접점관리는 더욱더 중요하다. 그러므로 고객이 기업을 방문하여 해당 업무 및 서비스를 보고 기업을 떠날 때까지의 모든 일련과정을 고객접점으로 파악하고 이들 각각의 접점에 대한 조사, 평가 및 관리를 하여야 한다.

고객만족 요건

1. 고객서비스의 원칙
   - 행동(Actions), 외양(Appearance), 의사소통 기술(Communication Skills)
2. 최고의 서비스 제공
   - 판매상품에 서비스 제공, 편리함, 상담, 특별한 요구 예견, 부가 서비스
3. 판매 후속
   - 의사소통, 감사 표현, 고객으로부터의 피드백 정보, 불평처리와 해결, 연락 유지, 보상 제공, 기업 회계업무 서비스
4. 전문가적 서비스 수준 유지
   - 지속적인 교육 및 훈련, 법적 책임, 윤리적 행동

Ⅱ. 고객유지를 위한 마케팅

마케팅의 패러다임이 기존의 상품위주의 판매나 마케팅 활동에서 고객이 중심이 되는 개념으로 전환되어 가고 있으며 모든 기업의 시스템이 유연성 있는 전문화(Flexible Specialization)로 진행되어 가고 있는 상황이다.

고객이 기대하는 서비스 수준도 고급화 · 다양화해야 하기 때문에, 모든 기업은 고객의 욕구를 파악하고 고객을 만족시키기 위하여 서비스의 중요성을 한층 증대시키고 있으며 고객과 소비자가 중심인 경영전략으로 바뀌어 가고 있다. 이제 경영전략 중에서 서비스를 제외한 전략은 상상할 수 없게 되었다. 따라서 최근에 새로운 패러다임으로 떠오르는 서비스 마케팅에 관련된 개념들과 새로운 기법의 마케팅들을 살펴보도록 한다.

1. CRM(Customer Relationship Management)

CRM(고객관계경영)은 기업과 고객의 관계에 초점을 두고 기업의 경영방향과 경영전략을 진행하는 것이다. 이것과 관련된 마케팅은 광범위하지만, 그 중에서도 CRM을 위한 관계마케팅, 관계마케팅의 실천수단인 데이터베이스 마케팅 그리고 원투원 마케팅 등이 있다.

이러한 마케팅이 추구하는 최종목표는 신규고객 유치뿐 만 아니라 기존 고객 유지를 통한 고객만족 경영에 있으며 고객 개개인의 요구와 성향에 맞춘 차별화된 서비스를 제공함으로써 고객의 기대수준에 부응하여 Loyalty Customer를 창출하기 위한 마케팅 전략이다.

CRM을 원활하게 추진하기 위한 전략단계는 다음과 같다.

1단계 - 고객의 데이터베이스를 구축한다.

2단계 - CRM을 기업 시스템 내에 적용하여 업무 프로세스를 전환한다.

3단계 - 전 직원이 실제로 고객이 원하는 맞춤형이 되도록 모든 기업조직을 체질개선하여 최고경영자로부터 중간관리자 그리고 고객접점 종업원에까지 인식되도록 해야 한다.

4단계 - 고객에 맞는 맞춤식 서비스를 제공하여 고객 감동으로 표출될 수 있어야 한다.

이러한 CRM전략을 가장 효율적으로 활용하고 있는 관광사업체는 항공사와 호텔이었지만 최근에는 의료관광을 실시와 관련된 병원 등 점차 다양한 사업영역에서 적용되고 있다.

CRM의 진정한 목표는 두 가지로 요약할 수 있는데 고객유지와 비용절감이다. 즉, Pareto Law의 2:8 법칙은 마케팅에서 가장 빈번하게 거론되는 전략인데, 20%의 고객이 80%의 수익을 창출하므로 CRM의 첫 번째 목표는 고객 유지(Customer Retention)이다. CRM의 두 번째 목표는 비용절감(Cost Reduction)이다. 신규고객 창출보다 기존고객 유지가 비용 절감 뿐 아니라 기업의 경영성과에 더욱 중요한 요소로 인식되고 있다.

CRM을 적용하기 위해서는 고객의 요구를 정확하게 파악하고 있어야 하고, 고객의 가치가 계층과 집단별로 다르다는 것을 인식해야 하며, 고객의 가치가 긍정적인 영향을 가져올 것인가를 판단해야 한다.

CRM을 시행하기 위한 기업의 자세를 보면 다음과 같다.

첫째, 최고경영자의 확고한 신념이 필요하다. 최고경영자의 CRM 시행을 위한 지속적인 관심과 의지가 지속되어야만 진정한 CRM이 조직 내에서 실현 될 수 있다.

둘째, 기업 내부의 커뮤니케이션이 원활해야 한다. CRM은 모든 부서에서 상호작용으로 구현되어야 하기 때문에 특히 마케팅 부서와 영업부서의 원활한 역할 분담이 필요하다.

셋째, CRM을 시행하기 위한 기본적 출발점은 시장조사인데, 이를 정확하게 이해하고 활용할 수 있어야 한다.

2. 데이터베이스마케팅 (Database Marketing)

데이터베이스마케팅은 고객정보, 경쟁사정보, 산업정도 등 시장의 각종 1차 데이터를 직접 수집, 분석하고 그것을 기초로 하여 마케팅 전략을 수립하는 하나의 마케팅 기법이다. 즉, 경쟁시장에서 대상고객이 무엇을 얼마나 자주 구매하였는지, 어디에서 어떤 제품을 구입하였는지, 대상고객이 언제 재구매를 할 것인지 등과 같은 데이터를 가지고 고객의 성향을 분석하고 향후 필요한 마케팅 전략을 수립하는 것이다. 이러한 마케팅 전략기법은 컴퓨터가 고객의 복잡한 데이터를 보다 저렴하고 신속하게 일괄 처리할 수 있게 됨에 따라 효과적인 수립이 가능해졌다.

데이터베이스마케팅을 위해서는 고객의 데이터베이스의 구축이 필수적이다. 고객의 데이터베이스는 고객 마스터파일, 판매파일, 고객판정파일, 상품파일, 판촉파일 등으로 구성된다. 이 파일에는 고객 특성, 고객의 과거 구입실적, 상품별 매출실적 및 판촉활동의 성과 등 다양한 정보들이 축적되어지고, 이러한 정보들은 마케팅 전략 수립을 위한 각종 분석의 기초 자료를 제공한다. 분석을 통해 도출된 결과는 체계적으로 정리되어 시장 세분화 또는 상품 차별화 전략을 위해 활용하는 것이다.

데이터베이스 마케팅은 상황에 따라 일대일 마케팅이라고 하는데, 해당고객에게 컴퓨터를 이용한 전자우편과 제품정보를 근간으로 쌍방향커뮤니케이션을 실시하는 것이다. 제품의 질이나 서비스의 향상을 목적으로 고객의 데이터베이스를 구축하여 인터넷 마케팅에 사용할 수 있는 근거를 제공할 수 있는 마케팅 수단이다.

3. 인터넷마케팅 (Internet Marketing)

인터넷 마케팅이란 서로 정보를 주고받을 수 있는 인터넷이라는 컴퓨터 네트워크를 통해 개인이나 조직이 쌍방향 커뮤니케이션을 바탕으로 마케팅을 실행하는 것이라 할 수 있는데, 최근에는 온라인 마케팅이라고도 한다.

인터넷을 통한 마케팅 채널은 다른 정보전달 매체에 비하여 매우 우수하다. 즉, 인터넷을 통한 많은 정보의 양을 고객에게 전달 가능하고, 잠재고객과 우수 집단에 대한 전자메일링, 그리고 홈페이지 등을 통하여 고객의 의견을 수렴하기가 수월하다. 또한 일정한 시간대 보다는 24시간 정보의 전달이 가능하고 연령별, 계층별 정보전달의 차별화가 가능하다. 그리고 타 매체보다 저렴한 경비로 목적을 달성할 수 있다.

4. 맞춤마케팅

고객의 욕구가 점점 다양해지고 개성을 중시하는 방향으로 변화해 가는데 부응하여 고객의 요구사항을 최대한 충족시켜줄 수 있는 '나만을 위한 제품'을 맞춤방식으로 생산하는 마케팅 전략을 추구하는 것을 맞춤 마케팅이라 한다.

획일화된 서비스에서 탈피하여 고객의 취향에 따라 선택하는 서비스를 제공하는 것이 새로운 마케팅 전략으로 선호되고 있다.

5. 내부마케팅 (Internal Marketing)

내부마케팅은 인적 서비스 자원이 중요한 서비스 기업에서 직원을 내부고객이라 생각하고 기업의 구성원에게 행하는 마케팅 활동이라고 할 수 있다. 고객들에게 서비스를 제공함에 있어 최적의 인원을 고용·유지하여 그들로 하여금 보다 양질의 서비스를 제공하고 유지할 수 있도록 하는 마케팅 철학과 실천을 기업경영에 적용시키는 경영전략이기도 하다.

이런 내부마케팅의 궁극적인 목적은 서비스의 질적 수준을 유지하며, 높은 생산성으로 비용을 절감하는 것인데, 이를 통해 동기부여된 직원들은 고객에게 강한 이미지를 부여하며, 또 유능한 직원을 모집·유지하게 된다. 내부마케팅은 항상 지속되어야 하며, 특히 조직의 전반적이 분위기가 침체되어 무기력하거나 서비스의 질이 좀 더 엄격히 유지할 필요가 있거나 새로운 서비스 개념을 도입했을 경우, 또는 전략적으로 새 포지셔닝이 요구될 때 내부마케팅을 강화한다.

내부마케팅을 조직 내에 적용하기 위한 프로세스는 전략적 측면과 전술적 측면에서 잘 짜여야 하는데, 전략적 측면에서는 직원들간에 서로 존중하는 고객의식, 판매의욕을 고취시킬 수 있는 내부환경을 만드는 것이다. 그러기 위한 전술적 측면은 최고경영층의 의식이 고객 지향적이어야 하고, 인사정책에 있어서도 직원이 비용에만 관련된 생산요소가 아니라 수익을 창출하는 요소임을 확인하고 직무기술교육, 신규직원 충원, 승진계획에 반영해야 한다. 또한 내부적으로 직원 교육훈련이 지속되어야 하고, 새로운 서비스 도입과 기업의 미래사업 추진이 직원을 감축하기 위한 것이 아니고 기업의 발전을 위한 것임을 이해시키고 수용시키기 위해서 계획과정에 종업원이 적극 참여하여 기업 내부 정보가 공유될 수 있도록 해야 한다.

6. 제휴마케팅

제휴마케팅은 경쟁기업 또는 기능적으로 보완할 수 있는 기업간에 전략적 제휴를 통해 마케팅 비용을 절약하고 경쟁력을 강화하는 것이다. 서로 비교우위를 가진 상품이 국제간 무역을 통해 상호간에 이익을 추구할 수 있듯이 성공적 제휴전략은 단일기업으로 불가능했던 다양한 사업들을 가능하게 하고 새로운 시장에 진출할 수 있어 양자의 경쟁력을 더욱 강화시켜 줄 수 있다. 실제로 미국의 경우, 전략적 제휴기업의 평균 투자수익률은 전 산업 평균인

10%에 비해 18%로 높은 것으로 나타나고 있다.

7. 중요고객마케팅 (Frequency Marketing)

단골고객 및 대량으로 구입하는 고객을 파악하여 이들과 장기적으로 유리한 관계를 유지함으로써 수익성을 증가시키고자 하는 마케팅 기법이다. 이 마케팅 기법은 "기업 매출액의 80%는 20%의 고객으로부터 나온다."라는 이론을 원용한 것인데 자주 이용하고 많이 사는 단골고객에게는 각종 특혜를 주는 기법이다. 이 방법을 도입한 회사는 상당한 효과를 보지만 이 방법이 보편화되면 모든 적용 기업들은 서로 부담이 된다. 이 방법은 품질은 그대로 유지하면서 특별 인센티브에 호소하는 마케팅 방법이므로 제품의 품질 향상에 저해가 된다고 보는 견해도 있다.

8. 프리미엄마케팅 (Premium Marketing)

프리미엄 마케팅이란 고품격 서비스를 제공하는 기업에서 가격에 민감하게 반응하지 않은 고객을 대상으로 고객취향에 적합한 최고의 서비스를 제공하는 마케팅 기법이다.

이러한 프리미엄 마케팅은 주로 VIP 고객이나 남과 차별화된 서비스를 원하는 고객들에게 적용하고 있다. 그 사례로서 항공사의 동일한 기내공간에서 First Class를 차별화하여 같은 시간대에 도착하지만 이동하는 시간 내에서 최고의 서비스를 제공함으로써 Economy Class보다 2~3배 높은 수익을 창출하게 하는 마케팅 기법이 대표적인 것이다. 마찬가지로 의료관광마케팅에서도 병원이 일반실에 비해 VIP실이나 특실에 양질의 서비스를 제공하고 더 많은 수익을 창출하고 있다.

PART 3

한국의 의료관광마케팅 전략 및 향후과제

12

Chapter

한국의 의료관광마케팅 전략

1. 의료관광 협력체계 구축
2. 의료관광 육성분야 및 발전전략
3. 유치대상 지역 및 외국인
4. 의료관광 목표설정
5. 서울시 의료관광마케팅
6. 국가별 연계관광마케팅
7. 진료 분야별 마케팅 전략

Chapter 12 한국의 의료관광마케팅 전략

외국인 환자에 대한 유인·알선을 허용하는 의료법 조항이 2009년 5월부터 발효되어 의료관광이 탄력을 받고 있다.

이제까지 환자 스스로 찾아오거나 외국인 환자에게 한국 병원 몇 곳을 소개해주고 그 중 선택하도록 하는 것은 합법적이었으나 병원이 개별적으로 외국인 환자를 유치하거나 여행사가 수수료를 받고 알선하는 행위는 불법이었다. 외국인 환자 유치·알선 허용됨에 따라 정부는 2012년 외국인 환자 14만명 유치를 목표로 다양한 정책을 내놓고 있다.

세브란스병원 국제진료센터에 따르면 2008년 국내에는 2만8819명의 외국인 환자가 방문해 50억원을 진료비로 썼고 이 중 5111명은 질병 치료를 위해 입원해 70억원을 추가로 지출했다.

병원별로 보면 세브란스병원은 지난해 외래환자 4683명, 입원환자 333명 등 가장 많은 외국인을 유치했고, 이들은 1인당 입원 치료로 1425만원을 써 내국인 53만원의 25.8배를 사용했다. 외래진료비도 외국인 1인당 71만원으로 내국인 13만원의 5.4배에 달했다.

삼성서울병원에서는 외국인 입원치료 환자 94명이 지난해 평균 1710만원을 지출했다. 특히 몽골 국적의 76세 고령환자가 5개월간 입원하면서 4억2000만원을 썼다.

우리들병원도 허리디스크 수술을 받은 외국인 환자가 평균 진료비로 700만원을 지불해 내국인 450만원보다 35.7%나 많았다.

보건복지가족부는 외국인 환자 1명을 유치하면 700만원 정도의 경제적 효과가 있다고 밝혔다. 진료수익 373만7000원을 비롯해 총 유발 효과가 655만5000원, 여기에 동반자 관광수입 평균 44만5000원을 더하면 합계 700만원이 된다.

외국인 환자 1명의 평균 진료비 373만7000원은 국내 환자 1인 평균 진료비 99만4000원의 4배 수준이다.

정부도 국제의료지원센터 설립에 40억~50억원을 지원하는 쪽으로 의견을 조율할 만큼 해외 환자 유치에 적극적이다.

먼저 '외국인 전용병원 제도' 도입을 검토하고 있다. 현재 외국인 전용병원은 없다. 또 외국인 환자의 입국 편의를 위해 정기적으로 메디컬 비자를 제정하는 방안도 법무부와 논의를 통해 도입을 검토하고 있다. 정부는 2008년 4월 일반 비자 발급요건에 의료와 요양을 포함시킨 바 있다.

이와 함께 의료분쟁 발생에 대비해 분쟁을 중재하거나 조정할 수 있는 제도를 마련하고 의료분쟁 발생에 따른 보험 가입도 권장할 계획이다.

보건복지가족부는 한국관광공사와 연계해 한국 의료브랜드 마케팅을 실시할 예정이다.

중장기로는 고부가가치인 암, 심장, 장기이식 및 외과계 수술 등에 집중될 것이며 "러시아와 중국 상류층, 중동 왕족, 미국 등을 대상으로 외국 정부와 보험사, 기업 채널을 확대할 방침을 세우고 있다.

다국적 컨설팅 그룹 맥킨지 앤 컴퍼니는 2012년 세계 국제의료 시장 규모가 1000억달러, 국제의료 환자 수가 2005년 1900만명에서 2010년 4000만명으로 늘어날 것이라고 전망한 바 있다.

이에 따라 각국은 외국인 환자 유치에 사활을 걸고 있다. 2006년에만 41만명의 외국인 환자를 유치한 싱가포르는 7억8000만달러 수입을 올렸다. 현재 싱가포르는 2012년까지 외국인 환자 100만명

유치를 목표로 하고 있다.

싱가포르는 풍부하지 못한 관광자원으로 인해 외국인 의료관광을 관광의 하나가 아닌 치료 중심의 환자유치사업 개념을 도입해 태국과 차별화하고 있다.

의료 및 의료관광에 대한 해외 인지도를 제고하고 해외환자를 유치하기 위한 실질적인 마케팅 방안은 다음과 같다.

1. 의료관광 협력체계 구축

1) 국제의료협의회

서울시는 의료관광 활성화를 위해 2007년에 27개의 서울 소재 대형병원과 진료 분야별 병의원들을 의료기관 회원으로 하여 국제의료협의회를 구성하였다. 서울시와 협의회는 Seoul International Medicine이라는 브랜드의 이미지를 설정하고 이미지 제고를 위해 노력하고 있다.

협력병원은 브랜드를 공유하며 해외마케팅 및 환자유치에 협조하고, 서울시는 이들의 외국인 환자유치를 지원하고 있다.

2) 의료관광협력병원 선정

서울시는 중증치료기관, 척추전문병원, 선택수술기관, 성형외과, 피부과, 한의과 등 치료 분야별로 협력병원을 선정하였다. 협력병원 선정의 기준은 입국 외국인환자 치료실적이 이미 있고, 관련 통계자료를 정비하여 외국인 유치에 활용하는 병원이다. 또한 해외마케팅을 위해 조직, 네트워크, 홍보 및 마케팅 실적을 가지고 있는 병원을 기준으로 하였다.

협력병원에는 삼성의료원, 강남세브란스병원, 척추전문병원인 우리들병원, 자생한방병원, 아름다운나라피부과, 수플란트치과병원 등이 있다.

분야별 협력병원의 수는 분야별 국내시장의 규모, 병·의원의 경쟁력, 입국외국인 현황, 해외마케팅의 현황 및 효율성을 감안하여 결정하였다.

(1) 성형외과

성형외과는 의료인력, 지원인력, 해외네트워크 면에서 외국인 유치를 감당할 수 있는 성형외과 협력병원을 선정하였다.

(2) 건강검진 분야

건강검진 분야는 대형병원들이 모두 할 수 있는 여건이 되지만, 그 가운데 입국외국인 유치실적이 좋고 구체적인 계획을 가진 곳을 선정하였다.

(3) 선택수술

선택수술은 대형병원이라면 모두 할 수 있으나 협력병원 관리를 위해 구체적인 계획을 가진 곳을 선정하였다.

(4) 피부과

피부과 병원 역시 외국인 유치를 위한 해외홍보 및 마케팅을 하기 위해 규모의 경제가 필요하므로 다른 분야와 마찬가지로 적합한 곳을 선정하였다.

피부과는 지역내 특화된 의료자원을 활용하여 외국인 관광객을 유치하게 되는데 지역경제가 활성화 될 것으로 기대되고 있다.

(5) 척추분야

척추분야는 외국인을 활발하게 유치하고 있는 곳을 선정하였다.

(6) 중증치료

중증치료는 실적을 보이고 있는 대형병원과 구체적인 계획을 가진 병원들을 선정하였다.

표 12-1 의료관광 협력병원

분야	선정요소	참고
중증치료	- 입국외국인 진료실적 - 해외협력병원 및 의사와의 연계 - 국제보험사 연계 - 서울의 대형병원	삼성병원
선택수술	- JCI 인증 - 외국알선회사, 보험회사 연계 - 서울 대형병원 - VIP 시설완비	연세대세브란스병원 - JCI 인증 아산병원
척추전문	- 입국외국인 실적 - 외국알선회사, 보험회사 연계 - 해외의사와의 연계 - 해외마케팅 실적	우리들병원
성형외과	- 입국외국인 실적 - 해외현지 사후연계치료 - 입국 전 외국인 상담	대형성형외과
피부과	- 입국외국인 실적 - 해외마케팅 실적	명동 및 강남권
한의과	- 입국외국인 실적 - 해외마케팅 실적	자생병원

서울시 등 지자체들은 의료관광객대상 병원에 대해 해외홍보, JCI 인증, 의료복합센터 입주, 외국인 지원 인프라시설 설치 등을 지원하고 있다. 이들은 미국의 PIM과 같이 협의치를 구성하고 있는데, 이 협의체는 "Seoul International Medicine"의 브랜드 제고, 해외마케팅, 해외 의료인력 네트워크 구축을 위해 공동으로 노력하고 있다.

3) 의료관광 대표병원 육성

정부는 해외의료서비스협의회처럼 형평성 측면에서 여러 분야의 많은 병원들을 지원하려고 하고 있다. 하지만 외국의 예를 보면 해외환자를 유치하는 곳은 싱가포르 Parkway그룹의 Mountain Elizabeth 병원, 태국의 범룽랏 병원, 인도의 Apollo병원과 같은 우수한 병원 몇 곳이다. 따라서 서울시도 국제적으로 유명한 대표병원을 육성하여 서울의 의료서비스 브랜드이미지를 알리는 것이 보다 효율적이다.

현재 의료관광객 수가 1년에 200명 정도 되어야 대형병원의 기준에 들 수 있는데, 의료관광 대표병원은 병원 인프라 확보, 해외마케팅을 통해 향후 중증치료, 선택수술, 건강검진 등 여러 분야에서 입국외국인을 초기단계에서 천명 정도 치료하는 병원으로 되도록 하고 향후 동남아 선도병원과 같이 만명을 목표로 한다.

우선 대표병원은 JCI인증, 의료진 국제화, VIP병동, 외국인종합지원센터의 설치와 같은 인적·물적 기반을 갖추어야 한다.

이 가운데 가장 중요한 것이 JCI인증과 VIP병동이다. 동남아 경쟁병원 대부분이 JCI인증을 보유하고 있으며 외국 의료관광 알선회사들이 협력병원 기준으로 가장 우선하는 것이 JCI인증이므로 대표병원은 이 인증을 보유하고 있어야 한다.

현재 국내병원은 건강보험 수가 기준으로 의료진 및 병실 운영을 하고 있다. 입국외국인에게 제공되는 의료서비스는 동남아 경쟁병원 수준이 되어야 하며, 이를 위해서는 환자 1인당보다 많은 의사와 간호사 그리고 지원인력이 배치되어야 하고 특히 외국어 가능인력이 배치되어야 한다. 또한 시설 역시 호텔수준이 되어야 한다. 이를 위해서 국내환자 병동과 분리된 VIP 병동이 필요하다.

서울 소재 대형병원 가운데 세브란스 병원이 2007년 상반기에 JCI(Joint Commission International)인증을 받았으며, 2009년에 고려대안암병원이 JCI인증을 받았다. 이러한 제도적인 측면 이외에 의료관광을 유망 분야로 인식하여 재원과 인력을 투입하고 내부시스템을 구축하며 해외마케팅에 나서서 병원의 이미지를 제고하려는 내부적인 의지와 노력이 중요하다. 내부의지 역량 및 JCI인증, 그리고 VIP병동과 같은 중요요소를 고려하여 서울의 대형병원이 대표병원으로 선정될 것이다. 서울시는 대표병원을 위해 해외홍보, 해외의료진 네트워크 구축, 비자 및 입출국 업무, 의료복합센터 입주 등을 지원해야 한다.

2. 의료관광 육성분야 및 발전전략

1) 육성분야

서울은 기후, 관광자원, 물가를 고려할 때 장기간 머물면서 치료와 요양을 겸하기는 어렵다. 따라서 말레이시아 혹은 태국이 주력하는 요양과 연계된 치료, 노인질환, 재활치료 같이 장기간 머무는 휴양 목적의 의료분야보다는 선택수술, 성형수술, 중증치료와 같은 치료분야가 적절하다. 서울 소재병원은 치료 혹은 수술에 강점을 가지고 있기 때문에 이 분야에서는 수요가 많을 것으로 예상된다.

또한 일반관광객이 부가적으로 방문할 수 있는 피부관리와 사업 목적으로 입국하는 선진국의 외국인 및 교포를 대상으로 한 건강검진분야를 선정할 수 있다. 분야별 병·의원 자료, 환자설문 내용 등에 근거하여 이들 5개 분야에 대한 특성 및 평가는 〈표 12-2〉와 같다.

표 12-2 한국 의료의 분야별 특성 및 평가

	선택수술	중증치료	성형수술	건강검진	피부관리
시장크기	●	◐	◐	◐	●
성장가능성	●	●	●	●	●
인지도	○	○	●	◐	◐
기술수준	◐	●	●	◐	●
가격경쟁력	○	○	○	◐	●
파급효과	○	○	○	●	●
환자접근성	◐	●	●	○	●

주 : 보통 ○, 우수 ◐, 매우우수 ●

(1) 선택수술

동남아 경쟁국은 선택수술 외국인을 활발히 유치하고 있지만 국내에서 입국외국인의 선택수술은 전혀 이루어지고 있지 않다. 하지만 선택수술은 가능성이 가장 큰 의료관광상품이고 국내의료기술이 우수하기 때문에 육성해야 한다.

최근 세브란스병원이 사이프러스 의료관광국제회의에 참가하여 미국의 Planet hospital과 접촉하고 선택수술 환자유치를 협의하였다. 세브란스병원에 의하면 국내의료비가 동남아국가보다 비싸지만 경쟁력이 있는 가격을 북미의 알선업체들에게 제시할 수 있다고 했다.

또한 서울은 북미에서 동남아 국가로 향하는 환자들에게 지리적으로 가깝기 때문에 치료목적지가 될 수 있다.

(2) 중증치료

연해주, 몽골 등의 동북아 지역은 의료수준이 낙후된 지역이 많고 서울 소재병원은 지리적으로 가까우면서 우수한 의료수준을 보유하고 있으므로 중증치료는 성장가능성이 있는 분야이다. 현재 삼성의료원이 연해주, 몽골, 중국 동북지방의 부유층과 거주외국인을 대상으로 현지에서 치료가 어려운 경우, 한국으로 입국시켜 치료하고 있다. 현지 의료진, 환자 및 환자의 보호자 및 고용주로부터 좋은 평판을 얻고 있어 향후 중증치료 입국외국인이 늘어날 전망이다.

(3) 성형수술

성형분야는 기술의 우수성, 집적의 경제, 한류 이미지, 외국인 방문의 활성화, 대형 성형외과의 존재 등으로 인해 현실적으로 의료관광을 활성하기 가장 좋은 분야이다.

성형수술은 가격경쟁력이 크지는 않지만 우수한 기술력으로 인접한 중국 및 동남아의 중국계 고객들로부터 좋은 평판을 받고 있다. 그리고 중국인 및 아시아 중국계의 미용성형에 대한 선호도가 계속 증가하고 있으므로 발전가능성이 크다.

(4) 피부관리

피부관리는 치료분야는 아니지만 많은 외국인들이 타목적으로 입국하였다가 쉽게 찾을 수 있기 때문에 국내 의료서비스에 대한 관문이라고 할 수 있다. 피부관리는 경미한 의료서비스지만 고객이 만족을 하면 성형수술 등 타 진료분야에 대해 관심을 가질 수 있다. 특히 입국관광객의 많은 부분을 차지하는 일본인들의 만족도가 높으므로 성장가능성이 큰 분야이다. 일본인들은 서울의 피부과 의료수준 및 설비를 매우 높게 평가하고 있으며, 가격수준에 대해 만족하고 있다.

(5) 건강검진

해외에 거주하는 많은 교포와 타 목적으로 입국한 외국기업 임직원 및 여타 전문직에 종사하고 있는 사람들은 국내병원의 검진 서비스 수준과 시설 및 장비에 매우 만족하고 있다. 서울이 국제화되고 외국인 입국이 증가하게 된다면 비즈니스 목적의 외국인 입국은 지속적으로 증가할 것이며 이들을 유치한다면 시장크기는 상당히 클 것이다.

이들은 일반적으로 고소득층이며 여론형성층이기 때문에 건강검진에 대해 만족을 하면 동료 혹은 친지에게 소개하는 효과가 클 것이다. 따라서 건강검진은 향후 재검진 혹은 진료 분야로 유치할 수 있어 파급효과가 크다.

2) 발전전략

(1) 중증치료 및 난치병 지향

동남아 의료관광 병원들은 초기에 성형수술, 피부관리, 선택수술부터 시작하여 이제 중증치료까지 단계적으로 발전하였다. 하지만 서울소재 병원들은 성형수술과 같은 초기단계의 의료서비스부터 중증치료까지 전 단계에 걸쳐 서비스를 제공하고 있다. 이는 국내의료수준이 전반적으로 높아 후발주자로서 압축성장이 가능하다는 것을 보여준다.

따라서 장기적으로 서울소재 대형병원이 나아갈 방향을 선정하는 것은 중요하다. 먼저 동남아시아에서 처음 의료관광을 발전시킨 싱가포르는 경쟁국인 인도나 태국과 비교하여 인건비가 높기 때문에 장기적으로 중증치료중심으로 갈 수밖에 없다. 서울소재 대형병원들은 동남아 경쟁병원보다 병원규모나 의료수준이 높기 때문에 가능할 것으로 보이며, 향후에는 암과 같은 난치병 치료에서 강점을 갖출 것으로 보인다.

(2) 병의원의 의료분야 특화발전

전문병원 혹은 대형병원들은 척추질환, 선택수술, 성형수술, 피부관리에서 큰 강점을 갖고 있다. 이들 의료기관은 틈새시장에서 대형병원에 준하는 의료서비스를 편리하고 저렴하게 제공할 수 있는 장점을 갖고 있다. 이러한 예는 유럽의 전문분야별 병원들이 영국환자를 활발하게 유치하는 것을 보면 알 수 있다.

서울소재 전문분야별 병·의원들도 해당분야에서 적극적으로 외국인을 유치하는 것이 필요하고 이를 전략적으로 지원하는 것이 필요하다.

3. 유치대상 지역 및 외국인

정부가 '글로벌 헬스케어'를 신성장동력 산업의 하나로 선정하면서 의료계는 물론 지방자치단체, 여행업계들까지 국내 의료계의 해외 환자 유치 활동이 열기를 더해 가고 있다.

1) 해외교포

입국외국인의 국적 혹은 출신에 관한 설문조사 혹은 병원들의 자료를 보면 교포들이 비율상 많은 부분을 차지한다. 따라서 건강검진과 선택수술의 중요한 고객이 되는 교포들을 적극적으로 홍보하고 유치하는 것이 필요하다.

2) 인접국가의 환자유치

태국의 범룽랏 병원, 싱가포르의 파크웨이 병원들은 인접한 의료낙후국가의 부유층 및 거주외국인을 먼저 유치하였다. 또한 삼성병원이 성공하였듯이 한국의 다른 병원들도 연해주, 몽골, 중국 동북지역을 대상으로 현지정부, 병원, 의료진에 대한 홍보활동을 강화하고 네트워크를 구축해야 할 것이다.

3) 일본인 피부관리

일본인은 입국외국인의 절반을 차지하고 있다. 관광공사자료나 서울소재 피부과 설문자료에 의하면 대부분의 일본인들은 피부관리를 선호하는 것으로 나타났다. 서울 관광마케팅에서 일본관광객 유치계획을 수립할 때 피부관리를 포함한 의료관광상품을 출시하고 일본에서 홍보 및 마케팅행사를 개최하여 특별히 이 상품을 강조해야 한다.

4) 중국 및 중국계 동남아인

중국 및 동남아 중국계는 국내 성형수술에 관심이 많고, 대부분이 병·의원과 개인적으로 접촉한 후 입국하여 수술을 받고 있다. 이들에 대한 마케팅은 국가 혹은 서울시 차원에서 이뤄지는 것이 아니라 개인병원의 현지 네트워크와 언론매체 접촉에 의해서이다.

따라서 서울시는 협력병원들과 연계해서 체계적인 현지마케팅과 홍보를 하여 성형수술 의료관광객을 더욱 많이 유치해야 할 것이다.

5) 동남아 및 중동의 부유층

한국의 의료수준이 태국이나 싱가포르보다 훨씬 높기 때문에 조금만 더 노력하면 환자를 유치할 수 있을 것으로 기대하고 있다.

동남아의 부유층들은 중증치료를 위해 의료수준이 높은 서구국가 혹은 싱가포르로 가고 있다. 따라서 국내의료기술과 우수성을 홍보함으로써 이들을 유치해야 한다.

또한 해외환자 유치전에 나선 병원들이 가장 주목하고 있는 지역은 중동(中東)이다. 중동은 무한대의 의료시장으로 평가받고 있는데 러시아, 일본, 중국에 이어 환자 유치 판촉전에 나선 것이다.

보건복지부와 보건산업진흥원 직원들이 2009년 7월에 4박5일 일정으로 카타르 현지에서 환자 유치설명회를 가졌다.

이 설명회는 한국 의료서비스의 장점을 강조하고 카타르 정부에게 한국을 원정진료국가로 지정해줄 것을 촉구하기 위해 마련됐다. 카타르는 풍부한 천연가스와 원유 매장량을 바탕으로 세계 최고의 경제부국 중 하나로 꼽히는 카타르는 정부가 환자의 원정진료비를 모두 부담한다. 원정진료국가로 지정되면 카타르 국민은 정부 지원 아래 국내 병원에 드나들듯 한국 병원을 방문할 수 있게 된다. 현지 보건부장관을 만나 브리핑 하는 자리도 마련되었다.

카타르 정부가 한국을 원정진료국으로 결정하면 경제적 파급효과가 매우 클 것으로 보고 있다. 카타르는 가족단위로 움직이기 때문에 한 명이 진료를 받더라도 가족 전체가 한국을 방문할 것이기 때문에 일단 한국을 찾으면 1회 진료와 관광에 수천만 원을 쓸 것이라는 전망이 나오고 있다.

한국국제의료서비스협의회도 해외환자 유치를 위해 중동 카타르를 방문해 설명회를 열었다. 양국간 의료서비스 협약을 체결되어 한국이 의료관광 대상국으로 선정되면 자국 정부로부터 의료비용을 지원받는 카타르 국민들이 한국에서 치료받게 됨에 따라 의료관광성장 가능성은 높아질 것이다. 특히 중동은 햇볕이 강해 익

상편이나 백내장이 많은데, 이들 질환에 대한 수술을 특화하면 좋은 결과를 얻을 것이다.

카타르는 우리나라의 의료인력 양성 및 훈련을 위한 협력관계 구축에 관심을 보이고 있는데, 이는 아랍에미리트 등 인근 국가에도 자연스럽게 홍보가 되기 때문에 카타르와의 협약이 성사되면 주변 국가로 확산될 가능성이 크다. 지금까지는 태국, 싱가포르가 카타르 환자들에게 원정 진료서비스를 제공해왔다.

2008년 말 병원 내에서 아랍 식단 전시회를 가졌던 건국대병원도 다시 환자 유치전을 위해 209년 4월경 두바이를 찾아 의료설명회 열었다.

경희대 동서신의학병원

- 아랍사원을 방문해 이슬람 문화를 탐방하고 아랍식단 개발을 위해 이곳에서 아랍인들의 식사를 시식하는 체험을 했으며 아랍인 2명을 계약직과 아르바이트 직원으로 고용하기도 했다. 또한 병원관계자들은 이태원 이슬람사원을 통해 어렵게 초빙한 강사에게 아랍어와 페르시아어로 각 장기의 이름과 인사법 등을 배우고 있다.
- 중동의 말과 문화를 배우고 있고, 중동 환자들을 위해 양고기·쇠고기·닭고기로 만든 환자식을 개발 중이며, 한식과 중동 음식을 조화롭게 섞은 퓨전 음식도 연구하고 있다.

6) 북미선택수술시장

서울은 지리적으로 미국 및 캐나다로부터 동남아까지의 거리보다 가깝기 때문에 동남아시장으로 향하는 선택수술 환자를 유치하기에 유리하다. 특히 이들을 송출하는 북미의 의료관광알선회사에 대한 홍보와 마케팅을 강화함으로써 이 지역의 선택수술 환자를 유치한다.

4. 의료관광 목표설정

서울시는 입국외국인이 어느 병·의원을 방문하고 정확히 어느 진료분야에서 몇 명이 의료서비스를 받고 있는지 정확히 어느 진료 분야에 몇 명이 치료를 받고 있는지 파악하지 못하고 있다. 그러므로 진료 분야별로 협력병원을 정하고 입국외국인 현황에 대한 통계를 분석하여 병원별 · 분야별로 의료관광 입국인의 목표를 설정해야 한다.

앞서 분석한 개별 병·의원들의 입국외국인환자 현황분석에 토대를 두고 향후 의료관광 목표를 예를 들어 설정해 보면 다음과 같다.

2010년 기준 5개 협력 성형외과에서 연 1,000명 정도, 2개 건강검진병원에서 연간 600명, 2개 선택수술병원에서 연간 300명, 3개 피부과 병원에서 3,000명, 1개 척추전문병원에서 연간 200명, 3개 중증치료병원에서 약 300명을 목표로 삼는다. 이런 계산에 의하면 16개 병·의원에서 약 5,400명의 입국외국인이 서울시 협력 병·의원을 방문하는 것이다. 협력병원 외에 타 병원의 유치를 감안하여 서울시는 2010년 기준 약 10,000명의 입국외국인 의료관광을 목표로 하고 있다.

또한 개별병원의 1인 기준 의료비 자료, 건강심사평가원 자료, 외국 경쟁병원 및 의료관광 알선회사의 자료를 고려하여 의료비 수입을 구해보면 다음과 같다. 먼저 자료를 토대로 일인 기준 성형외과 의료비 5백만원, 건강검진1백5십만원, 관상동맥우회술 2천만원, 슬관절절치술(양편) 1천5백만원, 고관절절치술 1천2백만원, 척추수술 7백만원, 중증치료 5백만원으로 가정해 보면 2010년 총 의료비 수입은 1백3십3억5천만원으로 추정된다.

표 12-3 분야별 예상 의료수입 및 인원

		2008		2009		2010	
		인원	수입	인원	수입	인원	수입
성형외과		600	3,000	800	4,000	1,000	5,000
건강검진		400	600	500	750	600	900
선택수술	관상동맥	20	400	60	1,200	100	2,000
	슬관절	20	300	60	900	100	1,500
	고관절	20	240	60	720	100	1,200
피부과		1,500	300	2,000	400	3,000	600
척추수술 및 진료		100	700	150	1,050	200	1,400
중증치료		80	400	120	600	150	750
총계		2,740	5,940	3,750	9,620	5,400	13,350

5. 서울시 의료관광마케팅

1) 서울 국제의료브랜드 확립

서울시 의료관광을 활성화하기 위해서는 브랜드가 필요하다. 예를 들면 싱가포르는 Singapore Medicine, 필라델피아는 Philadelphia International Medicine이라는 브랜드를 만들었다. 서울시는 Seoul International Medicine이라는 브랜드를 만들고 의료관광 활성화에 활용한다.

2) 서울관광마케팅

서울시는 관광활성화를 위해 서울의료관광마케팅을 출범시켰다. 서울관광마케팅 내에 의료관광을 담당하는 부서를 두고 의료관광을 추진하도록 하고 있다. 유사한 예로 싱가포르 관광공사(Singapore Tourism Board)내에 Singapore Medicine을 두고 있다.

3) 서울시의 해외알선기관과 해외미디어 지원

개별 병·의원들은 의료관광 추진에 있어 마케팅 방안에 관해 가장 어려움을 갖고 있고 특히 해외알선기관 혹은 수요처에 접촉하여 마케팅을 해야 한다는 점은 알지만, 구체적으로 접촉할 경로를 모르거나 단독으로 할 능력이 결여되어 있다. 따라서 서울관광마케팅은 단독 혹은 서울시 협력병원들과 협력하여 해외기관들을 방문하여 설명회를 가져야 할 것이다.

서울시가 예산으로 지원해야 할 대상은 3곳이다. 의료서비스를 제공하는 서울 소재병원, 해외환자를 알선하는 해외소재 알선업체, 서울시 의료관광을 소개하는 해외언론매체이다. 이때 서울시가 병원을 직접 지원하는 것은 바람직하지 않다. 왜냐하면 병원이 직접 비용을 부담하여 시장을 개척하려는 동기를 저해할 뿐 아니라 도덕적 해이를 가져오고 또한 병원과의 형평성 문제를 만들게 되기 때문이다. 그러므로 보다 효과적인 방법은 해외 알선업체와 함께 현지에서 서울 소재병원을 위한 공동마케팅을 하는 것이다.

이를 위한 구체적인 방법은 다음과 같다.

첫째, 미국과 캐나다 등의 해외알선업체와 협력관계를 구축하는 것이다. 실제로 말레이시아 관광공사의 캐나다 지점은 캐나다 SUN Medicine Group과 공동으로 마케팅을 하여 필요한 지원을 한다.

둘째, 서울시를 소개하는 것이다. 가장 효율적인 방법으로 과거 의료관광에 대해 보도를 하여 이에 대한 대중적 관심을 이끌어 내는 유력한 해외언론에 홍보하는 것이다.

표 12-4 국가별 알선업체와 미디어 지원

	미국	영국	캐나다
알선업체	Planet Hospital Medical Tours MedRetreat Global Choice	Medical Trust Company Lotus Medicare Tourism	Medsolution Sun Medical Group
TV	NBC, CBS, CNN, PBS	BBC	NBC, CBS, CNN, PBS
신문	LA times NY times	Daily Telegraph Sunday Times Financial Times The Independent The Guardian The Daily Mail	
잡지	Time		

4) 서울시의 의료관광국제회의 참가 및 서울 개최

(1) 의료관광국제회의 참가

의료관광국제회의는 의료관광의 수요측과 공급측이 만나고, 의료관광상품 전시, 정보교환, 의료상품 상담 등의 기능을 하므로 의료관광 활성화에 많은 영향을 미치고 있다. 의료관광국제회의는 서울시 등 각 지자체의 의료현황과 의료관광을 홍보하는 효과적인 장소이므로 각 지자체는 협의회병원과 공동으로 참여하는 것이 중요하다. 실제로 싱가포르 혹은 인도의 구자라티주(州)가 지역의 병원들과 함께 국제회의에 참가하고 있다,

각 지자체는 부스 마련, 협의회 병원자료 개발, 인쇄 등 회의 참가에 필요한 공통적인 비용을 부담하여 협의회 병원이 참여하도록 유도하는 것이 효과적이다. 또한 지자체들은 소재병원 및 관광관련기업이 경쟁력을 강화하고 해외 수요처를 개발할 수 있도록 국제전시회 참가를 장려하고 경비를 지원하고 있다. 이에 따라 협력

병원의 의료관광국제회의 참가비용 지원도 고려하고 있다.

① World Health Tourism Congress

World Health Tourism Congress는 세계에서 최초로 의료서비스의 수요자와 공급자를 연결하는 컨벤션으로서, 2006년 독일에서 1회가 개최되었고, 2007년 3월 사이프러스에서 2회가 개최되었다.

의료서비스를 알선하거나 구입하는 바이어는 정부 보건당국자, 기업의 의료담당자, 보험사, 의료관광 알선업체들이다. 전 세계에서 30개국의 90개 업체 또는 기관이 바이어로 참여하였다. 중동지역이 34개 업체로 가장 많고 다음으로 유럽과 북미에서 각각 22개 업체와 15개 업체가 참여하였다.

표 12-5 World Health Tourism Congress 바이어업체

	서유럽	동유럽	북미	중동	아프리카	기타	전체
국가	4	4	2	9	5	6	30
업체	22	5	15	34	7	7	90
백분율(%)	24.4	5.6	16.7	37.8	7.8	7.8	100

출처 : 우리들병원 내부자료

이들 구매기관이 주로 관심을 갖고 찾는 의료분야는 성형외과 분야가 82개 업체, 치과 분야가 81개 업체로 가장 많았고, 다음으로 78개 업체가 종합병원과 건강리조트·스파에 관심을 보였다. 또한 관절경수술, 스포츠의학, 암센터 역시 수요가 많았다.

표 12-6 World Health Tourism Congress 의료서비스 공급업자 분포

	종합병원	암센터	순환기내과	관절경수술	건강리조트/스파	스포츠의학	성형	치과
업체	78	70	70	76	78	71	82	81

출처 : 우리들병원 내부자료

병원 혹은 개별국가의 의료관광 당국자인 의료서비스 공급업자는 98개 업체가 참가했는데, 이 가운데 독일과 사이프러스가 각각 11개 업체, 12개 업체로 가장 많았고, 스위스는 6개 업체, 인도는 5개 업체가 참가했으며, 필리핀은 4개 업체와 정부당국이, 태국은 4개 업체, 한국은 2개 업체가 참가하였다.

② Singapore International Medical Travel Conference

싱가포르는 2006년 12월 싱가포르 관광공사(STB : Singapore Tourism Board) 후원아래 의료관광국제회의를 개최하였고 이것은 아시아에서 첫번째 국제회의였다. 4일간의 일정에 각국의 의료관광 관계자들이 의료관광 현황과 쟁점에 대해 토론으로 하였으며, 사례연구, 현장방문, 실무연구, 일대일 상담 등 다양한 행사를 가졌다. 이 국제회의에서 국제의료관광협회(The International Medical Travel Association)가 설립되었다. 이 협회는 싱가포르 관광공사의 국장인 Dr. Yap의 주도아래 관광의 범주에서 이루어지던 기존 의료관광을 재정립하고 해외환자의 안전을 보호하기위해 설립되었으며 초대회장은 싱가포르 West Clinic Excellence Cancer Centre의 Dr. Steven Tucker가 취임하였다. 특히 범릉랏, 파크웨이 같은 의료관광 선도병원은 병원의 품질, 안전에 관해 공통적인 규격을 제안하였다.

병원, 의료관광 알선회사, 호텔, 항공사, 보험회사와 같은 의료관광 관련회사들은 국제의료관광협회에 회원으로 가입하였다. 미국, 동남아, 중동에서 온 전문가들은 의료관광의 가치사슬, 의료서비스의 국제화, 해외환자 서비스, 의료기관들의 품질관리 등에 관해 토론을 하였고, 참가자들은 현지병원을 방문하여 해외환자 서비스에 관해 견학을 하였다. 또한 의료관광상품 패키지, 의료안전, 해외의료서비스와 같은 분과위원회를 개최하였다. 그 외 의료기관들이 의료관광상품을 전시하고 각국의 의료관광 회사들과 바이어들이 상담을 하였다.

(2) 의료관광국제회의 서울개최

외국에서 개최하는 국제회의에 참가하는데 그치지 않고 국내에서도 의료관광국제회의를 개최하고 있다. 2007년 9월 국제의료서비스협의회가 개최한 소규모의 팸투어가 국내병원에게 의료관광의 현실을 일깨워주고 해외 네트워크 구축에 도움이 되었다. 서울시는 동남아 지역의 의료관광국제회의인 International Medical Travel Conference를 개최하여, 기존에 싱가포르, 태국, 말레이시아를 상대로 알선을 해온 해외알선업체와 보험사를 서울에 대규모로 유치하는 방안을 논의하였다.

표 12-7 의료관광국제회의 개최현황

회의	일자/장소	내용
■ Proud Asia 2007 : International Trade Exhibition & Conference on Medical Tourism, Spa & Wellness Industries	2007.09.27~30 태국 방콕	싱가포르, 대만, 중국, 홍콩, 필리핀, 인도네시아, 한국, 호주, 일본, 미국, 캐나다에서 1,300업체 및 15,000명 참석
■ Cyprus Medical Tourism Conference	2007.10.17 영국 런던	영국과 사이프러스 의료관광 컨퍼런스
■ International Medical Tourism Forum 2007	2007.10.20~22 인도 고아	
■ India-UK Whole Health Tourism Exhibition & Conference	2007.11 영국 런던	인도 ISO 인증병원의 런던로드쇼
■ International Medical Travel Conference	2007.11.19~23 필리핀 마닐라	제2회 International Medical Travel Conference 연례회의
■ Medical Tourism Conference	2007.12.03~05 미국 워싱턴DC	
■ Medical Traveller Business Congress 2008	200801.27~28 몰타	
■ First European Congress on Health Tourism	2008.04.09~11 독일 뮌헨	의료관광학회 주제 : 환자이동현황 및 추세, 의료관광시장 기회분석, 해외장기이식

또한 해외환자 유치와 의료관광 활성화를 위해 개최된 '글로벌 헬스케어 & 의료관광 국제 콘퍼런스'는 중동지역 및 일본 등의 방송국 및 외신기자들이 방문하는 등 세계의 주목을 받는 가운데 개최되었다. 이를 통해 세계 의료 및 여행업계의 최신 동향을 알 수 있었으며, 국제 인적 네트워크를 구축하는데도 기여할 것으로 기대하고 있는데, 콘퍼런스에서는 외국인환자 유치업무를 해온 미국, 러시아 등 현지 에이전시와 국내외 국제진료센터 실무자, 정부 관계자 등이 실무지식을 제공한다.

〈표 12-7〉에서 보는 것처럼 의료관광이 발달한 인도, 태국, 사이프러스, 몰타 등은 자국 혹은 수요국가에서 국제회의를 활발히 개최하고 있다.

5) 해외의료진 및 의료관광 알선기관 초청

국내병원의 가장 큰 장애요인 중의 하나는 해외인지도 부족이다. 비록 국내병원의 규모가 아시아에서 가장 크고 의료수준이 선진국에 근접하고 있지만 해외고객이나 알선기관, 수요기관은 이를 잘 알지 못하고 있다. 비록 개별 병·의원 차원에서 부분적으로 해외의료진을 초청하고 있지만 정부나 지방자치단체 차원에서 규모를 크게 하고 체계적으로 할 필요가 있다. 대규모 인원을 초청하여 서울시 대표병원 및 협력병원의 시설과 의료수준을 보여줌으로써 단시간 내에 한국 의료수준의 인지도를 제고할 수 있다.

6. 국가별 연계관광마케팅

성형 의료서비스를 받고 있는 중국 및 동남아인, 피부관리를 선호하는 일본인, 향후 선택수술 유치의 대상국가가 될 수 있는 미국, 캐나다와 호주인, 중증치료를 받는 러시아인이 서울 및 국내 방문시 움직이는 동선과 선호하는 관광지를 파악해야 한다. 이를 통해 환자 본인이나 동반가족이 향후 의료서비스를 위해 입국할 때 치료 전·후에 방문할 수 있는 장소를 고려하여 관광마케팅을 해야 한다. 이는 의료관광을 증진시킬 수 있고 동시에 관광분야에 파급효과를 극대화 할 수 있다.

일본인의 경우 주로 명동, 남대문시장, 동대문시장과 부산을 방문하는 것으로 조사되었다. 일본인들은 인상적인 방문지로 명동, 남대문시장, 동대문시장과 같이 도심지 쇼핑 및 유흥지역을 선택하였다. 중국인은 고궁, 제주도, 명동, 동대문시장, 남대문시장을 인상적인 방문지로 선정하였다.

동남아의 대만, 홍콩, 싱가포르인들은 명동, 고궁, 동대문시장을 방문하고 있고 가장 인상적인 방문지로 인근의 에버랜드, 롯데월드를 꼽고 있다. 한편 미국, 캐나다인들은 고궁, 남대문시장, 동대문시장을 방문하고 고궁, 이태원, 인사동을 우선순위로 선택하였다.

표 12-8 국가별 의료관광객의 선호관광지

	사례수	1위	2위	3위	4위	5위	6위	7위
전체	8,123	고궁	명동	남대문시장	동대문시장	부산	제주도	박물관
일본	2,921	명동	남대문시장	부산	동대문시장	고궁	인사동	남산타워
중국	1,295	고궁	제주도	명동	동대문시장	롯데월드	남대문시장	민속촌
홍콩	240	명동	롯데월드	동대문시장	고궁	에버랜드	설악산	박물관
싱가포르	155	에버랜드	제주도	롯데월드	용평리조트	고궁	동대문시장	명동
대만	545	에버랜드	동대문시장	춘천남이섬	고궁	명동	롯데월드	남산타워
미국	772	고궁	이태원	박물관	인사동	DMZ	남대문시장	민속촌
캐나다	139	고궁	인사동	이태원	남대문시장	박물관	DMZ	동대문시장
러시아	194	고궁	부산	롯데월드	박물관	남산타워	동대문시장	에버랜드

출처: 2006년 관광실태, 관광공사

이러한 방문동선과 선호지역을 감안하여 다음과 같이 의료관광 분야와 방문지를 결합하여 의료관광마케팅 방안을 만들 수 있다. 예를 들면 일본인들은 도심관광과 연계한 피부관리관광상품을 제공하고 중국인들은 제주도 관광과 연계된 의료관광상품을 제공한다.

표 12-9 진료 분야별 연계관광지역

	진료분야	관광지역
일본	피부관리	명동, 남대문
중국	성형	제주도, 동대문, 남대문
동남아 중국계	성형	에버랜드, 동대문, 남대문
미국, 캐나다	선택수술	고궁, 인사동, 동대문, 남대문

7. 진료 분야별 마케팅 전략

1) 선택수술

(1) 외국인 전용 입원실

특히 대형병원들이 JCI 인증을 받았거나 준비 중이고 병원의 규모 혹은 의료진의 수준이 동남아보다 높기 때문에 선택수술에 있어서 경쟁력을 가질 수 있다. 다만 문제점이 있거나 개선이 필요한 점이 있는데, 우선 국내 입원실 환경이 내국인 위주로 되어 있어 호텔시설 수준을 가지고 있는 동남아 병원보다 뒤쳐진 점이다. 이러한 점을 감안하여 세브란스 병원은 현재 사용 중인 VIP실에 외국인을 입원시킬 계획이다. 그리고 선택수술을 활성화하기 위해서 외국인 전용 입원실 및 부대시설의 확보가 필요하다.

(2) 해외홍보

국내 대형병원이 우수한 의료수준을 가지고 있지만 이를 적극적으로 홍보하여야 한다. 서울시와 협력병원들은 북미의 의료관광알선회사를 방문하거나 미국의 주요도시에서 TV, 언론기관, 관광알선회사를 초청하여 서울의 의료관광을 적극적으로 홍보하여야 한다. 또한 이들 알선기관들을 서울에 초청하여 협력병원을 방문하도록 하여 국내 의료수준을 알린다.

(3) 선택수술 의료통계 및 성공률 분석

외국의 환자 및 알선회사들에게 국내 선택수술에 관한 정보를 제공하여야 한다. 이들은 개별병원의 연도별 수술회수, 성공률 등을 알고자 하므로 병원들은 이러한 의료통계를 정리하여 홈페이지에 공개해야 한다. 또한 성공률 및 수술성과는 환자증상에 따라 다르기 때문에 성공률을 동남아 경쟁병원 혹은 국제수준의 병원의 성공률과 비교분석을 하여 이를 알려주어야 한다.

2) 중증치료

(1) 해외홍보

정부 및 지자체들과 대형 협력병원들은 동북아시아의 주요 도시 및 지역을 방문하여 의료기관, 의료종사자, 언론기관, 정부관계자, 현지진출 외국인 기업들을 초청하여 한국의 의료수준, 입국외국인 치료현황을 적극적으로 홍보해야 한다. 또한 이들을 국내로 초청하여 양 지역간의 의료협력을 논의하고 협력병원을 방문하여 한국의 의료수준을 직접 보도록 해야 한다.

현재 대도시 소재 대형병원에는 동북아시아 지역의 의료진들이 단기연수를 받거나 정부 의료관계자들이 방문하고 있다. 서울시와 협력병원은 개별병원 수준의 행사를 통합하여 행사의 수준과 규모를 확대하고 보다 효율적인 홍보와 마케팅이 되도록 협력해야 한다.

(2) 입국수속 및 환자이송 지원

정부 및 지자체는 중증환자를 치료하는 병원들을 위해 인천공항에서의 이들을 위한 입국수속 대행과 해당병원으로의 구급차 이송을 지원해야 한다. 특히 항공이송의 경우 항공사의 협조가 필요한데 병원들이 이를 처리하는 것보다 지자체에서 항공사, 병원과 연락하여 항공 및 육상이송을 대행해주는 것은 적절한 지원이다.

(3) 동반가족에 대한 지원

순수치료를 목적으로 입국한 외국인과 동반자는 현재 크게 관광에 나서고 있지 않다. 왜냐하면 이들의 주목적은 치료이므로 병원이 관광·쇼핑 프로그램을 제공할 수 없기 때문이다. 따라서 동반가족이 관광·쇼핑에 나설 수 있도록 정보를 제공하는 것이 필요하고 이를 지방자치단체 마케팅에서 준비하는 것이 필요하다.

3) 성형수술

(1) "Seoul beauty" 및 성형의원 협의회

서울시는 "Seoul beauty"라는 브랜드를 설정하여 미용성형분야를 전략적으로 마케팅을 하고 이를 위해 사무처를 설립한다. 대한미용성형학회와 성형외과 개원의협의회가 협력하여 협력병원을 선정한다.

(2) Seoulbeauty.com

사무처는 Seoulbeauty.com이라는 홈페이지를 만들고 여기서 국내 성형의료정보, 한류스타정보 등을 포함한 전반적인 정보와 협력병원의 전문분야, 의사의 인적정보를 검색할 수 있는 시스템을 구성한다. 외국인이 특정분야와 전문의를 선택하면 바로 해당의원의 홈페이지에 접속하여 개별적으로 상담하게 한다. 또한 홈페이지는 비자 및 출입국에 대한 정보, 숙박 및 항공정보를 제공한다. 다만 사무처의 상담원은 비자 및 출입국 절차, 표준적인 치료 및 가격에 대하여 상담할 수 있다.

(3) 해외홍보 및 마케팅

협력병원의 대상이 되는 성형의원들은 이미 중국과 동남아에서 일반인 혹은 언론으로부터 인지도가 있고 그 지역에 투자병원을 설립하였다. 따라서 협력병원들이 해외마케팅을 시작하는 것은 순조로울 수 있다. 또한 "Seoul beauty"라는 브랜드를 같이 쓰고 자원을 공유하여 해외마케팅과 홍보에 나선다면 효과적일 것이다. 특히 연예·문화산업과 협력하여 한류이미지를 업고 해외홍보에 나서면 효과가 극대화될 것이다.

서울시는 협력병원들의 협조를 얻어 "Seoul beauty" 광고영상을 제작한다. 광고영상에는 외국인 환자, 한류연예인, 스타급의사, 서울시장이 출연하여 서울의 성형외과 집적지, 의료수준, 연계관광을 소개하는 프로그램으로 구성된다. 이의 요약본을 동남아시아 국가의 주요 상업 TV, 케이블 TV에 광고를 한다. 이러한 지역밀착 TV광고는 동남아의 중국계환자들이 가장 많이 방문하기 때문에 효과가 있을 것이다.

또한 서울시는 동남아 및 일본의 해외언론매체를 초청하여 적극적이고 체계적으로 강남의 성형외과의원 집적지와 성형수술 수준을 홍보한다. 이미 강남의 성형외과 집적지는 일본 및 중국의 언론매체에서 취재를 다녀갔다. 따라서 지속적인 해외언론 매체관리는 서울의 성형서비스를 알리는 좋은 방안이 될 것이다.

(4) 인터넷마케팅

성형외과를 방문하는 외국인은 인터넷을 통해 병원을 알게 되는 경우가 가장 많은 것으로 조사결과 나타났다. 성형분야는 미용·패션 성격이 강하므로 인터넷에 의한 정보유통이 매우 활발하다. 서울시와 협력병원들은 중국계가 많이 거주하는 아시아권 포털사이트 및 성형전문 인터넷 사이트에 "Seoul beauty"를 광고하고 seoulbeauty.com에 연결되도록 하기 위해 재원을 공동 마련한다.

(5) UCC 동영상 시상식

서울의 성형외과를 방문한 환자 가운데 20대 여성이 가장 많고 이들은 인터넷사용 연령층이라는 것으로 조사결과 나타났다. 이들로부터 치료 전에서 치료 후까지의 기록을 담은 UCC동영상을 공모하여 우수작품을 시상하고 이를 seoulbeauty.com 혹은 타 사이트에서 전파되도록 하면 인터넷으로 정보를 취득하는 20대 해외여성에게 효과적으로 접근할 수 있다.

(6) Seoul Beauty Weekend

성형수술은 비록 선택수술이지만 부작용과 위험을 동반하기 때문에 병원 및 의료진에 대한 신뢰도가 없으면 치료를 위해 외국으로 여행하는 것이 용이하지 않다. 서울 소재 성형 병·의원의 신뢰도와 "Seoul Beauty" 브랜드 이미지를 제고하기 위해 "Seoul Beauty Weekend"라는 이벤트를 마련한다. 서울시와 협력의원은 1~2일 혹은 2~3일 여행패키지를 만들고 한류관광 등 일반적인 여행일정 외에 성형상담을 포함한다. 이 성형상담을 통해 외국인들은 서울의 성형수술의 우수성과 안전성을 확인함으로써 향후에 방문할 수 있는 의향을 갖도록 한다.

(7) 해외 성형외과 의료진 네트워크

현재 대형 성형의원들은 개별적으로 세미나와 연수과정을 열어 해외의사들을 초청하여 국내 성형수술을 전달하고 이들과 네트워크를 구축하고 있다. 개별적인 행사 대신 협력병원들이 장점을 갖는 신체부위별 의료기법을 가지고 세미나와 연수과정을 공동개최하면 네트워크 구축을 보다 광범위하게 할 수 있고 "Seoul Beauty" 브랜드를 효과적으로 알릴 것이다.

(8) 비자 및 출입국 업무 지원

성형외과 분야는 한류영향으로 해외환자의 80%가 대만인, 홍콩인, 중국인 등 중국계이다. 그러나 중국인의 수요가 많음에도 불구하고 입국이 어렵고 입국예치금 7~8백만원이 필요하며 비자기간도 짧다. 따라서 서울시는 중국인을 비롯한 해외환자와 연수의사의 입국 및 체류가 용이하도록 외교통상부와 법무부에 비자발급과 체류심사 협조를 요청하여 심사 외국인 환자를 유치해야 한다.

다음의 흐름도는 서울시, 협력병원, 외무부, 출입국관리소가 비자발급과 입국절차에 관해 협력하는 방안이다.

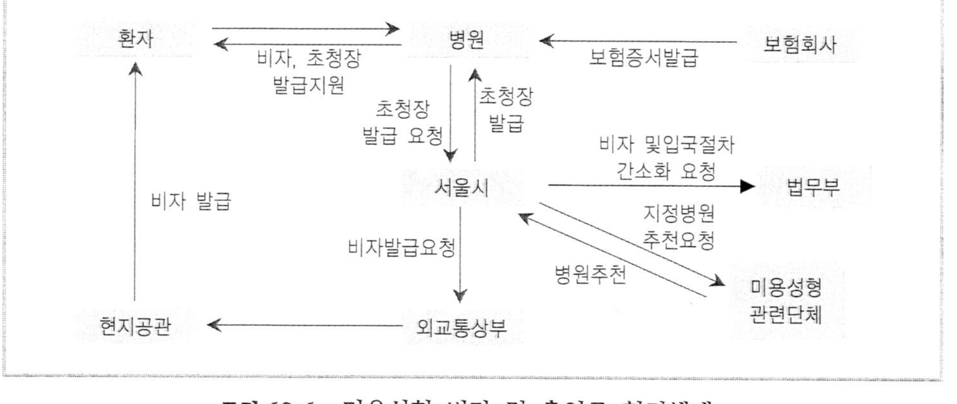

그림 12-1 미용성형 비자 및 출입국 협력체계

(9) 성형특구

강남 신사동 일대를 성형특구(산업개발진흥지구)로 지정한다. 구체적으로 성형특구는 두 지역으로 나누어 볼 수 있다.

지역 1은 신사역과 압구정역 사이에 있다. 동서방향으로 신사역에서 도산대로와 남북방향으로 압구정역에서 논현로의 교차점까지 이르는 구역이다. 이곳은 국내 최대 성형외과와 성형센터가 있어서 지역의 중심축이 되고 있다.

지역 2는 갤러리백화점을 중심으로 해서 남북방향으로 선릉로에서 학동사거리까지, 동서방향으로 압구정로를 따라 압구정역에서 청담동까지 이르는 T자 형태의 지역으로 이 지역은 많은 성형외과들이 이곳에 위치하고 있을 뿐 아니라 압구정 로데오거리가 위치하고 있어 패션·문화·식당·갤러리 등이 집중되어 있으므로 패션·문화지역으로 특성을 가지고 있다.

특히 이 중 청담동에는 패션·음식점·생활용품·쇼핑상가가 밀집되어 있고 고급 상품거리로서의 품격을 갖추고 있어, 외국인들이 머물고 관광하기에 좋은 입지이다. 따라서 의료서비스와 문화·패션 관광을 연계하기가 적합한 지역이다.

지역 1과 지역 2 이 두 지역에 도시기반시설과 가로 정비 등의 인프라를 제공하고 성형뿐만 아니라 피부관리, 스파, 마사지 업소의 신설을 장려하며 식당 및 상가들을 정비하여 건강관리와 쇼핑을 동시에 할 수 있도록 한다. 또한 성형특구 안에 seoul beauty office를 설치하여 외국인의 방문지가 되도록 하고, 여기에서 전문상담원을 배치하고 성형수술의 이해를 돕는 영상물 상영과 가상성형 프로그램을 제공한다.

(10) 해외협력병원 공동활용 및 에이전트 활용

성형수술은 사후관리와 관찰이 중요하다. 하지만 입국외국인이 개인일정 혹은 비용절감을 위해 필요한 만큼 국내치료를 하지 않고 귀국을 하게 되면 현지의사가 사후관리를 해야 한다. 만일 적절한 사후관리를 하지 못해 부작용이 발생하면 수술병원의 책임이 대두된다. 따라서 국내 성형병원이 의료관광 활성화를 위해 가장 필요한 것은 사후관리를 위한 현지의사와의 협력체계이다. 일부 대형병원들은 북경, 상하이에 현지 투자병원이 있어 이러한 문제를 해결하고 있다. 하지만 많은 병원이 입국외국인에 대한 진료를 하기 위해서 해외협력병원을 공동으로 활용하는 방안에 협의를 하는 것이 바람직하다. 또한 국내병원들이 공동으로 중국 및 현지국가의 병원들과 협력하여 귀국환자를 사후관리해주는 방안을 마련하는 것이 필요하다.

4) 피부과

일본관광객들은 주로 도심관광 중에 피부관리를 위해 피부과에 들르는 것으로 조사결과 파악되고 있는데, 매월 방문하는 약 80명의 입국외국인들은 대다수가 명동점을 찾는다고 한다. 따라서 국가별 특성과 방문지를 고려하여 마케팅 방안이 필요하다.

(1) 도심관광 연계상품 활성화를 위한 쿠폰제도

서울시가 협력관광회사와 협의하여 일본인의 도심관광프로그램에 피부관리를 포함시킨다. 협력병원은 도심관광 프로그램에 할인쿠폰을 제공하여 관광객을 유도하고 서울시는 이들 협력병원에게 할인금액의 일정액을 지원함으로써 피부관리 관광을 활성화시킬 수 있다.

(2) Seoul Skin Care Consulting Office

일본인이 가장 많이 찾는 명동에 피부관리상담소(seoul skin-care

consulting office)를 설치하고 여기서 피부관리, 다사지, 목욕문화에 대한 설명과 자료를 제공한다. 특히 서울시 전문상담사가 피부관리 컨설팅을 제공하고 고객을 서울시 협력병원으로 추천하도록 한다.

(3) 일본인 대상 현지홍보 및 인터넷마케팅

일부 피부과는 일본인들을 대상으로 일본 현지 관광포탈사이트에 광고를 하고 있다. 이러한 개별병원들의 광고를 일원화하고 체계화시키기 위해 서울시는 "seoul skin-care"라는 일본어 홈페이지를 만들고 서울피부과 병원의 현황, 피부관리, 피부치료에 관한 정보를 알린다. 또한 일본인이 자주 찾는 포탈사이트에 직접 광고를 하거나 혹은 협력병원 홈페이지에 연결되도록 한다. 일본인들은 관광차 방안을 할 때 사전에 피부관리 정보를 인터넷에 검색하고 병원을 정한 후 입국을 한다. 이러한 행동을 감안할 때 현지 인터넷 마케팅은 매우 중요하다.

(4) 단체관광과 피부관리 상품의 연계

피부과의 주된 고객은 일본인들이고 이들은 관광패키지에 피부관리가 포함되기를 원하고 있다. 이러한 고객들의 수요를 충족시키기 위해 서울 관광마케팅에서 상품설계를 한다.

(5) 성형외과와 연계마케팅

피부관리는 치료분야가 아니기 때문에 많은 외국인들이 타목적으로 입국하였더라도 쉽게 찾을 수 있기 때문에 국내 의료서비스에 대한 관문이다. 외국인들은 이를 통해 국내의료진의 의사소통, 병원시설, 진료성과에 대한 판단을 할 수 있다. 피부관리는 경미한

의료서비스지만 만족을 하면 성형수술 등 타 진료 분야에 대해 관심을 가질 수 있다. 따라서 피부과는 성형외과와 고객정보를 공유하고 방문고객에 대해 공동으로 마케팅을 하면 효율적일 것이다.

특히 피부과는 외국인들이 귀국 후에도 사후마케팅을 지속적으로 하고 있다. 고객정보를 성형외과와 공유하여 해외거주 고객에게 정보 제공 및 홍보를 할 수 있도록 협력한다. 또한 외국인들이 피부과를 방문하면 협력 성형외과의 홍보 및 마케팅 자료를 제공하여 고객들이 방문하여 상담을 할 수 있도록 유도한다.

(6) 재방문의 의도

피부과 방문은 일본인이 대부분이다. 지리적인 근접성으로 인해 일본인들은 재입국의 가능성이 많은데, 조사에 의하면 피부과 재방문 의사는 매우 강한 것으로 나타나, 일본인 고객에 대한 지속적인 사후마케팅은 중요하다.

13 Chapter

의료관광 발전을 위한 향후과제

1. 의료서비스의 산업화 지원
2. 동북아 의료허브 구축
3. 서울시 의료연구
4. 해외 유명병원 유치
5. 해외 한인의료인력과의 네트워크
6. 의료관광정보 구축 및 만족도 조사
7. 대형병원 및 전문병원의 기능적 활용
8. 의료지구 개발
9. 외국의료진 유치
10. 정부·지자체의 정책방향 및 협력사항
11. 교포의료보험 및 알선사업

Chapter 13 의료관광 발전을 위한 향후과제

정부가 의료법을 개정해 외국환자 유치를 허용하자마자 일선병원 202곳, 에이전시 15곳 등 217개 기관에서 외국환자 유치업자 등록을 마쳤다. 각국에서 상담 문의가 쇄도하고 대형병원뿐 아니라 중급 전문병원이나 피부과, 성형외과에도 외국환자의 문의와 상담이 급격하게 늘었다.

해외환자는 40% 증가했지만 인프라가 부족하고 의료 전문 코디네이터나 통역사가 부족해 외국환자가 들어오더라도 서비스가 부실하다는 지적도 여전하다.

본격적인 의료관광(글로벌 헬스케어)시대를 맞아 성과와 미비점을 점검해보면 다음과 같다.

첫째, 한 달 만에 40% 이상 외국환자 증가했다.

한국보건산업진흥원은 정부가 의료법을 개정 후 의료관광객이 40% 증가한 것으로 보고 있다. 100% 이상 외국환자가 증가한 병원도 있다.

서울성모병원은 42명의 외국환자가 국제진료센터를 찾아 개정 후 1.5배 증가하였다. 러시아 카자흐스탄 환자가 많았는데, 외국인이 본국으로 돌아간 뒤에도 사후 서비스를 계속해 신뢰도를 높이고 있다.

한양대병원은 개정 전에는 13명의 외국환자가 방문했지만 개정 후에는 미국, 호주, 헝가리, 브라질, 뉴질랜드 등에서 들어온 환자 37명으로 증가했다. 인터넷 상담도 평소의 2~3배나 늘었다.

인하대병원은 개정 이후 유치업자들로부터 매일 1~2건의 상담

전화를 받는다. 이 가운데 1건 정도는 실제 진료로 연결되고 해외에서 직접 문의가 오기도 하며 실제로 러시아, 미국, 몽골, 카메룬에서 8명의 중증 환자가 직접 수술 상담을 의뢰하였다.

서울대병원 강남 건강검진센터가 2008년 11월 미국 로스엔젤레스에 문을 연 LA사무소는 4월까지만 해도 검진을 받는 사람이 매달 10여 명에 불과했다. 그러나 개정 직후 70여명으로 크게 늘었다. 의료관광이 본격화하면서 홍보를 강화한 덕택이다.

둘째, 전문인력 양성이 필요하며 네트워크 인프라 확보가 관건이다.

의료관광산업이 블루오션으로 여겨지면서 의료 전문 코디네이터를 희망하는 사람도 크게 늘었다. 한국관광공사가 2009년 5월에 실시한 제4기 의료관광코디네이터 양성과정' 프로그램의 경우 접수 첫날 50명 정원을 채웠다.

러시아어, 몽골어, 아랍어를 구사하는 사람을 대상으로 2009년 5월12일부터 진행되는 '의료관광 특수외국어 아카데미'도 첫날 정원 65명을 채웠다.

그러나 아직까지는 의료 전문 코디네이터를 양성하는 전문적 프로그램이나 기관이 부족하다는 지적이 많다. 현재 이런 기관은 대학의 평생교육원이 대표적이다. 최근 사설학원도 우후죽순으로 생겨나고 있다. 그나마 대학은 나은 편이지만 사설 학원의 경우 상당수가 전문성이 떨어진다는 지적이 나온다.

다른 분야에서 교육사업을 하던 사설업체들이 의료관광이 부각되면서 의료관광 사업체로 전환해서 뛰어들고 있으며 아직 초반이기 때문에 교육 과정이 완벽하다고 할 수 없다. 이들 기관의 프로그램을 면밀히 분석해 우수한 프로그램을 지원하는 방안을 검토하고 있다.

또한 인재들을 의료기관과 연결해주는 프로그램이 없기 때문에 의료관광 업무를 책임질 직원을 뽑는데 어려움이 많다. 박람회 같은 행사를 통해 이를 해결해야 할 것이다.

병원간, 병원과 에이전시 간 네트워크가 부족한 것도 개선해야 할 점이다. 여행사가 독자적으로 해외환자를 유치하는 것은 매우 힘들며 병원들과 네트워크가 구축된다면 외국인을 설득하는 데 큰 도움이 될 것이다.

의료 및 의료관광에 대한 해외인지도를 제고하고 해외환자를 유치하기 위한 실질적인 마케팅 방안도 중요하지만, 장기적으로 의료관광의 토대를 굳건히 하고 국제의료기관 및 인력들과 네트워크를 구축하는 일은 매우 중요하다. 필라델피아의 PIM은 수요처와 직접적인 마케팅을 추진하기보다는 기본적인 네트워크 확장을 통해 장기적인 성장전략을 구하고 있다. 또한 도시계획 측면에서 의료복합단지, 의료복합센터 같은 물리적인 환경구축 및 시설의 건설이 필요하다. 이를 자세하게 제시하면 다음과 같다.

1. 의료서비스의 산업화 지원

의료관광의 활성화는 의료서비스의 산업화와 밀접하게 연결되어 있다. 의료서비스가 공공재라는 인식과 이에 따른 정부의 법률 및 가격규제는 의료서비스가 산업으로 발전하는데 장애가 되었다. 그러나 이러한 정부의 규제가 완화되면서 병원들은 이익 및 매출증대라는 시장경제의 경영원칙을 도입하게 될 것이다. 따라서 병원은 수요자 선호 혹은 시장 흐름에 따라 병원운영을 하게 될 것이다.

의료관광 활성화에 관련해서 우선 인식해야 하는 것은 의료서비스의 산업화와 병원의 경영원리 도입이 선행되어야 한다는 점이다. 예를 들어 먼저 민간보험이 활성화되면 수요자가 치료수준과 서비스를 선택할 수 있고 병원들은 이들 민간보험 소지자에 대해 차별적인 서비스를 제공할 수 있고 수익원을 다변화할 수 있다.

둘째로는 유인·알선의 허용과 광고규제의 대폭완화로 의료업계가 시장기반을 국내외에서 확대하는 것인데, 2009년부터 규제 완화가 이뤄져 의료관광시장 기반이 확대될 것이다.

셋째, 민간보험 수가를 자율적으로 책정하여 가격규제를 받지 않는 고품질 의료서비스의 허용으로 고소득층 및 외국인의 수요를 창출할 수 있어야 한다.

넷째, 의료서비스를 첨단산업 및 벤처산업과 같이 산업 및 경제에 유익한 분야로 간주하여 병원의 영리활동을 보장하고 병원소득에 대해 세금감면안을 고려해야 한다.

다섯째, 병원산업에 금융투자가 이뤄지도록 하여 병원가치를 극대화하는 산업으로 발전하여야 한다.

산업화에 걸림돌이 되는 법·규제의 철폐 및 완화와 함께 의료관광을 육성산업으로 인식하고 의료분야별 마케팅 지원 혹은 후술되는 정책지원을 고려하여 이를 실천할 세부적인 계획들을 만들어야 한다. 특히 서울관광마케팅은 의료관광을 산업으로 지원하는 주체가 되어야 한다.

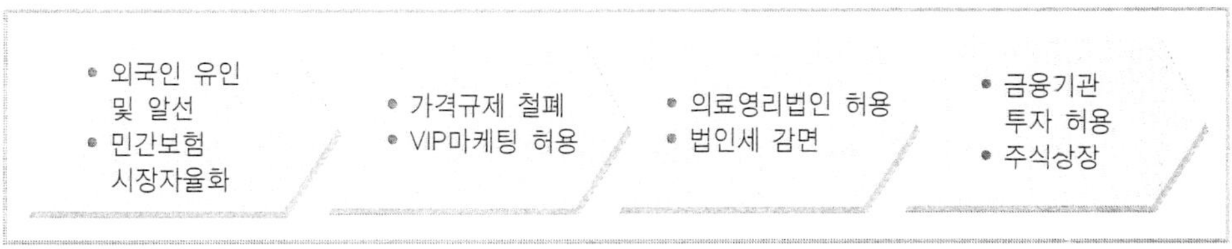

그림 13-1 의료관광 산업화 단계별 정책

2. 동북아 의료허브 구축

1) 동북아 의료허브의 가능성

금융, R&D분야에서 동북아 허브를 추진해 왔던 것처럼 이제부터는 의료관광산업을 첨단산업, 지식서비스산업으로 인정하고 서울 및 인천을 비롯한 대도시들이 동북아의 의료허브가 되도록 노력하여야 한다. 동북아 지역은 몽골, 연해주, 중국 동북지역 등은 의료낙후지역이고 서울 및 인천은 이들 지역으로부터 가장 이송거리가 짧고 의료수준이 높은 지역이기 때문에 지역의 의료허브가 될 수 있는 적지이다.

또한 북미의 환자가 선택수술을 받으러 가는 동남아보다 가까운 위치에 있기 때문에 북미환자를 유치할 수 있는 유리한 입지에 있다. 더욱이 동남아시아 지역에서는 서울은 성형분야에서 가장 유명한 지역으로 평판을 얻고 있다. 이러한 지정학적 입지, 높은 의료수준, 성형분야의 우위성 때문에 서울은 동북아 지역에서 의료관광을 활성화 할 수 있는 여건을 가지고 있다.

지자체는 민간병원이 현재 지역적으로 특화하여 진행하고 있는 동북아 지역이 네트워크 구축 및 확장사업과 연계하여 협력할 수 있는 방안을 모색하고 지원하도록 한다.

2) 민간병원의 동북아 의료허브 기능 분담

의료관광은 금융, R&D분야보다 지역입지 여건, 한류 등 문화적 영향, 우수한 의료기술 때문에 더욱 가능성이 있고 서울시는 동북아 의료허브에 대한 강력한 의지를 가지고 추진해야 한다. 이러한 동북아 의료허브를 달성하기 위해서 민간병원들의 의료분야별 특성이나 네트워크 성격을 고려하여 이들과 기능을 분담하여 진행하는 것이 효율적이다.

예를 들면 연해주 지방은 삼성병원이 지역의 현지의사 및 현지진출 다국적 기업과의 네트워크가 구축되어 있으므로 이 지역을 분담하는 것이 효율적이며, 중국 동북지방에는 연세대병원이 네트워크를 구축 중이며 교류가 있으므로 연세대가 그 지역을 대상으로 환자를 유치하는 것이 효율적이다.

(1) 연세대 중국네트워크

연세대는 환자소개, 외국과의 협진, 환자후송을 위해 중국현지 의료진과 네트워크를 구축할 예정이다. 이미 중국의 3개 대학병원(길림대학, 청도대학, 상해화산대학)과 네트워크 구축이 되어있고 향후 연수교육, 학술모임, 2차 의견 제공, 환자의뢰시스템 등이 가동될 예정이다.

표 13-1 동북아 의료허브 구축사업 추진

항목	내용	비고
외국인 환자 진료시스템 업무범위 및 내용	세브란스병원과 네트워크 의료기관에서 외국인환자가 의료서비스를 받는데 필요한 진료의뢰부터 사후관리까지를 포함하는 진료시스템의 업무내용과 범위를 정의	- 국제환자의뢰시스템 - VISA발급지원시스템 - 항공, 교통, 숙박, 관광연계시스템 - 통역서비스시스템
외국인 환자 진료시스템 구축	진료의뢰부터 추후관리까지 전 과정을 포함하는 외국인 환자 진료시스템을 구축	- 국제환자진료시스템 - 관련서식개발 - 관련기관의 연계 및 협약서 체결 - 업무 프로세스의 표준화 - 업무지침서 완성
의료기관간 네트워크 연결		유비쿼터스 텔레메디신을 활용한 진료협력체계의 구축과 연계
홍보자료 제작 및 제시		동북아 지역의 의료인, 의료기관, 환자들에게 환자진료시스템을 적극적으로 홍보, 홈페이지 제작

출처 : 연세대 내부자료

표 13-2 동북아 의료허브 구축사업 네트워크

구분	협력기관	협력내용
중국 대학병원	길림대학병원, 청도대학병원 상해 화산병원	연수, 학술교류 환자의뢰, 2차 의견
의료서비스 알선기관	China Health-care Holding Limited	중국인 환자를 연세대에 소개
	Beijing Universal Medical Assistance Co. Ltd.	

출처 : 연세대 내부자료

(2) 삼성병원 연해주 몽골 네트워크

삼성병원은 이미 연해주의 의사 및 현지진출 다국적 기업과 네트워크가 구축되어 있어 진료협력, 의료진 초청, 환자이송 등에서 활발한 노력을 보이고 있다.

(3) BK동양성형외과 중국 네트워크

BK동양성형외과는 중국 상해, 북경, 청도에 투자병원 혹은 협력병원이 있기 때문에 중국 현지의사와 알선기관, 고객들과 연계할 기반이 있다.

(4) 우리들병원 말레이시아 네트워크

우리들병원은 말레이시아 최대병원인 싱가포르 Parkway병원이 투자한 Pantai병원그룹과 함께 현지에 척추전문병원을 설립한다. 이들 현지병원을 기반으로 하여 말레이시아 및 동남아 환자를 유치할 수 있는 네트워크를 마련할 수 있다.

3. 서울시 의료연구

1) 서울시 외국의료진 펠로우십

마케팅지역으로 꼽히는 중국 동북지방, 몽골, 연해주와 같은 인근 낙후의료지역의 의료진이 한국 소재 병원에 와서 장단기 연수를 받거나 의료정보교환을 할 수 있는 펠로우십을 만들어 협력병원이 활용될 수 있도록 한다.

2) 한국계 미국의대생 여름학기 인턴십

미국 의대에 재학 중인 한국계 의대생들에게 서울 소재 병원에서 여름에 일할 수 있도록 인턴십을 제공한다. 이들이 국내 의료환경을 이해하도록 하여 향후 미국면허 의사가 되었을 때 국내에 돌아와 의료관광에 중요한 역할을 하거나 혹은 미국교포의 서울치료를 알선하는 역할을 하도록 한다.

3) 동북아 지역의 난치병 환자 치료

서울 등의 대표병원 혹은 의료원에서 중국, 몽골, 연해주 등 동북아와 동남아 저개발국가의 난치병환자를 치료할 수 있도록 기금을 설립하고 이들을 치료함으로써 서울시의 의료수준을 홍보하고 Seoul International Medicine 브랜드 이미지를 홍보한다. 예를 들면 싱가포르의 레플시티 병원은 한국의 샴쌍둥이를 초청하여 분리수술을 하여 주었고 이를 적극적으로 홍보하였다.

4. 해외 유명병원 유치

싱가포르는 John Hopkins 병원을 유치하여 중증치료를 할 수 있는 이미지를 전달하였다. 해외 유명병원을 유치하거나 서울 등의 대표병원과 합작을 유도함으로써 동남아 국가와 차별되는 Seoul International Medicine 브랜드 이미지를 확립해야 한다.

5. 해외 한인의료인력과의 네트워크

1) 재미한인의사협회와의 교류

미국의사협회(American Medical Association)의 등록의사 약 650,000명 가운데 한국계 의사가 15,000여명이 있는 것으로 추산되고 있다.

이들 한국계의사는 재미한인의사협회(The Korean-American Medical Association)를 조직하여 활동하고 있는데, 이 협회는 매년 총회를 통해 친목회의와 학술회의를 열고 있고 세계한인의사협회(International Korean Medical Organization), 대한의사협회(Korean Medical Association), 재미한인의과대학생협회(Association of Korean-American Medical Graduate)와 협력하고 있다.

그러나 현재는 한인 미국의사들의 해외의료면허 불인정, 병원의 영리활동 금지 등으로 인해 이들이 국내에 들어와 의료관광에서 활동할 여건이 주어지지 않고 있다. 이러한 사실은 인도·미국 의사협회가 모국의 의료발전을 위해 노력하는 것과 매우 대조적이다.

의료관광 육성에 있어 선진국 면허 및 수련경력, 영어 활용, 서구적인 문화감각으로 대표되는 의료진의 국제화는 필수적이지만 국내의료진은 국내교육 및 수련과 국내기관 종사로 인해 국제화가 떨어진다. 이를 효과적으로 극복할 수 있는 것은 미국을 비롯한 선진국에서 교육·수련을 받은 한인인력을 국내로 유치하거나 이들과의 네트워크를 통해 의료관광을 육성하는 것이다.

태국 및 인도의 경우 선진국에서 교육·수련을 받은 인력이 모국으로 돌아가 의료관광으로 유명한 병원에서 중추적 역할을 하고 있다. 이러한 이중문화 의료인력의 존재는 선진국의 의료관광 알선회사들이 제휴병원으로 지정하는데 중요한 고려사항이 된다. 반면 한국은 현재 미국에 많은 한인의사가 있으나 이를 활용하려는 공공 및 민간부문의 의료관광 계획 및 전략은 미미하다. 따라서 이를 활성화하여 한인 의사들에게 진료의뢰를 받아 국내에서 수술 혹은 전문치료를 받게 해야 한다.

2) 재미한인의사 유치

태국의 의료관광 발전요인은 미국 면허가 있는 태국의사가 미국에 잔류하지 않고 국내로 돌아와 치료함으로써 의료관광의 기틀을 마련했다는 점이다. 따라서 우리나라도 미국한인의사를 국내병원이 채용하여 의료관광에서 중요한 역할을 하도록 한다.

3) 재미한인의사회 연례회의 서울개최

재미한인의사회는 매년 미국에서 정기회의를 개최하는데, 이 회의를 서울에 유치하고 이들이 서울소재 병원들의 현황과 수준을 보도록 하게 하여 의료관광 협력방안에 대해 협의한다.

6. 의료관광정보 구축 및 만족도 조사

1) 의료 및 의료관광 통계

의료관광을 하고 있거나 관심을 가지고 있는 병원들은 거주외국인, 입국외국인별로 치료질병, 입원일수, 치료비, 방문경로 등에 관한 통계를 준비하여 의료관광의 성과분석, 정책지원에 활용할 수 있도록 해야 한다. 따라서 지자체의 협력병원들은 이러한 통계에 관해 표준양식을 정하고 월별, 연도별로 통계를 작성하여 정보를 상호교환하고 이를 서울시에서 정책 자료로 활용하는 것이 중요하다.

그리고 지자체의 전반적인 의료현황, 즉 의사 수, 의료수준의 국제적 위상, 대형병원의 국제적 수준, 서울소재병원의 첨단의료장비시설 등에 관해서 정확한 정보를 영문으로 작성하여 의료관광 종합지원센터 홈페이지에 올려야 한다. 특히 성형수술, 선택수술(관상동맥우회술, 슬관절전치술, 고관절전치술), 척추수술과 같이 의료관광 상품품목에 대해 협력병원 혹은 소재병원들의 횟수, 성공률, 완치율과 같은 의료통계를 집계하여 외국인에게 의료정보를 공개하여 지자체의 의료수준을 객관적으로 알려주어야 한다.

또한 협의회병원들은 각각의 의료상품별 진료 및 수술통계, 성공률, 수술의 난이도, 첨단의료기술, 첨단의료장비에 관한 자료를 의료관광 종합지원센터 홈페이지에 올리거나 연결되도록 해야 한다.

2) 의료관광만족도 조사

협의회병원들과 협력하여 입국외국인환자, 해외알선업체 및 관련업체에 대해 소재병원을 알게 된 경로, 진료만족도, 동반가족의 체류활동 및 만족도, 불편사항, 재방문 의사, 지인에게 추천의사 등에 관해 연도별로 설문조사를 하여 향후 개선방안을 마련해야 한다.

표 13-3 연도별 한국방문 목적

구분	2007년	2006년	2005년	2004년
여가/위락/휴가	42.2%	43.6%	42.2%	44.4%
사업/전문활동	40.3%	42.6%	43.7%	42.7%
친구/친지 방문	11.5%	9.1%	9.5%	7.8%
종교/순례	0.8%	1.0%	0.9%	1.1%
건강/치료	0.2%	0.0%	0.2%	0.1%
기타	5.0%	3.7%	3.6%	3.9%

한국관광공사에서 2007년 한국 방문 외래 관광객 11,470명의 여행실태를 인천공항, 김포공항, 제주공항, 김해공항, 인천항, 부산항 등에서 조사한 결과, 의료관광객의 수는 0.2%, 전체 방문 외래 관광객으로 유추하면 12,896명인 것으로 나타났다.

건강/치료 목적의 관광객 중 4회 이상 방문한 관광객이 33.1%로 나타나 재방문이 높은 집단임을 알 수 있으며, 1인당 총경비 지출액이 1,469달러로 여가/위락/휴가 목적의 관광객들 지출비용인 1,264달러에 비해 205달러를 더 소비하였다.

표 13-4 의료관광객수 추정 (단의: 명)

구분	2007	2006	2005	2004	2003	2002
외래관광객수	6,448,241	6,155,047	6,021,764	5,818,138	4,752,762	5,347,468
의료관광객수	12,896	2,685	12,044	11,636	9,506	10,695

또한 미주지역 의료관광 소비자의 의견조사로, 2007년 LA재미교포 및 의료관광 팸투어 참가자 211명을 대상으로 실시한 결과, 가장 관심이 많은 의료분야는 건강검진으로 나타났고, 성형, 한방, 임플란트의 순으로 나타났다. 그리고 의료목적지로서 한국을 선택한 이유는 저렴한 비용이라는 응답이 가장 높았으며, 방한

의료관광상품개발에 있어서 고려해야 할 사항으로는 언어소통이 가장 중요하였으며, 이동거리, 의료시스템 차이, 의료비외 기타비용, 의료사고에 대한 우려, 의료보험 적용, 의료비 부담의 순서로 나타났다.

방한 의료관광 전문분야로서 잠재력이 높은 분야는 건강검진 분야가 가장 높은 분야로 나타났고 그 다음으로는 임플란트 치과, 성형, 한방의 순으로 나타났다.

3) 해외환자 데이터베이스 관리

협의회 병원의 해외환자의 주소와 인적사항 DB를 구축하여 정기적으로 지자체의 의료 및 건강관련 뉴스와 관광뉴스에 관한 e-Magazine을 발송하여 해외환자들이 서울 및 인천에 관해 지속적으로 관심을 갖도록 하고 지인에게 서울 의료관광방문을 권하는 역할을 하도록 한다.

7. 대형병원 및 전문병원의 기능적 활용

1) 대형병원의 특성

대형병원은 치료 이외에도 교육 및 연구기능을 병행하고 있다. 또한 대형병원은 수술장소를 여러 진료 분야가 사용하기 때문에 수술 장소의 공급능력, 수술집도의 시간여력 제한 등으로 인해 일반 환자의 수술보다는 중증여부와 시술의 긴급성에 따라 제한적으로 수술을 하고 있다. 이러한 기능적 분담과 제도적인 한계 때문에 대형병원은 선택수술인 슬관절 전치술과 같은 일반적 수술만을 대량적으로 할 수는 없다. 예를 들면 서울대, 세브란스 병원은 슬관절의 경우 초치환술보다는 어려운 재치환술을 위주로 하고 있다.

2) 전문병원의 특성

서울에는 척추수술, 성형수술, 슬관절, 고관절 전치술과 같은 정형외과 수술만을 하는 병원이 있다. 이러한 전문병원은 의료분야의 특성화, 고객지향, 공격적인 마케팅 전략, 신속한 의사결정의 장점을 가지고 있다. 성형수술은 대형병원보다 전문병원인 BK동양성형외과가 더 많이 하고 있고, 슬관절전치술은 힘찬병원이 가장 많이 하고 있다. 이들 개인의료진이 설립한 병의원은 마케팅과 고객서비스를 통해 환자고객을 적극적으로 개발하고 수요가 증가하면 의료진 및 시설확충을 신속히 하여 급속히 성장한 병원이다. 전문병원의 의료관광 활성화는 유럽에서 많이 볼 수 있다. 성형외과, 정형외과, 심장외과, 치과 클리닉 등이 전문분야에서 타국의 환자를 유치하여 신속하고 저렴하게 환자를 치료하고 있다.

3) 대형병원과 전문병원의 특성비교

의료관광과 관련지어서 고려해야 할 점은 경영진의 리더십과 의사결정의 신속성이다. 대형병원은 대학병원 혹은 재벌 소속병원으로 의료관광과 같은 신규사업 결정을 위해 의료경영진이 전략적으로 의사결정을 하기보다는 교수진 및 의료진이 합의를 도출하는 시간이 많이 소요되고 있다. 또한 특정 분야의 상업적인 성공이 의료경영진과 의료진의 보상과 연결되지 않기 때문에 특화된 부군에서 의료관광을 적극적으로 나서기가 어렵다.

그러나 대형병원은 고도의 전문인력 보유와 첨단수술장 시설과 전용병동을 보유한 심장혈관센터를 보유하고 있기 때문에 중증치료, 관상동맥우회술과 같이 난치병 치료에 적합하다. 또한 대형병원은 전문인력의 다수 보유, 재정의 견실, 우수한 의료시설 및 병원환경을 보유하고 있고 JCI 인증을 받을 수 있는 여건을 갖추고 있다.

반면, 전문병원은 설립자가 오너이며 실질적인 경영인이므로 의료관광과 관련하여 조직구성, 예산지출, 시설도입에 관한 의사결정을 신속히, 확고히 할 수 있으므로 사업진행이 신속하며 병원의 자원을 집중적으로 활용할 수 있다. 따라서 전문병원은 정형화된 수술인 슬관절전치술, 고관절전치술에서 장점을 가지고 있다.

표 13-5 대형병원과 전문병원의 특성비교

	대형병원	전문병원
조직구성	• 학교구성원 중심	• 오너 경영인 중심
전문분야 특화 및 환자성격	• 종합분야 및 중증환자 위주 • 심장혈관센터에서 관상동맥우회 수술	• 전문분야 특화 • 성형, 슬관절전치술, 척추수술
선택수술 빈도	• 빈도수가 많지 않음	• 빈도수가 매우 많음
의사결정과정	• 의료진의 합의도출로 시간이 걸림	• 오너경영인의 신속한 의사결정 가능
의료관광자원·예산투입	• 예산지출과정이 복잡하고 경직적이어서 의료관광 지원예산이 제한적	• 오너경영인의 의사결정으로 해외법인 투자 가능 • 해외마케팅 등 적극적 투자
시설	• 세브란스, 삼성, 아산병원의 조경, 실내인테리어, 병동수준은 매우 우수함	• 국내환자 위주의 시설로 미약
JCI 가능성	• 인증보유 준비 중 혹은 인증을 받을 여건이 됨	• 인증을 받을 여건이 미약

4) 대형병원과 전문병원의 기능분담

정부 및 지자체는 슬관절전치술 혹은 척추수술과 같은 일반적인 선택수술은 대형병원보다 전문병원과 협력할 수 있다. 마찬가지로 성형외과도 전문의원과 협력하는 것이 바람직하다. 다만 중증치료를 동반하며 위험성이 높은 관상동맥우회술의 경우, 첨단수술장과 전용 병동을 보유한 심장혈관센터를 보유하고 있는 대형병원과 협력하는 것이 바람직하다. 다만 전문병원과 협력을 하게 될 때 유의할 점은 전문병원의 시설이 대형종합병원보다 낙후되어 있고 외국인에게 프리미엄급시설에서 의료서비스를 하기 위해서는 많은 투자가 선행되어야 한다는 점이다. 이러한 점을 보완하는 방안으로 향후 프리미엄급 의료복합센터가 설립되면 전문병원을 유치하여 의료관광을 활성화하도록 해야 한다.

8. 의료지구 개발

의료관광을 활성화하기 위한 의료지구, 의료복합센터, 도시계획 인프라의 3단계로 나누어 진행할 수 있는데, 다음과 같다.

1단계 - 기존 강남권에 형성되어 있는 성형외과 병·의원 집적지를 산업개발진흥지구로 정한다.

2단계 - 서울의 대표병원 및 개별 병·의원이 입주할 수 있는 의료복합센터를 건축한다.

3단계 - 신규개발지역에 두바이 헬스시티처럼 진료 분야별 의료기관, 의료교육기관, 의료벤처기업, 주거시설, 상업시설 등이 들어서는 의료산업복합지구를 개발한다.

1) 산업개발진흥지구

신사동, 청담동 일대 성형외과 밀집지역을 산업개발 진흥지구로 지정한다. 또한 이들 지역을 성형외과의 심미적 분위기에 맞도록 가로정비 및 건축정비를 한다. 또한 서울시 전력산업육성 및 기업지원에 관한 조례에 의해 이 지역을 산업개발진흥지구로 정하고 조례에 규정된 대로 기반시설 공급, 도시계획상의 행위제한 완화, 시세감면 등을 할 수 있다.

2) 의료복합센터

현재 서울 소재 병원들의 시설이 국내환자를 대상으로 하고 건강보험 수가를 기준으로 만들어져 있기 때문에 동남아 경쟁병원의 호텔수준을 따라가지 못하고 있다. 또한 현행 의료진과 지원인력의 언어능력이 떨어지기 때문에 의료관광을 활성화하기 위해서 프리미엄급 수준의 병원과 의료인력의 재배치가 필요하다.

의료기관이 의료관광과 연관되어 가장 애로점을 겪는 것은 물가와 체류비이다. 또한 병원의 건축과 관련하여 서울시의 토지비가 과도하기 때문에 프리미업급 병원시설에 막대한 비용이 소요된다. 따라서 서울시가 시소유지에 민간이 의료복합센터를 건설하여 프리미엄급 병원과 저렴한 호텔수준 숙박시설을 마련하는 것이 필요하다. 이렇게 되면 병원들은 시설과 가격면에서 경쟁력이 있는 수준 높은 서비스를 제공할 수 있다. 또한 서울시의 토지 및 인프라 지원과 민간의 참여에 의한 병원과 숙박시설 건설 및 운영은 의료관광의 효율성을 제고할 수 있으며 민·관의 좋은 협력방안이 될 것이다.

의료복합센터 입지는 교통, 주변환경, 기존 의료기관과의 연계, 토지활용 가능성을 고려하여 결정하여야 한다. 가능한 후보지는 현재 삼성동 서울의료원 부지이다. 서울의료원은 중랑구 신내동으로 이전할 예정이므로 이 시설을 개축·신설하여 사용할 수 있다. 이 입지는 삼성역에 근접하고 있고 주위의 코엑스, 강남의 비즈니스 지역과 인접하기 때문에 교통, 숙박, 관광·오락에서 좋은 입지이다.

3) 의료복합단지

(1) 서울권

문정동 동남권 물류단지 혹은 마곡지구의 일부를 의료지구로 지정하고 도시기반시설과 인프라를 제공한다. 지구 안에 진료 분야별 병원, 개별 클리닉, 해외 유명병원, 의료관련 의국기업, 숙박 호텔시설, 거주시설, 상업시설, 의료관련 연구원, 의료벤처기업을 유치하여, 연구, 교육, 진료, 의료산업이 연계되는 복합단지로 육성한다.

(2) 대전권

- 대덕특구에 첨단의료복합단지 유치를 추진
- 우수 인력 유치를 위한 정주 여건 평가, 의료 연구개발(R&D) 기관 집적, 연계 정도 등 대전이 강점
- 대덕특구를 정점으로 충북 오송과 경기 신약개발, 강원 원주 의료기기, 대구·경남 양산 의료서비스 기능을 연계하는 방안을 마련

(3) 대구·경북권

- 반경 2.5km 안에 100년 전통을 지닌 대학병원 등 5개 의과대학이 모여 있고, 글로벌 수준의 풍부한 의료 R&D 여건, 우수 연구인력 유치를 위한 최적 정주 환경, 첨단의료산업 발전에 적합한 산업구조가 강점
- 의대와 약대, IT(구미를 중심), 정주 여건 등에 경쟁력이 있다. 첨단의료목합단지가 차기 성장동력이 되려면 외국 고급인력 유치도 중요하므로 이에 적당

(4) 부산·울산·경남권

양산에 330만m²(100만평) 용지를 확보해 첨단복합단지 입지로 선정되기만 하면 언제라도 삽을 뜰 수 있는 상황"이라며 "수도권 다음으로 강한 의료 인프라스트럭처 등을 집중 설득해 반드시 첨단복합단지를 유치하겠다"고 다짐했다.

(5) 충북

오송생명과학단지 내에 식품의약품안전청, 질병관리본부, 독성과학연구원 등 6개 국책기관이 2010년에 입주할 예정이다.

보건의료생물자원 연구센터 등 4개 지원시설, LG생명과학, CJ제일제당 등 58개 제약회사가 입주하기로 돼 있는 등 이미 클러스터가 갖춰져 있다는 점을 집중 부각시킨다는 전략을 세웠다.

(6) 인천

첨단복합단지 100만m²(30만평) 용지 가운데 민간에 의해 활성화할 64만9000m²(20만평) 개발의 최적지로 송도를 꼽고, 신약과 의료기기, 의료서비스가 접목된 의료복합단지를 추진하고 있다.

인천경제자유구역 영종지구의 미개발지 1765만m²에 첨단산업단지와 의료복합단지가 조성된다. 인천시는 영종지구의 운남, 운북, 중산동 일대와 인근 바닷가의 준설토 매립지, 갯벌에 대한 개발계획을 밝혔다.

운남, 운북, 중산동 일대(1075만m²)에는 1단계로 2017년까지 첨단산업과 의료복합단지, 외국인 투자유치지역으로 조성하고 2011~2014년 기반 시설 및 용지 공사를 마무리하고 2017년까지 전체개발사업을 끝낼 방침이다.

또 2단계로 준설토 매립지, 갯벌(690만m²)을 해양생태공원과 해상공원, 체육시설 등을 2020년까지 단계적으로 조성할 계획이다.

영종지구는 경제자유구역으로, 2020년까지 영종하늘도시, 운북 복합레저단지, 용유·무의관광단지, 영종물류복합단지, 메디 시티 등이 들어선다.

(7) 강원도(분산형)

원주 기업도시 내에 용지를 확보해 다른 시·도 예정지와 비교하면 3년 이상 사업기간을 앞당길 수 있고, 이미 조성된 원주 의료기기 산업을 바탕으로 이른 시일 안에 성과를 거둘 수 있다.

표 13-6 첨단의료복합단지 사업계획

지역	사업계획
서울	마곡지구를 바이오기술(BT)의 전략적 거점으로 육성
인천	송도 의료바이오허브(바이오 메디파크) 조성 -의료관련기업 유치
경기	화성 바이오밸리-제약생산기지 수원 광교-제약연구개발센터 조성
광주	의료용 임플란트산업 네트워크 구축(RIS)
강원권	원주 의료기기 산업발전 10개년계획 - 의료기기산업메카, 의료산업 클러스터
대구·경북권	의료서비스·IT기반·정주 여건 강조
대전권	포스트 첨단의료복합단지 프로젝트 충북 오송, 세종, 대덕을 연계하여 의료산업 특화
부산·울산·경남권	의료 인프라스트럭처
충북권	바이오 의학연구개발시설 -오송생명과학단지

※ 집적형(의약품과 의료기기 분야를 단지 한곳에 조성)

9. 외국 의료진 유치

국내 의료관광의 큰 문제점은 영어소통과 외국의사 면허이다. 선진국의 대학을 졸업하거나 수련경험이 있는 인도의사, 필리핀 간호사 등을 국내병원에 취업하게 함으로써 이를 해결할 수 있다. 의료인력이 부족한 싱가포르가 이들 인력의 이민을 추진하고 있듯이 한국정부는 고급 의료인력이 한국에 유입되도록 중앙정부와 협의하여야 한다.

10. 정부·지자체의 정책방향 및 협력사항

1) 보건복지가족부

보건복지가족부는 '일자리, 기회, 배려'를 위한 능동적 복지실천계획을 세우고 경제성장과 함께 보건복지를 위해 보건의료산업을 신성장 동력으로 하여, 첨단 보건의료기술 개발 및 기반구축, 그리고 의료와 관광·문화가 결합된 서비스 개발을 추진할 계획이다. 이를 위해 세계적 수준의 신약·첨단의료복합단지 조성과 의료와 관광·문화를 결합하여 해외환자 유치 활성화, 복지 분야 의료수요에 대응하기 위한 고령 친화 및 한의학 산업의 육성, 충북 오송 생명과학단지를 세계적인 바이오 클러스터로 육성, 임상현장 수요를 반영한 환자·질병 중심의 R&D체계로 전환 등의 계획이 있다. 첨단의료복합단지 조성은 글로벌 수준의 규제완화, 연구개발 인프라, R&D, 인센티브를 제공하는 아시아 최고의 의료 R&D 허브를 구축할 계획이다.

또한 해외환자를 위해 차별화된 마케팅, 전문인력(코디네이터 3천명)을 양성하고, 2012년 10만 명의 의료관광객을 유치할 계획이며, 외국인 환자 교통편의 제공, 유치활동 허용 등 규제완화가 2009년 5월 의료법 개정으로 인해 외국인 환자 유치를 위한 행위를 허용하여 유인·알선 제한 완화를 통해 의료기관의 자율성과 의료서비스의 경쟁력을 제고 할 것으로 기대되고 있다.

고령 친화 및 한의학 산업 육성을 위해 세계적 수준의 고령친화

정보기기, 휠체어 등을 개발 및 수출하고 한의학과 BI·IT 등을 융합하여 고품질 화장품·의료기기 등을 개발할 예정이며, 바이오클러스터에 국책기관, BT대학원·기업 등을 연계하여 바이오의 약품, 유전자 치료기술 등을 개발할 예정이다.

2) 문화체육관광부

문화체육관광부에서는 2008년 3월 관광산업경쟁력 강화회의에서 관광산업의 고수익 구조화를 위해 의료관광을 육성하기 위해, 주요사업으로 의료관광객을 위한 일괄처리 시스템을 구축하였다. 특히 한국 의료관광 기반 구축 및 해외 홍보를 위한 국제회의(국제의료관광 컨퍼런스 : IMTC)를 2008년 11월 서울에서 개최하였다. 그리고 의료관광 안내센터를 설치하여 의료관광여행사를 알선하고 통역을 지원하고, 출입국 관련 규정 개정을 통한 비자발급제도(G-1)를 개선하여 환자 외에 보호자까지도 장기체류를 허용하였다.

또한 관광산업 주요 정책과제로서 의료관광 활성화를 위한 기반조성을 위해 해외환자 유치활성화에 대한 제도개선을 지속적으로 추진하고 있는데, 이에는 '의료관광활성화'에 대한 부처 간 공동 액션플랜 마련 등이 포함되어 있다. 뿐만 아니라 보건복지부와 의료관광 활성화를 위한 제도·환경 조성, 추진체계 및 인프라 강화 등 의료관광 10대 사업을 추진하고 있다.

3) 한국관광공사

한국관광공사는 민간병원과 협력하여 현재 해외언론 초청 및 현지에서의 보도자료 기사화 추진 등의 사업을 중국, 싱가포르, 베트남, 말레이시아, UAE, 중동 등을 대상으로 추진 중에 있다.

또한 여행사 및 유관인사 방한 초청답사여행(팸투어) 실시 후 상품 코스 설정 및 해외여행사 대상 현지 설명회를 개최하고 여행박람회 활용, 의료관광 홍보 및 설문 실시, 여행사가 개발한 상품에 대한 광고 지원, 공사 홈페이지에 11개 언어를 지원하면서 온라인 홍보 캠페인을 진행하고 있다.

구체적으로 2006~2008년 추진현황은 중국의료진의 국내 의료기관(서울대병원, 삼성의료원) 견학과 알선을 추진하였으며, 2006년 블라디보스톡 지역에 환자를 2회 알선하였으며, 2006년 6월 일본지역 여행업자 초청 인스펙션 팸투어(경희대학교, 한양대학교)를 실시하였다.

2008년 11월 19일~22일에 의료관광관련 국제회의(IMTC) 개최하고 해외 의료관광설명회 개최하였으며, 2008년 후반부터 인천공항에 의료관광안내센터를 설치 및 운영하고 있다.

또한 해외 유력매체가 방한하여 초청의료기관을 방문하고, 해외여행박람회를 활용하여 의료관광을 홍보하며, 인센티브 투어에 의료관광 삽입을 추진하고 있다.

표 13-7 의료관광의 단계별 추진계획

1단계		2단계
건강검진	미용성형	시술치료(치과포함)
• 방한 인센티브단 대상 • 건강검진 프로그램 삽입(블라디보스톡, 중동지역, 태국 등 동남아시아) • 미주, 일본내 동포대상 홍보강화(민단과 공동 추진)	• 싱가포르, 홍콩, 중국 등 대상 • 미용, 성형투어 • 일본의 경우 -미용부터 추진	• 블라디보스톡, 몽골 등 근접지역(싱가포르와 경쟁) • 초부유층 중국인대상 시술치료(요양연계)

한국관광공사의 지사별 의료관광상품 개발 판매현황은 다음과 같다.

- 홍콩지사 : 상품명 Seoul Beauty Tour로 성형강좌·윤곽분석·보톡스시험주사·아모레갤러리방문·한증막체험을 하는 코스로 3박4일 일정

- 도쿄지사 : 대장금 연계의료상품으로 건강검진 투어(김소형 한의원, 해피월드, 경희대 한방의원)
- 두바이지사 : 카자흐스탄 여행사 관계자를 위한 팸투어로 서울-제주를 연계하여 의료관광상품 및 허니문 상품, 건강검진 투어를 실시(청심국제병원, 자생한방병원)
- 블라디보스톡 : 한국측 병원협력 파트너의 추천으로 의료목적 방한을 추진하여 러시아 극동지역 고부가가치 틈새시장을 개척

4) 한국국제의료서비스협의회

해외환자 유치에 의지가 많고 경쟁력이 있는 분야의 의료기관이 자율적으로 참여하는 한국국제의료서비스협의회는 브건복지가족부·한국보건산업진흥원·한국관광공사·민간병원 등이 협력하여 2007년 3월에 출범하였다.

종합검진분야, 정형(척추)분야, 성형분야, 치과, 한방 등 세계시장에서 경쟁력 있는 분야를 중심으로 종합전문병원부터 의원급까지 30여개 기관이 참여하고 있다.

해외환자 유치 활성화를 위해 한국 의료 홈페이지 링크, 홍보책자 및 CD에 소개, 현지설명회 참여를 통한 상품개발 및 마케팅 활동 참여, 해외현지 의료관련종사자 체험서비스 제공기관으로의 우선 참여 등으로 인하여 한국이 해외환자 유치의 선도국가로 발돋음하는데 중심적인 역할을 수행한다.

(1) 우리들병원

우리들병원은 국제환자센터(WIPC)를 설치하여 의료관광 편의서비스를 제공하고 있으며 on-off line, 콜센터 지원 등의 외국인 상담지원, 비자발급 지원업무, 방문계획 지원 및 관련정보 제공,

통역 및 비서 서비스를 제공하고 있다.

그리고 2009년 제주 서귀포시 37만평 부지에 1,800억원을 들여 메디컬센터와 리조트 건설을 하고, 도입시설로 골프장 18홀, 콘도 70실, 메디컬센터 등이 있다. 메디컬센터 내에는 척추전문병원, 척추클리닉, 건강검진센터, 재활 트레이닝 센터 등이 있다.

● 우리들병원 사례

2008년 1월 카자흐스탄 출신의 한 금융사 대표 A씨(56)가 인천공항을 통해 입국했다. 그는 2007년 이스라엘에서 목 종양 수술을 받았지만 허리통증이 재발해 또다시 이스라엘을 찾고자 했으나 주치의가 장기 휴가여서 전 세계 의료진을 수소문한 끝에 한국의 우리들병원을 찾은 것이다.

러시아에서 산부인과 의사로 일하는 그의 딸이 주변 의견을 듣고 인터넷을 통해 자료를 수집한 끝에 한국행을 선택했다. 딸은 부친의 질환에 대해 미국, 독일, 한국 등의 전문병원에 질의서를 보냈는데 그 중 우리들병원이 가장 빠른 회신을 보내왔다고 한다.

A씨는 본인뿐만 아니라 부인과 두 딸을 데리고 한국에서 3주가량 머물렀다. 그는 수술 후 3일간 입원한 것 이외에 인터컨티넨탈호텔 VIP룸에 체류하며 쇼핑, 미용실, 주변 관광 등을 즐겼다. A씨 가족은 우리들병원의 소개로 성형외과, 피부과, 산부인과, 내과, 한방병원 등에서 모두 진료를 받았다. 이들은 호텔비 1000만원을 비롯해 쇼핑과 가이드, 진료비 등을 합쳐 수천만 원을 지출한 것으로 추산됐다.

매일경제 2009년 4월1일

(2) 청심병원

통일교 재단병원으로 외국인 환자 80%가 통일교 신자로서 일본 의료진 고용을 통해 일본인 대상으로 '분만패키지 프로그램'을 운영하고 있다.

프로그램은 출산예정일 40일전 수련원에서 기거하면서 산전관리, 일본식 분만문화 유지, 출산 후 2주간 한방요법 산후조리와 찜질방을 이용한 산후관리가 있다.

표 13-8 한국국제의료서비스협의회 참여기관

구분			주요 Target분야(기관당 3개 이내)					
			건강검진	척추(정형)	성형	치과	한방	기타
계			13	8	5	4	3	20
종합전문요양병원(10개)	소계		6	2	2	1	1	
	인하대병원	인천	○					
	여의도성모병원	서울	○		○			조혈모세포이식
	강남성모병원	서울						안과, 여성암, 장기이식
	서울대강남센터	서울	○					
	아주대병원	수원	○					혈관조영, 소화기
	전남대병원	광주		○				심장, 암
	한양대병원	서울	○					류마치스 내과
	경희의료원	서울			○	○	○	
	인천길병원	인천	○	○				심장
	삼성서울병원	서울						암센터 중심으로 치료
종합병원(7개)	소계		6	4	2			
	국립암센터	고양	○					위암, 유방보존술
	부민병원	부산	○	○				
	좋은문화병원	부산			○			불임
	순천향대부천병원	부천	○	○	○			
	좋은강안병원	부산	○					심장
	동서신의학병원	서울	○	○				
	우리들병원	서울	○	○				
의원(9개)	소계		1	2		3	2	
	에덴요양병원	고양						요양
	KS병원	서울		○				
	청심병원	가평	○				○	분만
	파크사이트 재활의학병원	부산						재활(뇌졸증)
	한미병원	대구		○				
	자생한방병원	서울					○	
	카톨릭치과병원	서울				○		
	서울대치과병원	서울				○		
	모아치과병원	서울				○		
의원(4개)	소계				1			
	U정형외과	서울						재활
	새빛안과의원	고양						안과
	Ulife의원	서울						제대혈줄기세포 이용치료
	아름다운나라의원	서울			○			

5) 지자체

(1) 서울

서울시의 의료관광정책은 보건복지부가 해외의료서비스협의회를 통해 실시하는 의료관광정책과 중복·유사한 점이 있다. 특히 해외의료서비스협의회의 병원 80%정도가 서울 소재 병원이기 때문에 병원과 협력하는 사업은 중복이 불가피하다. 예를 들면 두 정책당국은 모두 해외정보와 마케팅을 추진하고 의료관광 정보를 제공하는 홈페이지를 운영할 것이다. 이러한 홍보 및 마케팅의 중복은 의료관광의 초기단계에 있는 국내사정에서는 불가피한 측면이 있다.

또한 서울시는 의료복합센터와 같은 물리적 환경조성, 성형특구의 가로조성 및 구역개발과 같은 지역단위에서 할 수 있는 사업을 추진한다는 차이점이 있다. 서울시의 병 · 의원들은 이러한 서울시 지원을 의료관광 발전에 있어 필요하다고 생각하고 있다. 또한 서울시 의료관광 종합지원센터는 성형·피부과와 같이 비치료 분야에서 포괄적인 정보를 제공하고 상담·예약이 가능한 원스톱 서비스를 구현할 수 있다.

다음은 중앙정부와 서울시와 협의할 사항인데, 비자발급 및 유인·알선금지 완화와 같은 법적 규제의 문제로, 이는 의료법 개정으로 인해 해결되고 있다. 서울시에서 가장 의료관광이 활성화되어 있는 성형수술의 경우, 중국계 환자를 유치하기 위해서 비자발급 완화가 필요했고 같은 맥락에서 국내외 알선기관의 행동을 원활하게 하고 병의원에게 환자유치의 경로를 넓히기 위해 유인알선 완화에 대해서도 중앙정부의 협조가 필요했었는데, 2009년 5월 의료법 개정으로 인해 일부 해결되었다. 또한 외국병원 유치와 영어가 가능한 외국인 의료인력 유치에 대해서도 중앙정부와의 협조가 필요하다.

한편 중앙정부가 의료관광국제회의에 참석하거나 해외로드쇼에 나갈 때 서울시가 협조하고 공동해외마케팅을 한다면 비용을 절약할 수 있고 효과를 극대화하는 방안이 된다. 이처럼 제도 및 개별 사안에 대해 중앙정부와 서울시가 정보를 교환하고 협력한다면 사업의 중복을 줄일 수 있고 효율을 극대화할 수 있다.

(2) 부산

'2020 관광천국 부산' 마스터플랜을 통해 의료관광산업 육성을 구체화시키고 있다.

부산은 정부가 2009년 1월 미래한국 프로젝트 17개 신성장 동력 산업을 발표하면서 포함시킨 글로벌 헬스케어와 관련해 의료관광의 메카로 급부상하기 위해 외국인 환자를 위한 구체적인 서비스를 시행하고 있다.

부산은 의료관광 활성화를 위해 2007년 5월 민·관 합동으로 부산권의료산업협의회가 발족하여 의료관광 전문인력 육성, 의료관광 상품개발, 해외 의료관광설명회와 관련된 업무를 주도적으로 이끌고 있다.

의료서비스 특구(부산진구 서면, 해운대구)지정, 의료·관광복합단지 조성, 의료관광단지에 의료서비스센터(검진 및 특화 진료, 한방 클리닉, 성형 등), 숙박시설(휴양 중심의 호텔, 리조트), 건강관리센터(스파, 요가, 미용 등)가 들어설 예정이다.

또한 2008년 11월 부산대병원이 양산에 대학병원과 어린이전문병원을 개원하였고 2009년 5월과 10월에 치과병원 및 국립한방병원, 2010년 10월 간호센터, 재활센터, 임상시험센터 등이 잇따라 개원하여 의료관광을 위한 기본 인프라시설을 갖출 예정이다.

개별 병원에서는 외국인 환자 진료 성과가 눈으로 보이게 나타나고 있는데, 좋은 강안병원은 2007년 947명이었던 외국인 환자가 지난해에는 1,666명으로 76% 가까이 증가하였고, 각 병원에서도 외국인 환자가 50% 이상 증가하고 있다.

이에 따라 부산은 의료관광 활성화 도시로서의 가능성이 높아지고 있는데, 이에 대한 구체적인 내용은 다음과 같다.

① 의료관광 시설 및 인력

부산은 무엇보다 의료관광 허브로서 완벽한 입지조건을 갖추고 있다. 부산에는 대학병원 5개, 종합병원 22개를 비롯해 4,200여 개에 달하는 의료기관이 있으며, 매년 5개 의과대학에서 220여 명에 이르는 전문의료인력이 배치되어 있다.

② 의료관광입지

사계절 온화한 기후, 태평양과 이어진 바다, 일본·중국·태국·러시아 등과 연결된 직항로로 인한 접근성이 있다는 것이다. 이는 의료관광객들의 방문을 용이하게 할 것이다. 또한 국제회의도시로서 벡스코 등 국제회의시설과 각종 기반시설은 아시아 의료 허브 도시로서의 조건을 충족시켜준다.

③ 통역지원 및 의료관광전문가 양성

부산에 위치한 4200여 개 병원 중에서 시설이 우수하고 외국어가 가능한 의료기관 300여 곳을 외국인 진료가능 의료기관으로 지정하고 시·군·구 홈페이지에 게재했다.

또한 2009년 1월부터 영어, 중국어, 러시아어, 일본어가 가능한 통역자원봉사자 262명으로 통역지원 네트워크를 구성해 외국인 환자나 의료기관이 통역지원을 요청하면 언제든지 지원할 수 있도록 하고 있다.

이 밖에도 부산시와 협회는 의료관광 전용 홈페이지를 구축하고 의료관광 코디네이터 30명을 양성해 온라인상에서도 의료관광 상담이 가능하도록 편리를 도모할 예정이다.

④ 의료관광 가이드북 활용지원

부산시내 관광호텔, 관광안내소, 재외공관, 공항, 역 등 외국인이 많이 찾는 곳에는 '부산 의료서비스 100% 활용하기'라는 가이드북을 제작해 비치했다.

⑤ 관광기업들의 적극적인 유치·홍보

롯데, 노보텔앰배서더, 파라다이스호텔 등은 피부과, 성형외과에 이어 산부인과, 치과, 한의원 등을 갖추고 해외 환자 유치에 적극 나서고 있다.

⑥ 원스톱 서비스 콜센터를 운영

원스톱 서비스 콜센터(1339)를 운영하여 외국인 환자가 전화를 하면 서울에 근무하는 전문통역자와 부산 콜센터가 3자간 통화를 하면서 의료상담이나 특정의료기관을 소개해 준다.

⑦ 의료 인프라스트럭처 확충

최첨단 의료장비를 갖춰 오픈하는 병원들이 증가하고 있다. 2008년 10월 개원한 양산 부산대학교병원은 일반병원과 차별된 진료시스템을 구축해 의과학·생명과학 메카로 자리매김을 하고 있다.

기존 부산대학교 병원 내에는 국내 최초 외상전문질환센터 건립을 유치해 660억원이 투자된 상태며 2009년 5월에는 부산대병원 암센터도 개원하였다.

또 2009년 말 완공예정인 해운대백병원은 1000개 병상을 갖춰 전문클리닉 중심의 원스톱 진료체제를 구축할 예정이며, 2010년에 완공되는 동남권 원자력의학원은 아시아 방사선의학연구 및 암환자 치료를 선도할 예정이다.

표 13-9 부산 의료 인프라스트럭처

대학병원	종합병원	일반병원	한방병원	치과병원	의원급	한의원	총
5개	22개	172개	7개	1,006개	2,097개	915개	4,224개

※이 중 외국인 진료 가능 의료기관 300개 지정 운영

⑧ 부산시의 적극적 의료관광 유치·지원

부산의 의료관광도시 추진계획은 크게 3단계로 요약된다.

1단계 : 가장 기본적인 건강검진이나 성형수술 등을 위주로 일본을 포함한 동북아 3국 관광객을 유치한다. 부산과 가까운 인근 일본 관광객에게는 성형, 임플란트 등 미용 치료를 적극 홍보할 계획이며, 러시아에는 부산의 자매도시 블라디보스톡이나 사할린 교포들을 대상으로 의료 마케팅을 한다.

2단계 : 부산대병원 암센터, 외상전문질환센터, 해운대백병원 등을 중심으로 중증질환과 관련한 수술을 필요로 하는 아시아 및 전 세계 외국인 환자도 유치한다.

3단계 : 환자 유치 뿐 아니라 부산으로 수술이나 치료를 받으러 오는 외국인 환자와 가족들을 위해 부산시는 의료관광+스파+문화체험 등을 융합한 특화상품 개발도 연구한다.

그림 13-2 의료관광도시 추진단계

1단계 : 예방의학(건강검진 등) + 웰니스(성형, 미용 등)

↓

2단계 : 중증질환(6대암, 수술 필요 질환)

↓

3단계 : 만성질환(노인성 질환 등), 장기휴양, 레저 등

⑨ 부산시의 적극적 홍보

한국관광공사 해외마케팅팀과 부산의료관광설명회를 개최하고,

부산에 연고를 둔 한류스타를 홍보대사로 임명해 아시아 지역에 의료관광도시 부산을 적극적으로 홍보한다.

또 2009년 11월에는 부산권의료산업협의회와 함께 해운대 일대에서 아시아·태평양 의료관광교류전을 개최해 관련업계 관심을 불러일으키고 의료관광 활성화를 이끌어낼 계획인데, 약 4만6800명의 외국인이 컨벤션에 참가할 것으로 추정하고 있어 이들을 대상으로 1단계 건강검진 홍보에 적극 나설 것이라고 한다.

⑩ 의료관광상품 개발

의료관광객들의 입국→숙박→진료→관광→출국까지 관련 절차를 하나의 프로세스로 개발해 입출국 수속이나 처방전 발급 등 구체적인 행정 처리에 불편이 없도록 보완한다. 또한 월 2회 부산항에 기항하는 크루즈 관광객을 대상으로 제모시술, 색소치료, 메디컬 스킨케어 등 체험형 의료관광상품도 내놓고 있다.

그리고 무엇보다 수준 높은 의료관광서비스를 위해 부산시는 공모를 통해 5개 선도의료기관을 선정해 육성한다.

(3) 인천

- 인천 국제도시 송도 내에 미국 내 일부 대학병원들과 국제병원 설립을 위한 협의 진행 중이다.
- Philadelphia International Medicine (펜실베니아대학 메디컬 등 필라델피아 직영 9개 병원이 대외업무를 위해 연합하여 설립한 컨소시엄)과 병원설립을 추진 중이다.
- 인천시와 인천관광공사는 의료관광 주요 타깃시장인 러시아, 몽고교포 등의 의료관광객 유치를 위해 인하대학교병원, US트레블과 업무제휴협약을 체결했다. 인천관광공사는 새로운 성장동력 중 하나인 글로벌 헬스케어와 관련, 인천의료관광상품을 인하대

병원, US트레블과 공동 개발했다.

의료관광객들은 건강검진을 받고 강화군, 월미도, 개항장, 인천 상륙작전기념관 등 인천지역을 관광한 후 검진결과를 전문의에게 쉽고 정확한 설명을 듣는 1박 일정으로 구성된다.

러시아 의료관광객 35명을 인천에 유치한 이후 의료관광에 대한 문의가 지속적으로 증가하고 있다. 인하대병원은 영·중·러·일 4개어권 통역이 가능한 의료진들로 구성하여 외국인이 편리하게 의료서비스를 제공받을 수 있도록 하고 있다.

(4) 대구

대구는 잘 갖춰진 의료 인프라에 불교와 유교 등의 관광자원을 연계해 의료관광도시 육성에 노력하고 있다. 중국 등 아시아 국가의 성장, 질 높은 의료 서비스를 원하는 수요 증가에 따라 의료관광산업을 대표적인 지식기반 서비스산업으로 보고 집중 육성하고 있다.

이에 대한 구체적인 내용은 다음과 같다.

① 의료관광시설 및 관광자원 확충

대구는 4곳(경북대·계명대·대구가톨릭대·영남대)의 대학병원이 있으며, 경북대병원과 계명대 동산의료원은 100년이 넘는 역사를 자랑한다. 대구한의대도 있고 350년 전통의 한약재 유통시장인 약령시(약전골목), 팔공산에는 통일대불이 있는 동화사와 고려 초조대장경을 보관했던 부인사 등 유서 깊은 절이 있다.

② 첨단의료복합단지 유치

반경 2.5km 안에 5개 의과대학이 모여 있고, 글로벌 수준의 풍부한 의료 R&D 여건, 우수 연구인력 유치를 위한 최적 정주 환경, 첨단의료산업 발전에 적합한 산업구조가 강점이 있다.

대구·경북권은 의대와 약대, IT(구미를 중심), 정주 여건 등에 경쟁력이 있으며 첨단의료목합단지의 유치가 확장됨으로써 경쟁 우위에 서게 되었다.

③ 지방자치단체의 적극적 지원·육성

대구시는 2008년 3월 직원 3명과 통역담당 2명 등 5명으로 '의료산업마케팅' 부서를 만들고 적극적인 관광객 유치에 나섰다. 중국·태국 등 각국 기자들을 초청하거나 자료를 제공하고 영어·일어·중국어 홈페이지(www.meditour.go.kr)를 개설하여 외국인이 대구의 주요 병·의원과 시술 분야 등의 정보를 알 수 있도록 전용 인터넷 홈페이지도 열었다.

2008년 1303명의 외국인 의료관광객이 다녀갔으며 대개 3~7일 체류하였는데, 도착한 날에 건강검진·주름 제거 등 간단한 시술을 하고, 다른 시술은 관광 후에 하는 식으로 진행되었다. 2008년 의료관광의 직접 수입은 50여억원 이었고, 이미지 홍보 등을 고려하면 200억원의 경제효과를 거뒀다.

④ 가격경쟁력 강화

대구의 의료비 수준은 저렴하다. 싱가포르의 경우, 의료비가 우리나라의 평균 2배, 일본은 4배, 미국은 10배에 이른다.

대구의 의료비는 서울보다 훨씬 싸다. 종합건강검진비의 경우 서울은 100만원, 대구는 40만원정도이고, 성형수술도 서울보다 20%가량 싸다.

⑤ 기술경쟁력 우위

대구의 기술서비스 수준은 높은 편으로, 모발이식·성형·한방진료와 치아 임플란트 등을 강점으로 꼽을 수 있다. 특히 경북대병원 모발이식센터는 세계 처음으로 뒷머리의 머리카락을 뿌리째 떼어 앞머리에 심는 모낭군이식술을 개발했다.

이 외에도 쌍꺼풀·주름 제거 등 성형과 치아 임플란트, 피부 미백, 산부인과 분야도 경쟁력을 인정받고 있다.

⑥ 해외홍보 강화

국제의료박람회를 통해 홍보를 강화하고 체험형 관광상품을 개발해 2009년 3000명의 의료관광객을 유치를 목표로 하고 있다. 또한 해외환자 유치 에이전트를 발굴하여 대구의 의료관광산업을 알리는 일에 힘쓰고 있다.

● 1박2일 헬스투어에 45만원

208년 7월 미국 오클라호마 교민 김성목(52)씨는 안동병원 헬스투어에 참여했다. 몸에 이상을 느껴 미국병원을 다녔지만 속 시원한 답을 찾지 못했다. 김씨는 한국의 형한테 안동병원을 추천받았다. 그는 게스트하우스에서 묵으며 건강검진을 받고 다음날 전문의와 상담했다. 검진을 받고 다음날 전문의와 상담했다. 검진을 마친 뒤 어머니·형과 함께 안동댐과 콘텐트박물관, 시내를 관광했다. 향토음식도 먹었다. 김씨는“이런 프로그램이 있을 줄 상상하지 못했다”며“내년에는 미국에 있는 친척들과 다시 찾겠다”고 말했다.

(4) 안동

안동은 의료기관 150여 곳에 병상만 3500개가 넘는데, 병원들마다 환자가 거의 차 있고, 의료 여건이 넉넉한데다 의료서비스 만족도도 매우 높은 것으로 나타나고 있다.

한약재의 주산지로서, 바이오·한방 산업의 중추기지를 조성하고 도산서원·하회마을·봉정사 등 세계적인 문화유산과 고택·서원 등이 곳곳에 남아 있어 의료관광 자원이 풍부하다.

또한 의료복합관광단지 조성도 추진 중에 있는데, 여기에는 한의학박물관, 명상·기공 등을 할 수 있는 안동사대부가 민박체험관 등이 들어간다.

관광객이 저렴하게 검진 받은 뒤 지역을 관광하고 돌아갈 때는 청정농산물을 사가는 이른바 의료복합투어를 개발하였다.

안동은 프로그램을 잘 만들어서 연간 500만 명 이상의 의료관광객을 유치하여 미래형 건강도시를 건설하는 것이 목표이다.

의료관광을 새 동력산업으로 전망하고 고택·서원 등 지역의 유교문화 유산을 접목하여 의료관광 상품을 만들고 있는 대표적인 의료기관으로는 안동병원과 성소병원·안동의료원·유리한방병원 등이 있는데, 이들에 대해 살펴보면 다음과 같다.

〈안동병원〉

① 입지 및 규모

낙동강변에 자리 잡은 안동병원의 병상은 1445개에 이른다. 부산과 대구 등지의 대학병원보다 많고, 독특한 서비스를 제공한다. 12층에 호텔시설을 갖춘 '게스트하우스'가 있는데, 동포나 외국인이 묵으면서 건강검진을 받고 관광을 하게 만들었다.

② 헬스투어

1박2일 헬스투어에 45만원 - 게스트하우스에서 1박 하면서 건강검진(위내시경·엑스레이 촬영 등 90가지 항목)을 받고 다음날 전문의와 상담하는 투어이다. 검진 후 가족과 함께 안동댐과 콘텐트박물관, 시내를 관광하고 향토음식도 먹는다. 이 병원의 패키지 상품 내용은 건강검진과 봉정사·하회마을·도산서원 등 안동의 문화유산, 안동댐 등을 묶어 개발했다.

③ 팸투어 실시

2008년 11월엔 잡지사 기자와 여행사 마케팅 담당자 등으로 구성된 일본 팸투어 의료관광단이 이 병원을 찾았다. 도한 LG전자 초청으로 레반트 중동지역 기자단 12명이 건강검진을 받고 하회마을과 도산서원 등지를 둘러보았다. 일본 팸투어단은 안동병원의 시설을 이용하고 높은 관심을 보였다. 특히 호텔식 숙소와 산부인과의 황토찜질, 산후조리 미용 서비스 등을 좋아했다. 그러나 서울 등지에서 접근성이 다소 떨어지는 게 흠이다.

〈유리한방병원〉

① 경락과 체질을 검사하고 침·뜸·부항 등과 차를 마시는 2시간짜리 체험 프로그램을 마련 중이다.

② 시설 이용경험이 있는 일본 단체손님들은 재방문을 희망하고 있기 때문에 지역의 의료 잠재력을 관광과 연결해 외국 관광객을 적극 유치하고 있다.

③ 유리한방병원이 운영하는 도립안동노인전문요양병원은 뇌졸중 전문병원으로 서울, 부산, 제주도 등지에서 환자가 방문하고 있다.

〈성소병원〉

설립 100주년을 맞는 성소병원은 의료관광에 재단의 뿌리인 기독교 조직을 가동하여 의료관광에 예배를 적극 활용할 예정이다.

(4) 원주

의료관광단지의 컨셉에 맞는 자립도시 건설을 목표로 원주시 호저면 일대 34만평에 첨단의료 건강특구를 조성하여 클리닉센터, 콘도, 호텔, 펜션, 실버타운, 골프장, 워터파크, 한의학 박물관 등이 있는 '양·한방 의료관광단지를 건립한다.

현대건설을 중심으로 컨소시엄을 구성하고 원주시와 상지대, 연세대 등이 산학연관협력체제로 구축한다.

(5) 무주

차별화된 의료요양과 생태체험, 관광레저가 결합된 선진국형 휴양지 조성을 목표로 전라북도 무주군 245만평 부지에 의료관광단지로 건설 중에 있다.

표 13-10 무주 메디컬센터의 세부 도입시설 및 주요활동

구분	특성	세부도입시설 및 주요활동
메디컬 웰빙센터 (Medical Well-being Center)	종합의료기능 청정환경을 활용한 요양기능	• 한방웰빙센터, 노인전문병원 • 노인주거보호시설, 장기의료요양시설 • 뷰티클리닉, 성형클리닉, 비만클리닉 등
휘트니스, 스파 (Fitness & Spa)	자연친화적 입지를 활용한 종합적인 건강·미용센터	• 헬스케어센터 • 아로마테라피 센터 및 스파 • 피트니스시설
리타이어먼트빌리지 (Retirement village)	분양과 임대가 가능한 노인의료 복지시설과 휴양을 목적으로 한 시설	일반 요양주택 의료시설 : 물리치료실, 건강관리실 등 체육시설 : 수영장, 골프연습장, 게이트볼장 부대시설 : 식당, 로비, 상담실 등

출처 : 무주군

한방웰빙센터, 노인전문병원, 뷰티클리닉, 성형클리닉, 헬스케어센터 및 스파·요양주택 등 메디컬 웰빙센터와 휘트니스 & 스파·리타이어먼트 빌리지를 조성할 계획이다.

(6) 제주

제주특별자치도에서는 의료관광 홍보 및 유치를 위한 조직을 구성하고 2008년에 20명 내외의 의료산업유치단을 구성했으며 제주국제자유도시 '휴양형 주거단지'는 청정환경과 기후조건, 지리적 경쟁력을 활용하여 주거, 레저, 의료기능이 통합된 세계적 수준의

휴양형 주거시설을 개발하는 것이다.

휴양시설로는 콘도미니엄, 특수시설로는 보양종합센터와 전문병원, 연구시설로는 스파·타라소·아로마 등 보양관련 전문연구시설이 들어설 예정이다.

(7) 경남

경남에서도 의료관광과 관련된 다양한 정책으로는 동남권(부산, 울산, 경주) 공동첨단의료복합단지 유치계획, 양산 부산대병원 개원, 산청 전통한방휴양단지 조성 등이 이에 해당되며 경남소재 각 병원에서도 최근 의료관광에 관심을 갖기 시작했다.

부산, 울산, 경주 공동첨단의료복합단지 유치계획은 이미 유치사무국 개소, 공동유치위원회 발족, 제안서 준비 등을 진행하고 있다.

또한 2010년까지 조성되는 산청 전통한방휴양단지는 최근 한방관광의 성장속도에 비춰볼 때 다양한 관광상품으로 활용될 수 있을 것이다.

11. 교포의료보험 및 알선사업

재미교포들의 무보험 비율은 30% 정도로 추산된다. 자영업자 비율이 높으므로 직장의 의료보험지원을 받는 사람이 적은 것이 큰 이유이다. 미국에선 대체로 4인가족 기준 건강보험료가 한달에 1,000달러(90만원)에 이른다. 따라서 현재 치료를 위해 많은 사람이 입국하여 건강보험 혹은 자비로 치료를 받고 있다. 서울관광마케팅은 미국의 저가보험사 혹은 의료관광회사와 협력하여 미국현지에 교포상대 의료보험을 판매하는 방안을 고려한다.

미국 현지보험사와 협의하여 재미교포의 진찰 및 단순치료와 응급치료는 미국 현지의사에게 받도록 하고 수술이 필요하거나 장기 입원이 필요한 경우 국내 이송되어 치료를 받는 보험상품을 개발한다. 이를 위해 서울 관광마케팅은 외국보험회사, 항공사, 서울시, 협의회 등이 컨소시엄으로 출자하여 미국에서 보험회사와 의료관광알선회사를 설립하는 방안을 검토 중이다. 의료관광알선회사는 건강검진, 슬관절전치술, 관상동맥우회술과 같은 선택수술 환자를 유치하여 서울로 보낼 것이다.

참 고 문 헌

국내문헌

고석면·서광열, 2008, 호텔관광마케팅, 도서출판 서연.

김정옥, 207, 관광자원관리론, 대왕사.

김태영, 2008, 의료관광과 경남의 정책과제, 경남발전연구원.

김홍범 역, 2006, 호텔·관광마케팅, 한올출판사.

남상요 외, 2008, 병원서비스경영: 이론과 실천, 보문각.

민혜성, 2007, 관광마케팅, 대왕사.

산업통상진흥원, 2007, 동남아 프로모션 투어 결과보고-의료관광 관련방문중심, 산업통상진흥원

서울시경쟁력강화추진본부, 2007, 서울시 의료관광활성화 추진계획, 서울시경쟁력강화추진본부

손인아·조복희·박충선, 2008, 의료서비스코디네이션, 메디컬코리아.

신도길·노윤구, 2008, 글로벌관광마케팅, 대구대 출판부.

신도길 외, 2009, 관광상품론, 남두도서.

연세세브란스병원, 2007, Healthcare Package.

원유석, 2008, 호텔서비스마케팅, 대왕사.

유명희, 2009, 의료관광정보론, 한올출판사.

유지윤, 2006, 관광산업 복융합화 촉진방안; 의료관광을 중심으로, 한국문화관광정책연구원.

윤병국·이승곤, 2007, 관광학개론, 새로미.

윤형호, 2007, 서울시 의료관광의 국제마케팅 육성방안, 서울시정개발연구원.

이경모, 2003, 이벤트학원론, 백산출판사.

이동기·안완기, 2008, 첨단의료복합단지의 추진동향과 전북의 대응방향, 전북발전연구소.

이동철 역, 2003, 의료마케팅, 한올출판사.

이명식 외, 2002, 마케팅리서치, 형설출판사.

이유재, 2004, 서비스마케팅, 학현사.

이정학, 2003, 관광마케팅, 기문사.

이훈영, 2008, 이훈영의 의료서비스마케팅, 도서출판 청람.

제주국제협의회, 2007, 제주 건강-의료도시의 발전방향, 오름.

조구현, 2006, 한국 의료관광(Medical Tourism) 활성화 방안에 관한 탐색적 연구

채서일, 2002, 마케팅조사론, 학현사.

채서일, 2004, 마케팅, 학현사.

최호 외 2008, 의료서비스마케팅-이론과 실제, 아카데미아.

한국경제연구원, 2006, 아시아 의료관광산업의 성공사례 및 시사점.

한국무역협회·한국관광공사·한국보건산업진흥원, 2006, 의료관광의 현황과 활성화 방안 세미나.

한국보건산업진흥원, 2005, 의료제도 선진화 및 병원산업 육성방안연구, 한국보건산업진흥원.

한국보건산업진흥원, 2006, 태국의 해외환자 유치배경 및 현황, 한국보건산업진흥원.

한국여행발전연구회, 2008, 호텔관광마케팅, 대왕사.

■ 외국문헌

Berkowitz Eric, 1996, Essentials of Health Care Marketing, MN: Aspen Publication. p.4, 212.

Berry, L. Leonard, 1995, On Great Service-A Framework for Action, NY: The Free Press, pp236-237.

Bowen, E. David & Lawler, E. Edward, 1992, The Empowerment of Service Worker: What, Why, How and When, Sloan Management Review, 1992, pp.32-39.

Bruhn Manfred & Georgi Dominik, 2006, Service Marketing, NJ: Prentice Hall, p.147, 284.

Chalmers L., Olson M. R. & Zurkoski, J. K. 1999, Music as a Classroom

Tool, Intervention in School and Clinic, 35(1), pp.43-45.

Collins Jim, 1999, Turning Coals into Results: The Power of Catalytic Mechanism, Harvard Business Review, p.77

Czepiel, J. A., Solomon, M. R. & Suprenaut, C. F., 1986, The Service Encounter, Lexington, MA; Lexington Books/D. C. Health, pp.113-123.

Findlay Steve, 1997, US Hospital Attracting Patients from Abroad, USA Today, July. 22.

George John, 1999, Hospitals Seeking Foreign Patients, Philadelphia Business Journal, November, 13.

Gronroos, C., 1978, A service-Orientated Apprach to the Marketing of Services, Eropean Journal of Marketing, 12(8), pp.588-601.

Hancock David, 2006, The Complete Medical Tourist, John Blake.

Hilary Anderson, 2006, The Best Money Can Buy: Medical Tourism in the U.S.A., New America Media, February. 2.

Hirsch, R. Alan & Gay, S. E., 1991, Effects of Ambient Olfactory Stimuli on the Evaluation of a Common Consumer Product, Chemical Sense 12, p. 535.

Hoontrakul Pongsak, 2006, Medical Tourism Overview & Possible Cooperation with Canada, Mimemo.

Kasper H., Helsdingen P., & Gabbott M., 2006, Service Marketing Management, West Sussex: John Wiley & Sons, pp. 363-364.

Khoo Leslie, 2003, Trends in Foreign Patient Admission in Singapore, MOH Information Paper, 2003/01.

Lovelock Christopher & Wirtz Jochen, 2007, Services Marketing. 6th ed, NJ: Prentice Hall, pp.27-29, 165.

Maister, H. David, 1986, The Psychology of Waiting Lines, Lexington, MA; Lexington Books.

Morrison, A. M., 1998, Hospitality and Travel Marketing, NY: Delmer Publishers, p.246.

Palmer Adrian, 2005, Principles of Services Marketing. 4th ed. London:

Magraw Hill, p.397.

Perreault, D. William & MaCarthy, E. Jerome, 2006, Essentials of Marketing. 10th ed, NY: McGraw Hill, p.113.

Pollard Keith, 2007, The UK Market for Health Tourism, World Health Tourism Conference.

Ron Kaufman, 2001, Service Power: Who Were They Designing It For?, Newsletter.

Sara, O. Marberry & Laurie Zagon, 1995, The Power of Color-Creating Healthy Interior Space, NY; John Wiley, 1995, p.38.

Sasser, W. E. & Stephen, D. 1979, Selling Jobs in the Srvice Sctor, Business Horizons, 19(3), pp.61-65.

Schneider Benjamin & Bowen, E. David 1995, Winning the Service Game, Boston MA: Harvard Business School Press, p.131, 240.

Stephen, J. Grove, Gregory M. Pickett & Laband, N. David, 1995, An Empirical Examination of Factual Information Content Among Service Advertisement, The Service Industries Journal, pp.216-233.

Turley, L. W. & Ronald, E. Milliman, 2000, Atmospheric Effects on Shopping Behavior: A Review of the Experimental Literature, Journal of Business Research, 49, pp.193-211.

Woodman Josef, 2007, Patients Beyond Borders, Healthy Travel Media.

Yap Jason, 2006, Medical Tourism and Singapore, International Hospital Federation Reference Books, 2006/2007.

Yap Jason, 2006, Medical Tourism/ Medical Travel, SMA News, Vol 38(5), May.

Zeithaml, A. Valarie, Bitner J. Mary & Gremler D. Dwayne, 2006, Service Marketing, 4th ed, NY: McGraw Hill, pp.267-269, 338-440.

■ 인터넷 사이트

www.easyjet.com

www.jointcomissioninternational.com

www.treatmentabroad.net

www.treatmentabroad.net/cost

www.medretreat.com

www.medithai.net

저자 약력

유명희 (劉明姬)

- 경기대학교 관광개발학과 졸업
- 경기대학교 대학원 관광개발학과 졸업(경영학 석사)
- 경기대학교 대학원 이벤트·국제회의학과 졸업(관광학 박사)
- 현재 : 가천의과학대학교 강사, 숭실대학교 전산원 강사

■ 주요 저서

- 『의료관광정보론』

■ 주요 논문

- 『기업의 인센티브 여행제시가 조직몰입 및 직무성과에 미치는 영향연구』
- 『컨벤션 형태 기업회의의 참가가치와 직무성과간의 영향관계연구』
- 『능력향상, 동기부여적 자아개념 형성, 직무관여 및 직무성과의 관계』
- 『기업구성원의 컨벤션 참가와 직무성과간의 영향연구』
- 『산업전시회 참가와 직무성과간의 영향연구』
- 『테마파크의 이용자만족이 방문 및 재방문에 미치는 영향』
- 『인센티브여행의 매력속성과 경영성과에 미치는 영향』 외 다수

의료관광마케팅

2010년 1월 15일 초판1쇄 발행
2014년 8월 30일 초판3쇄 발행

저 자 유 명 희
펴낸이 임 순 재
펴낸곳 한울출판사
등록 제11-403호
121 - 849
주 소 서울시 마포구 성산동 133-3 한올빌딩 3층
전 화 (02)376-4298(대표)
팩 스 (02)302-8073
홈페이지 www.hanol.co.kr
e-메 일 hanol@hanol.co.kr
정 가 19,000원

- ISBN 978-89-8325-759-8